スパイラル・ラーニング
薬学有機化学
上

星薬科大学名誉教授 **東 山 公 男** 編著

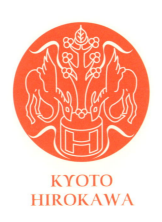

KYOTO
HIROKAWA

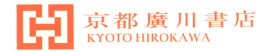

執 筆 者 一 覧 (五十音順)

久 保　　元	星薬科大学准教授
杉 田 和 幸	星薬科大学教授
高 橋 万 紀	星薬科大学講師
津 吹 政 可	星薬科大学名誉教授
鳥 越 一 宏	星薬科大学講師
東 山 公 男	星薬科大学名誉教授
細 江 智 夫	星薬科大学教授
山 内 貴 靖	星薬科大学准教授

ま え が き

　本書は，「薬学」での有機化学の教科書として，薬学部に所属し薬学の教育と研究に長年携わっている現役の教員が集まって作成したものです．

　そもそもこの企画がスタートしたきっかけは，薬学を目指して入学した「化学が好き」「化学が得意科目」だった学生が，夏休みが近づくころになると「もうついていけない」「化学なんて大嫌い」挙句の果てには「亀の甲を見るとやる気が落ちる」などと言い出すのを耳にするようになったからです．問題なのはその数が少なくないところにありました．

　最近の薬学は，医療薬学教育の充実に力点をシフトしつつありますが，薬学は化合物を中心に据えた学問ですから，有機化学をしっかりと身に着けることは重要なはずです．しかし，必ずしも我々教員の思いは学生には届いていないのが現実です．

　なぜだろう．どこに問題点があるのだろうか・・・・・．

　第一に考えるのは，余りにも膨大な知識を短期間で身につけなくてはならないところ．学生は，とりあえず高校までは普通であった「暗記」にたより，「理解する」まではいっていない．私は学生に「化学は数学と同じで，九九を覚えれば後はもっと大きな桁の掛け算だってできるでしょ．」と言います．有機化学は階段を上るようなもので，最初に学んだことを使って次に進んでいくのです．学生は個々の話題だけに終始しこのことを理解していません．「繋がり」までの発想がないのです．

　第二に，その時々に学んでいる有機化学の知識が，将来の自分に結びついていない．すなわち，化合物の命名法や小難しい立体化学，そして難解な反応機構などが，生体と医薬品に結びつかないのではないでしょうか．我々が使う医薬品の多くも，我々のからだも有機化合物であり，医薬品が持つ薬理作用はその化学構造に由来します．臨床の現場で用いられている医薬品と生体との関係をより深く理解するためには有機化学が必須であることは言うまでもありません．しかし，臨床の場で有機化学が役に立っているイメージを学生が持っているとは思えません．

　このような観点から本書では様々な取り組みをしました．特に意識したのは，従来の多くの教科書と異なり，各章で内容が完結するのではなく，小項目をスパイラル式に積み上げるように学習ができるように構成したところです．これは，新たな課題を理解するための知識のつながりと，繰り返しの学習を重視したからです．これによって学生は有機化学を体系的に関連づけてとらえる力が養えると考えました．

　また，有機化学が臨床の場でいかに重要であるかを感じさせるために，薬の写真を入れ，またトピックスやコラムの中で「有機化学と臨床現場」を結びつける内容を盛り込みました．これも将来の自分が薬学の知識（特に有機化学の知識）を武器にして社会で活躍する姿をイメージして欲しいからです．さらに，本書の特徴の1つとして挙げられるのが，有機化学で最も重要な構造

式を三次元的にとらえやすいように立体模型の写真や3D構造の動画を取り入れたことです．これは，有機化学を理解する手助けとなるとともに，医薬品が薬理作用を発現するためには生体分子との三次元的な相互作用が重要であることを認識する一助となると考えたからです．

　以上のように本書は「薬学での有機化学」に特化した教科書を目指して，様々な内容を盛り込みました．ここに至るまでには，企画の立案から執筆者一同が共通の認識を構築するために多くの話し合いを積み重ねてきました．本書が医療の担い手として社会で活躍する人材育成に少しでも寄与できることを願っています．
　最後に，臨床を視野に入れた新しい時代の薬学有機化学テキストの重要性を訴え，40回程にもおよぶ企画編集会議に出席し，様々なアドバイスをいただきました京都廣川書店廣川重男社長，ならびに来栖　隆氏，鈴木利江子氏，清野洋司氏をはじめとする編集部の皆様に深く感謝いたします．

2018年3月

執筆者一同

目　次

序章　本テキストで学ぶ皆さんへ　　*1*

1　高校の化学から大学の有機化学の講義への接続をスマートにする … *1*
2　有機化学全体を俯瞰できるようにする ………………………………… *2*
3　講義の進行の中で繰り返し学べるようにする ………………………… *2*
4　テキストの活用方法 ……………………………………………………… *6*

第1章　薬学的有機化学概論　　*7*

1-1　有機化学は薬学の基盤である ……………………………………… *7*
　1-1-1　薬が効く，効かないを医薬品の名前だけで理解する危険性　　*7*
　1-1-2　生命活動＝化学反応を理解する　　*8*
　1-1-3　医薬品は化学構造に基づいて薬理活性を示す　　*8*
　1-1-4　創薬化学者が医薬品を創製する　　*10*
　1-1-5　医薬品は効率的に合成される　　*10*
　1-1-6　タンパク質が生体分子の化学構造を認識する　　*10*
　1-1-7　皆さんへの期待　　*12*
1-2　練習問題 ………………………………………………………………… *13*

第2章　ベンゼンの化学Ⅰ（ベンゼンのニトロ化から学ぶ）　　*15*

2-1　概　論 …………………………………………………………………… *16*
2-2　ベンゼンの化学構造 …………………………………………………… *17*
　2-2-1　ベンゼンのかたち　　*17*
　2-2-2　ベンゼン環を有する代表的な化合物　　*18*
2-3　ベンゼンの反応 ………………………………………………………… *19*
　2-3-1　芳香族求電子置換反応　　*19*
　2-3-2　ベンゼンのニトロ化　　*19*

iv

2-3-3 ベンゼン誘導体の反応性　*20*

2-3-4 ベンゼン誘導体の電子分布　*21*

2-4 酸と塩基（基本事項） ……………………………………………… *22*

2-4-1 アレニウスの定義　*23*

2-4-2 ブレンステッド–ローリーの定義　*23*

2-4-3 ルイスの定義　*23*

2-5 第2章のまとめ ………………………………………………………… *24*

TOPICS：TNT　*24*

TOPICS：危険ドラッグ　*25*

| 第**3**章 | アルケンの化学I（二重結合への付加反応から学ぶ）　***27*** |

3-1 概　論 …………………………………………………………………… *28*

3-2 アルケンのかたち …………………………………………………… *29*

3-3 アルケンの付加反応 ………………………………………………… *30*

3-3-1 シクロヘキセンの付加反応　*31*

3-3-2 二重結合へのアンチ・シン付加　*32*

3-3-3 非対称アルケンの臭化水素の付加反応（発展）　*33*

TOPICS：コレステロール　*34*

| 第**4**章 | 置換反応と脱離反応（脱水反応から学ぶ）　***35*** |

4-1 高校の化学で学習した脱水反応 ………………………………… *36*

4-2 置換反応 ……………………………………………………………… *37*

4-2-1 置換反応　*37*

4-2-2 置換反応を使った医薬品の合成　*37*

4-3 脱離反応 ……………………………………………………………… *38*

4-3-1 ハロゲン化物からの脱離反応（脱ハロゲン化水素）　*39*

4-3-2 脱離反応を使った医薬品の合成　*40*

4-4 第4章のまとめ ……………………………………………………… *40*

TOPICS：ナイトロジェンマスタードから生まれた抗腫瘍薬　*40*

目　次　v

第5章　化合物の性質 / 命名（IUPAC 命名法を学ぶ）　*43*

5-1　化合物の性質 ·· *44*

5-1-1　官能基とは　*44*

5-1-2　炭化水素　*45*

5-1-3　有機ハロゲン化合物　*46*

5-1-4　アルコール，フェノール，エーテル　*47*

5-1-5　アミン　*48*

5-1-6　アルデヒド，ケトン　*49*

5-1-7　カルボン酸，カルボン酸誘導体　*50*

5-2　命名法（IUPAC 名と慣用名） ························ *51*

5-2-1　官能基の優先順位　*52*

5-2-2　炭化水素の IUPAC 名と慣用名　*55*

5-2-3　有機ハロゲン化合物の IUPAC 名と慣用名　*60*

5-2-4　アルコール，フェノールの IUPAC 名と慣用名　*61*

5-2-5　エーテルの IUPAC 名と慣用名　*62*

5-2-6　アミンの IUPAC 名と慣用名　*62*

5-2-7　アルデヒド，ケトンの IUPAC 名と慣用名　*63*

5-2-8　カルボン酸，カルボン酸誘導体の IUPAC 名と慣用名　*64*

第6章　アルカンの化学 I （化合物のかたちを知る）　*69*

6-1　アルカンの化学構造（分子模型を使って理解する） ·········· *70*

6-1-1　アルカンのかたち　*70*

6-1-2　アルカンの異性体　*71*

6-1-3　代表的なアルカン由来のアルキル置換基　*72*

6-1-4　アルカンの立体配座　*73*

6-1-5　ブタンの配座解析　*75*

6-2　シクロアルカンの化学構造（分子模型を使って理解する） ······· *76*

6-2-1　シクロアルカンの環のひずみ　*76*

6-2-2　シクロヘキサンの立体配座　*78*

6-2-3　アキシアルとエクアトリアル　*80*

6-2-4　置換シクロヘキサンの配座異性体　*82*

6-2-5 置換シクロアルカンの構造式の表し方　*85*

TOPICS：地球温暖化とメタンハイドレート　*86*

6-3 練習問題 ⋯⋯⋯⋯⋯⋯⋯⋯⋯⋯⋯⋯⋯⋯⋯⋯⋯⋯⋯⋯⋯⋯⋯⋯⋯⋯⋯⋯⋯⋯⋯⋯ *87*

第7章　アルカンの化学Ⅱ（立体化学）　*89*

7-1 構造異性体と立体異性体 ⋯⋯⋯⋯⋯⋯⋯⋯⋯⋯⋯⋯⋯⋯⋯⋯⋯⋯⋯⋯⋯⋯⋯⋯ *90*

7-2 キラリティー ⋯⋯⋯⋯⋯⋯⋯⋯⋯⋯⋯⋯⋯⋯⋯⋯⋯⋯⋯⋯⋯⋯⋯⋯⋯⋯⋯⋯⋯⋯ *91*

7-3 *R*–*S* 規則 ⋯⋯⋯⋯⋯⋯⋯⋯⋯⋯⋯⋯⋯⋯⋯⋯⋯⋯⋯⋯⋯⋯⋯⋯⋯⋯⋯⋯⋯⋯⋯ *93*

7-4 光学活性体 ⋯⋯⋯⋯⋯⋯⋯⋯⋯⋯⋯⋯⋯⋯⋯⋯⋯⋯⋯⋯⋯⋯⋯⋯⋯⋯⋯⋯⋯⋯⋯ *95*

7-4-1 旋光度　*96*

7-4-2 ラセミ体とエナンチオマー過剰率　*97*

7-5 ジアステレオマーとメソ体 ⋯⋯⋯⋯⋯⋯⋯⋯⋯⋯⋯⋯⋯⋯⋯⋯⋯⋯⋯⋯⋯⋯⋯ *98*

7-5-1 キラル中心を 2 個以上もつ分子　*98*

7-5-2 メソ体　*99*

7-5-3 シクロアルカンの立体異性　*100*

7-5-4 絶対配置と相対配置　*101*

7-5-5 フィッシャー投影式　*101*

7-5-6 D/L 表示法と *dl* 表示法　*102*

7-6 キラル中心をもたないキラル分子 ⋯⋯⋯⋯⋯⋯⋯⋯⋯⋯⋯⋯⋯⋯⋯⋯⋯⋯⋯ *102*

COLUMN：処方箋応需時の出来事　*104*

7-7 練習問題 ⋯⋯⋯⋯⋯⋯⋯⋯⋯⋯⋯⋯⋯⋯⋯⋯⋯⋯⋯⋯⋯⋯⋯⋯⋯⋯⋯⋯⋯⋯⋯⋯ *106*

第8章　反応式を学ぶ（電子で理解する）　*109*

8-1 分子の表記法 ⋯⋯⋯⋯⋯⋯⋯⋯⋯⋯⋯⋯⋯⋯⋯⋯⋯⋯⋯⋯⋯⋯⋯⋯⋯⋯⋯⋯⋯ *110*

8-1-1 ルイス構造式の書き方　*110*

8-1-2 形式電荷の求め方　*111*

8-2 共　鳴 ⋯⋯⋯⋯⋯⋯⋯⋯⋯⋯⋯⋯⋯⋯⋯⋯⋯⋯⋯⋯⋯⋯⋯⋯⋯⋯⋯⋯⋯⋯⋯⋯⋯ *112*

8-2-1 共　鳴　*113*

8-2-2 極限構造式の共鳴への寄与　*115*

8-3 基本的化学反応 ⋯⋯⋯⋯⋯⋯⋯⋯⋯⋯⋯⋯⋯⋯⋯⋯⋯⋯⋯⋯⋯⋯⋯⋯⋯⋯⋯⋯ *116*

8-3-1 反応における矢印　*117*

TOPICS：曲がった矢印　*119*

目　次　*vii*

8-4　練習問題 ……………………………………………………………… *120*

第9章　ベンゼンの化学Ⅱ　*123*

9-1　ベンゼンの構造と安定性 ……………………………………… *124*
　9-1-1　ベンゼンの構造　*124*
　9-1-2　ベンゼンの反応　*124*
　9-1-3　ベンゼンの安定性　*125*
9-2　ヒュッケル（Hückel）則（$4n+2$則）と芳香族性 ………… *126*
　9-2-1　ヒュッケル則（$4n+2$則）　*126*
　9-2-2　反芳香族化合物，非芳香族化合物　*127*
9-3　その他の芳香族化合物 ………………………………………… *129*
　9-3-1　芳香族イオン　*129*
　9-3-2　複素環式芳香族化合物　*131*
　9-3-3　多環式芳香族化合物　*132*
9-4　生化学で重要な芳香族化合物 ………………………………… *135*
　9-4-1　生体内で重要な芳香族化合物　*135*
　9-4-2　医薬品　*135*
9-5　練習問題 ………………………………………………………… *136*

第10章　アルケンの化学Ⅱ（付加反応）　*139*

10-1　アルケンの安定性 ……………………………………………… *140*
10-2　カルボカチオンの構造と性質 ………………………………… *141*
10-3　マルコフニコフ則 ……………………………………………… *144*
　10-3-1　ハロゲン化水素のアルケンへの付加　*144*
　10-3-2　ハロゲンのアルケンへの付加　*145*
　10-3-3　ハロゲンの1,3-ブタジエンへの付加　*147*
10-4　過酸のアルケンへの付加（エポキシ化） …………………… *148*
10-5　カルベンのアルケンへの付加（クロロホルム，ジアゾメタン） … *149*
　10-5-1　カルボン酸のアルケンへの付加（ヨードラクトン化）（発展）　*151*
　TOPICS：スクアレンの生合成　*152*
10-6　練習問題 ………………………………………………………… *153*

viii

第11章　ハロアルカンの化学 I（置換反応）　　*155*

11-1　ハロアルカン ………………………………………………………………… *157*
　11-1-1　ハロアルカンの物理的性質　　*157*
　11-1-2　ハロアルカンで起こる反応　　*158*

11-2　求核置換反応（S_N2 反応） ……………………………………………… *160*
　11-2-1　S_N2 反応の反応機構　　*160*
　11-2-2　S_N2 反応の立体化学　　*161*

11-3　求核置換反応（S_N1 反応） ……………………………………………… *162*
　11-3-1　S_N1 反応の反応機構　　*162*
　11-3-2　S_N1 反応の立体化学　　*164*
　11-3-3　加溶媒分解　　*165*
　COLUMN：病棟での出来事　　*165*

11-4　求核置換反応の反応速度に影響する因子 ………………………………… *167*
　11-4-1　ハロアルカンの構造による影響　　*167*
　11-4-2　求核試薬の反応性による影響　　*169*
　11-4-3　反応溶媒による影響　　*170*
　11-4-4　脱離基による影響　　*174*

11-5　求核置換反応を用いる官能基の変換 ……………………………………… *175*
　11-5-1　S_N2 反応を用いる官能基の変換　　*175*
　11-5-2　立体化学を考慮した S_N2 反応を用いる官能基の変換　　*176*

11-6　S_N2 反応と S_N1 反応のまとめ …………………………………………… *177*

11-7　脱離反応 ……………………………………………………………………… *178*
　TOPICS：意外に多い含フッ素医薬品　　*179*

11-8　練習問題 ……………………………………………………………………… *180*

第12章　ハロアルカンの化学 II（脱離反応）　　*183*

12-1　置換反応と脱離反応 ………………………………………………………… *184*
　12-1-1　ハロゲン化メチル　　*186*
　12-1-2　第一級ハロアルカン　　*186*
　12-1-3　第二級ハロアルカン　　*187*
　12-1-4　第三級ハロアルカン　　*188*

目　次　*ix*

12-1-5　類似の反応　（アルコールの脱水反応）　*189*

12-1-6　ハロアルカンの置換反応と脱離反応　*192*

12-1-7　脱離反応によるアルキンの合成　*192*

12-2　脱離反応の立体化学 ……………………………………………………… *192*

TOPICS：脱離反応を使った医薬品の合成　*195*

12-3　練習問題 ………………………………………………………………………… *196*

第**13**章　酸と塩基　　　　*199*

13-1　共有結合のヘテロリシスとホモリシス …………………………… *200*

TOPICS：カラダの pH を知ろう！　*201*

13-2　酸塩基反応 …………………………………………………………………………… *201*

13-2-1　ブレンステッド–ローリーによる酸塩基の定義　*202*

13-2-2　ルイスによる酸塩基の定義　*203*

13-3　酸・塩基の強さ：K_a と pK_a ……………………………………… *205*

13-3-1　酸性度定数 K_a　*205*

13-3-2　酸性度と pK_a　*206*

13-3-3　塩基の強さの予測　*207*

13-3-4　酸塩基反応の結果の予測　*208*

13-4　有機化合物の化学構造と酸性度の関係 ………………………… *209*

13-4-1　元素の効果　*210*

13-4-2　誘起効果　*211*

13-4-3　共鳴効果　*212*

13-4-4　混成による効果　*213*

13-5　練習問題 ………………………………………………………………………… *214*

第**14**章　ベンゼンの化学Ⅲ　　　　*215*

14-1　ベンゼンの芳香族求電子置換反応 ……………………………… *216*

14-1-1　代表的な芳香族求電子置換反応　*216*

14-1-2　芳香族求電子置換反応の反応機構　*216*

14-1-3　ベンゼンのハロゲン化　*217*

14-1-4　ベンゼンのニトロ化　*218*

14-1-5　ベンゼンのスルホン化　*219*

14-1-6　ベンゼンのフリーデル-クラフツのアルキル化　*220*

14-1-7　ベンゼンのフリーデル-クラフツのアシル化　*222*

14-2　置換ベンゼンの芳香族求電子置換反応··*225*

14-2-1　置換基の影響：反応性と配向性　*225*

14-2-2　多置換ベンゼンの合成　*230*

14-3　アルキルベンゼン側鎖の反応···*235*

14-3-1　アルキルベンゼン側鎖の酸化　*235*

14-3-2　ベンジルカチオンとベンジルラジカル　*235*

14-3-3　アルキルベンゼン側鎖のハロゲン化　*237*

14-3-4　アルケニルベンゼンの二重結合への付加　*238*

14-4　その他の反応···*238*

14-4-1　ベンゼンの酸化と還元　*239*

COLUMN：真っ赤な点滴薬の正体は？　*241*

14-5　練習問題··*243*

第**15**章	アルケンの化学Ⅲ（水和）	***245***

15-1　アルケンからアルコールの合成··*246*

15-2　酸触媒による水和··*246*

15-3　オキシ水銀化-脱水銀化反応···*248*

15-3-1　オキシ水銀化-脱水銀化反応　*248*

15-3-2　オキシ水銀化-脱水銀化反応の位置選択性　*249*

15-4　ヒドロホウ素化-酸化反応···*249*

15-4-1　ヒドロホウ素化-酸化反応の概論　*250*

15-4-2　ヒドロホウ素化の位置選択性　*251*

15-4-3　立体選択的アルケンへの付加　*252*

15-4-4　アルキルボランの酸化と加水分解　*253*

15-5　アルケンのジヒドロキシ化··*254*

15-5-1　四酸化オスミウムによるジヒドロキシ化　*254*

15-5-2　ジヒドロキシ化の立体選択性　*255*

TOPICS：水俣病（アセトアルデヒドの合成）　*257*

15-6　練習問題··*257*

第16章 アルケン・アルキンの化学（酸化・還元） 259

16-1 アルキン ··· 260

16-2 アルケン・アルキンの酸化 ··· 261

16-2-1 アルケンの酸化開裂 261

16-2-2 アルキンの酸化開裂 263

16-3 アルケン・アルキンの還元 ··· 264

16-3-1 アルケンの還元 264

16-3-2 アルキンの還元 265

16-4 アルキンの反応 ··· 267

16-4-1 ハロゲン化水素の付加 267

16-4-2 ハロゲンの付加 268

16-4-3 水の付加 269

16-4-4 ボランの付加：ヒドロホウ素化-酸化反応 270

16-4-5 アセチレン水素の置換 272

TOPICS：不飽和脂肪酸 273

16-5 練習問題 ··· 274

第17章 アルコール・フェノール・エーテル 277

17-1 アルコール・フェノール・エーテルの物理的性質 ············· 278

17-2 アルコールの反応 ··· 280

17-2-1 ハロゲン化水素との反応 280

17-2-2 三ハロゲン化リンやハロゲン化チオニルの反応 282

17-2-3 脱水反応を使ったアルケンの合成 283

17-2-4 エステル化 284

17-2-5 酸化 285

17-3 アルコールの合成 ··· 287

17-3-1 アルケンからアルコール合成 287

17-3-2 ケトン・アルデヒドからアルコールの合成 288

17-4 フェノール ··· 289

17-4-1 フェノールの反応 289

17-4-2 フェノールの合成 290

17-5 エーテル ··· *291*

17-5-1 エーテルの反応　*291*

17-5-2 エーテルの合成方法　*292*

17-6 環状のエーテル ··· *294*

17-6-1 アルケンからエポキシドの合成方法　*295*

17-6-2 エポキシドの反応 I　*296*

17-6-3 エポキシドの反応 II　*297*

17-6-4 エポキシドの反応（まとめ）　*299*

TOPICS：エーテルの合成と王冠のようなエーテル　*300*

17-7 練習問題 ··· *301*

練習問題・解答　*303*

索　引　　　　　　　　　　　　　　　　　　　　　　　　　*1〜11*

下巻　主要目次

第 18 章　アルデヒドとケトンⅠ（性質と求核付加反応）

第 19 章　アルデヒドとケトンⅡ（エノールとエノレートイオン）

第 20 章　カルボン酸および誘導体

第 21 章　アミン

第 22 章　ベンゼンの化学Ⅳ

第 23 章　ペリ環状反応と転位反応

第 24 章　炭素化学種の構造と性質

第 25 章　選択的反応

第 26 章　酸化と還元

第 27 章　保護基の化学

第 28 章　有機金属化学

第 29 章　有機化学の実際

序章　本テキストで学ぶ皆さんへ

　薬学を学ぶ皆さんの多くは，大学に入学して間もないときには，高校生のとき，「化学が得意科目だった」，「好きな科目は化学だった」という言葉をよく耳にする．しかし，大学に入り，基礎となる有機化学の講義を受講するようになった途端，化学が苦手科目の筆頭となり，何とか丸暗記をしてただ単位を修得することだけにエネルギーを費やしている学生も多い．これらの学生の多くは，有機化学の基本となる決まり事（法則や基本反応など）を十分に理解しないままで受講しているため，断片的な知識や情報をただ積み上げるだけで，有機化学を体系的に構築することができずに，さらにわからなくなってしまい，結果としてとっつきにくい難解な学問に位置づけされてしまっているように見受けられる．

　本テキストは，長年有機化学を講義し，皆さんのこのような動向を見守ってきた先生方が，皆さんが薬学の有機化学を学ぶにあたり，何とかこのようなジレンマを解消できないかと考えて作成したものである．そのため，従来の多くの教科書とは，各章の構成や順番が異なっている所もあり，若干実験的な構成となっている．

　本テキストの作成にあたり，意識したことは以下の3点である．

1. 高校の化学から大学の有機化学の講義への接続をスマートにする．
2. 有機化学全体を俯瞰（ふかん）できるようにする．
3. 講義の進行の中で繰り返し学べるようにする．

1　高校の化学から大学の有機化学の講義への接続をスマートにする

　本テキストでは，まず高校の化学から大学の有機化学への敷居を低くするために，第1章ではこれから学ぶ有機化学の薬学における重要性について概説し，第2～4章では高校で学んだなじみのある化学物質や化学反応を中心に，化学物質のかたちや基本的な化学反応について，初心者にもわかりやすく学べるように配置した．例えば，第2章ベンゼンの化学では，高校で学ぶ有機化学反応のなかでも親しみやすいベンゼンのニトロ化反応に焦点を当てて，置換基によるベンゼン環内の電子分布のかたよりが反応性に関係することを視覚的にも理解しやすいように図を用いて非常に簡単に説明している．また，わざと「なぜ？」「どうして？」という疑問が生じるこ

とを想定しつつ，反応の詳細については後章で述べることとした．これにより，興味がある学生は，講義より先に教科書を自主的に読み学ぶことを刺激するように工夫している．

2 有機化学全体を俯瞰できるようにする

従来の教科書の多くは，化学構造や官能基等で章立てしてあり，各章の内容は，導入，基礎，応用，発展（例外的な内容も含む）へと完結するように構成されている．

例えば，ある有機化学の教科書では，アルカンとシクロアルカン，アルケンとアルキン，芳香族化合物，ケトンとアルデヒド，アミンのように化学構造や官能基で分類，章立てされており，各章のなかでは，導入から基礎，応用，発展（例外的な内容も含む）へと完結するように構成されている．これは1つの化学物質の構造や官能基の反応性について深く理解していくにはよい方法であると思う．しかし，この構成の場合，**基礎的内容に次いで特殊な反応や規則の例外なども連続して講義される**ため，基礎事項を断片的な理解のまま講義を受けている有機化学が不得意な学生にとっては，本章で学ぶべき最も重要な基礎的事項すらあいまいになる可能性がある．また，有機化学が不得意な学生には，化合物間や反応間の関係性（章と章の間の関係）がわからずに，個別に丸暗記するようなケースがこれまでに見受けられていた（例えば，アルケンへの水の付加反応がアルコールの合成方法の1つであるという関連性がわからずに，それぞれ別反応としてただ暗記するようなことが起こる）．このような問題を解決するために，本テキストでは従来の教科書の各章の内容を大まかに「① 導入から基礎」，「② 基礎」「③ 応用，発展」に区分し，各章を体系的に関連付けて，有機化学全体を俯瞰できるように講義の進行を①→②→③と従来の教科書の各章の内容を横断する章立てとした．

3 講義の進行の中で繰り返し学べるようにする

有機化学に限らず，どんな勉強でも"真の知識"として自分のなかに定着させるためには一度講義を受けただけでは難しく，繰り返し復習することが最も重要である．本テキストでは，この"繰り返し学習"の手助けとして，「有機化学の基本事項（ピンク色）」を学んだ後，有機化学全体を俯瞰できるように講義の進行を「① 導入から基礎」→「② 基礎」→「③ 応用，発展」に区分し，有機化学全体を体系的に関連づけて，繰り返し学べるような配置としている．

序章　本テキストで学ぶ皆さんへ　3

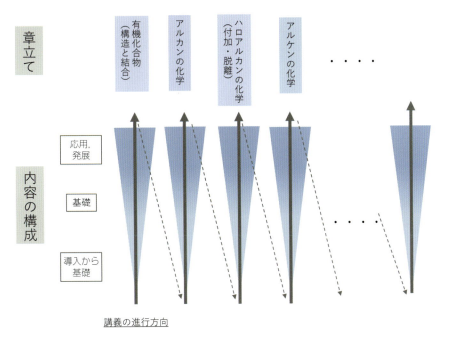

化学構造あるいは官能基ごとに章立てされている．

図1　従来の教科書の構成（例）

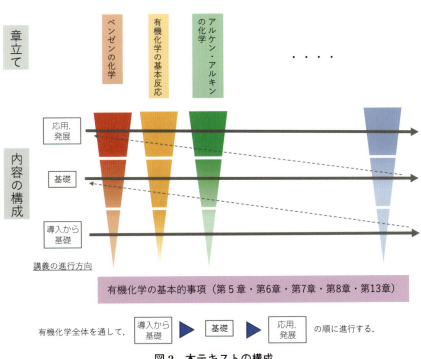

図2　本テキストの構成

別　表

周目		第 1 章	第 2 章	第 3 章
1年生 前期 I	タイトル	薬学的有機化学概論	ベンゼンの化学 I （ベンゼンのニトロ化から学ぶ）	アルケンの化学 I （二重結合への付加反応から学ぶ）
	内容	1　有機化学は薬学の基盤である	2-1　概論 2-2　ベンゼンの化学構造 2-3　ベンゼンの反応 2-4　酸と塩基（基本事項）	3-1　概論 3-2　アルケンのかたち 3-3　アルケンの付加反応

← 高校との接続（リメディアル教育）

周目		第 9 章	第 10 章	第 11 章
1年生 後期 I	タイトル	ベンゼンの化学 II	アルケンの化学 II （付加反応）	ハロアルカンの化学 I （置換反応）
	内容	9-1　ベンゼンの構造と安定性 9-2　ヒュッケル(Hückel)則($4n+2$ 則) 　　　と芳香族性 9-3　その他の芳香族化合物 9-4　生化学で重要な芳香族化合物	10-1　アルケンの安定性 10-2　カルボカチオンの構造と性質 10-3　マルコフニコフ則 10-4　過酸のアルケンへの付加 　　　（エポキシ化） 10-5　カルベンのアルケンへの付加 　　　（クロロホルム，ジアゾメタン）	11-1　ハロアルカン 11-2　求核置換反応（S_N2 反応） 11-3　求核置換反応（S_N1 反応） 11-4　求核置換反応の反応速度に影響する因子 11-5　求核置換反応を用いる官能基の変換 11-6　S_N1 反応と S_N2 反応のまとめ 11-7　脱離反応

周目		第 13 章	第 14 章	第 15 章
1年生 後期 II	タイトル	酸と塩基	ベンゼンの化学 III	アルケンの化学 III （水和）
	内容	13-1　共有結合のヘテロリシスとホモ 　　　リシス 13-2　酸塩基反応 13-3　酸・塩基の強さ：K_a と pK_a 13-4　有機化合物の化学構造と酸性度 　　　の関係	14-1　ベンゼンの芳香族求電子置換反 　　　応 14-2　置換ベンゼンの芳香族求電子置 　　　換反応 14-3　アルキルベンゼン側鎖の反応 14-4　その他の反応	15-1　アルケンからアルコールの合成 15-2　酸触媒による水和 15-3　オキシ水銀化-脱水銀化反応 15-4　ヒドロホウ素化-酸化反応 15-5　アルケンのジヒドロキシ化

周目		第 18 章	第 19 章	第 20 章
2年生 前期	タイトル	アルデヒドとケトン I （性質と求核付加反応）	アルデヒドとケトン II （エノールとエノレートイオン）	カルボン酸および誘導体
	内容	18-1　概論 18-2　構造と性質 18-3　カルボニル化合物の合成	19-1　カルボニル化合物の α 水素の酸 　　　性度 19-2　アルドール反応 19-3　共役付加 19-4　ストークエナミン反応 19-5　マンニッヒ反応	20-1　概論 20-2　カルボン酸誘導体の反応性 20-3　酸塩化物の反応性 20-4　酸塩化物の合成 20-5　酸無水物の反応性 20-6　酸無水物の合成 20-7　カルボン酸の反応性 20-8　カルボン酸の合成 20-9　エステルおよびラクトンの反応性 20-10　エステルおよびラクトンの合成 20-11　アミドおよびラクタムの反応性 20-12　アミドおよびラクタムの合成 20-13　カルボン酸誘導体の求核性（反応例）

周目		第 23 章	第 24 章	第 25 章
2年生 後期	タイトル	ペリ環状反応と転位反応	炭素化学種の構造と性質	選択的反応
	内容	23-1　ペリ環状反応 23-2　その他の転位反応	24-1　カルボアニオンとカルボカチ 　　　オン 24-2　ラジカル 24-3　カルベン	25-1　ウィッティッヒ反応 25-2　アルドール反応 25-3　シクロヘキサノンへの求核付加反応 25-4　光学活性化合物 25-5　不斉合成

- 有機化学の基本的事項（ルール・法則など）【第 5 章⇔第 6 章⇔第 7 章⇔第 8 章⇔第 13 章】
- ベンゼンの化学（芳香族求電子置換，求核置換反応など）【第 2 章⇔第 9 章⇔第 14 章⇔第 22 章】
- 有機化学の基本反応（イオン反応：置換（S_N）反応と脱離（E）反応など）【第 4 章⇔第 11 章⇔第 12 章】
- アルケン・アルキンの反応（付加反応，脱離反応など）【第 3 章⇔第 10 章⇔第 15 章⇔第 16 章⇔第 17 章】
- カルボニル化合物・アミンの反応（付加-脱離反応など）【第 18 章⇔第 19 章⇔第 20 章⇔第 21 章】
- 特別な反応（ラジカル反応，人名反応など）【第 23 章⇔第 24 章⇔第 25 章】
- 実践的な有機化学（医薬品の合成例など）【第 26 章⇔第 27 章⇔第 28 章⇔第 29 章】

序章　本テキストで学ぶ皆さんへ　　**5**

第 4 章	第 5 章	第 6 章	第 7 章	第 8 章
置換反応と脱離反応 （脱水反応から学ぶ）	化合物の性質 / 命名 （IUPAC 命名法を学ぶ）	アルカンの化学 I （化合物のかたちを知る）	アルカンの化学 II （立体化学）	反応式を学ぶ （電子で理解する）
4-1　高校の化学で学習した 　　　脱水反応 4-2　置換反応 4-3　脱離反応	5-1　化合物の性質 5-2　命名法（IUPAC 名と慣用名） 6-2　シクロアルカンの化 　　　学構造（分子模型を 　　　使って理解する）	6-1　アルカンの化学構造 　　　（分子模型を使って 　　　理解する） 6-2　シクロアルカンの化 　　　学構造（分子模型を 　　　使って理解する）	7-1　構造異性体と立体異性体 7-2　キラリティー 7-3　*R-S* 規則 7-4　光学活性体 7-5　ジアステレオマーとメ 　　　ソ体 7-6　キラル中心をもたない 　　　キラル分子	8-1　分子の表記法 8-2　共鳴 8-3　基本的化学反応

第 12 章
ハロアルカンの化学 II （脱離反応）
12-1　置換反応と脱離反応 12-2　脱離反応の立体化学

第 16 章	第 17 章
アルケン・アルキンの化学 （酸化・還元）	アルコール・フェノール・ エーテル
16-1　アルキン 16-2　アルケン・アルキンの 　　　酸化 16-3　アルケン・アルキンの 　　　還元 16-4　アルキンの反応	17-1　アルコール・フェノール・ 　　　エーテルの物理的性質 17-2　アルコールの反応 17-3　アルコールの合成 17-4　フェノール 17-5　エーテル 17-6　環状のエーテル

第 21 章	第 22 章
アミン	ベンゼンの化学 IV
21-1　代表的なアミンの命名 21-2　アミンの物理的性質と 　　　構造 21-3　アミンの合成 21-4　アミンの反応 21-5　その他の重要なアミン 　　　類	22-1　芳香族求核置換反応 22-2　芳香族複素環化合物の置換 　　　反応

第 26 章	第 27 章	第 28 章	第 29 章
酸化と還元	保護基の化学	有機金属化学	有機化学の実際
26-1　酸化反応 26-2　還元反応	27-1　ヒドロキシ基（R-OH）の保 　　　護基 27-2　アミノ基（R^{1}R^2-NH）の保護 　　　基 27-3　カルボニル基（R^1-CO-R^2）の 　　　保護基 27-4　カルボキシ基（R-CO$_2$H）の 　　　保護基	28-1　有機金属化学 28-2　パラジウム触媒に 　　　よるクロスカップ 　　　リング	29-1　天然有機化合物の合 　　　成 29-2　医薬品の合成 29-3　医薬品の化学構造と 　　　生物活性の発現

4 テキスト（別表）の活用方法

　別表には，本テキスト中の第1章から第29章を学ぶべき学年および学期ごとに段落分けしている（1年生前期は第1章から第8章，1年生後期Iでは第9章から第12章まで等）．また，各章は連続性あるいは関連性がある内容によって色分けしてある．

(1) 復習の仕方（講義の内容がよく理解できなかったとき）

　例えば，1年生後期IIの講義のなかで緑色の項目，第17章「アルコール・フェノール・エーテル」がよく理解できない場合，同色の第16章「アルケン・アルキンの化学（酸化・還元）」→第15章「アルケンの化学III（水和）」→第10章「アルケンの化学II（付加反応）」→第3章「アルケンの化学I（二重結合への付加反応から学ぶ）」の順に理解できる章まで遡って復習すればよい．

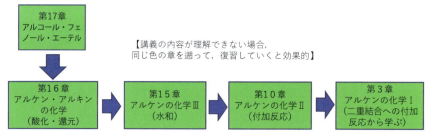

図3　第17章「アルコール・フェノール・エーテル」がよく理解できない場合

(2) 予習の仕方（講義の内容をもっと深く知りたいとき）

　1年生前期で第3章「アルケンの化学I」の講義の後，関連した内容をさらに深く理解したいと思ったら，先程とは逆に第10章→第15章→第16章→第17章と予習していくとよい．

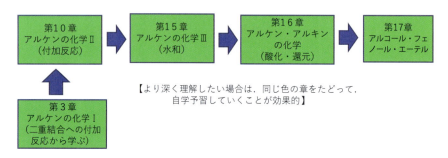

図4　第3章「アルケンの化学I」に関連した内容をさらに深く理解したいとき

　皆さんには，本テキストのコンセプトを十分に理解していただき，有機化学全体を俯瞰しながら，体系的に学んでもらいたい．

第 1 章　薬学的有機化学概論

1-1　有機化学は薬学の基盤である

　我々人間はもちろん，すべての生物は，水や構造支持体等の無機化合物を除けば，ほぼ有機化合物から構成されている．生体の機能は，DNAやタンパク質等の生体分子によってコントロールされているが，それらも有機化合物であり，すべて化学構造に基づいてコントロールされており，そのメカニズムを理解するためには，化学構造を理解する必要がある．

　一方，人間に作用する医薬品も有機化合物であり，それぞれの医薬品がもつ薬理作用は，やはりすべて医薬品の化学構造に由来する．医薬品をよりよく理解するには，その化学構造を理解する必要がある．

　医薬品の薬理作用は，医薬品と生体分子との相互作用によって生じる．相互作用は，医薬品の化学構造と生体分子の化学構造が，それぞれどういう形をしているかですべて決まってくるので，個々の医薬品がどうして薬理作用を発揮するのかを知るためには，それぞれの分子を化学構造のレベルで理解することが必要である．

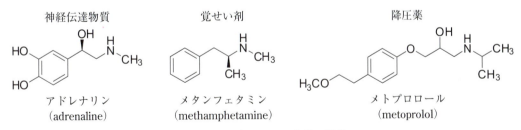

図 1-1　生体分子と医薬品の構造

　こうした生体分子と医薬品の相互作用による薬理作用が生じるメカニズムを，化学構造レベルで紐解くための基礎学問が有機化学であり，薬学において有機化学を学ぶ意義はまずここにある．

■ 1-1-1　薬が効く，効かないを医薬品の名前だけで理解する危険性

　タンパク質は名前の違いで機能が異なるわけではないし，医薬品も名前の違いで薬理作用が異

なるわけではない．上で述べたように，あくまでも化学構造によって特徴が異なってくる．

今後，皆さんは分子生物学の分野において，医薬品や生理活性物質，そして生体内で機能するタンパク質等のたくさんの生体分子が，それぞれ特異的に相互作用し生理活性を示す相関図をよく目にすることになる（図1-2）．これらの図にある生理活性物質や生体分子は皆，長方形や楕円で囲まれた欧文やカタカナの名前で記されているのが通常である．しかしながら，それぞれの分子は，名前の違いに基づいてそれぞれ固有の活性や機能を発揮しているわけではない．あくまでも，化学構造の特徴・違いによって，それぞれ固有の活性・機能を発揮しているのである．

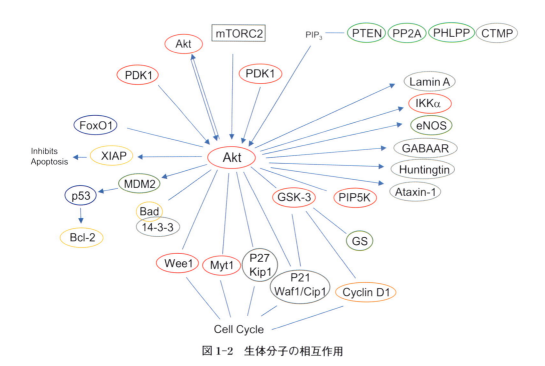

図1-2　生体分子の相互作用

1-1-2　生命活動＝化学反応を理解する

有機化合物でできている生体分子が営む生命活動は，化学反応である．代表的な生命活動である，DNAの複製，RNAへの転写，タンパク質への翻訳，ブドウ糖の代謝，エネルギー物質のATPの合成，骨の合成そして筋肉の収縮など，これらすべてが化学反応によって営まれている．したがって，医薬品が作用する生体の活動を分子レベル，化学構造レベルで適切に理解するためには有機化学の知識が必要である．

1-1-3　医薬品は化学構造に基づいて薬理活性を示す

医薬品の化学構造によって，薬理作用，選択性，経口吸収性，組織分布，副作用，医薬品相互作用等すべての医薬品の特徴が決まってくる．

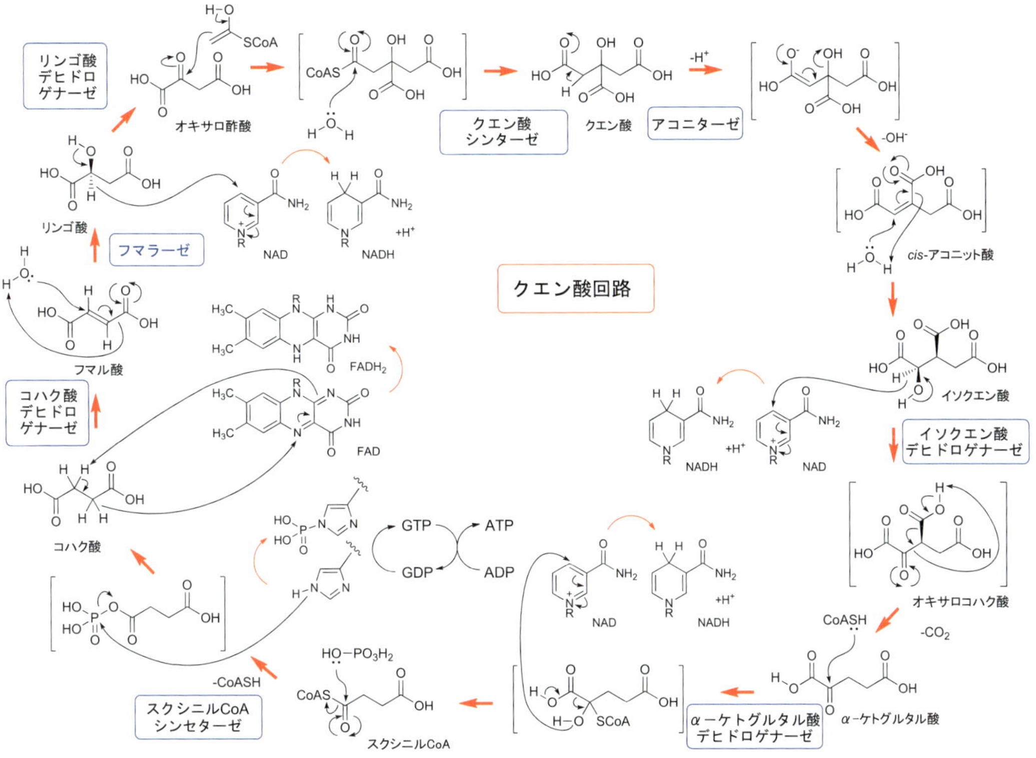

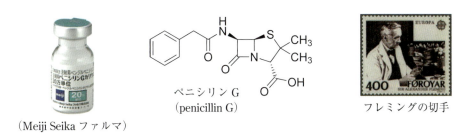

図 1-3　クエン酸回路

(Meiji Seika ファルマ)

ペニシリン G
(penicillin G)

フレミングの切手

図 1-4　ペニシリン G

皆さんのほとんどは，これまでに抗菌薬を飲んだことがあるはずだ．例えば，扁桃腺が腫れて熱があるときに適切な抗菌薬を飲んで，喉の腫れが引いて熱が下がるのを経験した人は多いだろう．

医薬品の効果は，ときに絶大である．人を死の運命から救うことができる．その医薬品は，有機化合物である．薬草やカビから抽出したものもあるが，多くは，人が構造をデザインして化学合成したものである．図 1-4 のペニシリンはフレミングによって見出され，第 2 次世界大戦中に，たくさんの人の命を救った．この功績によって，フレミングはノーベル賞を受賞している．

ペニシリンは図 1-5 に示すように，細菌の細胞壁をつくる酵素と反応してエステル結合をつくり，細菌が増えるのを抑えて感染症を治す．

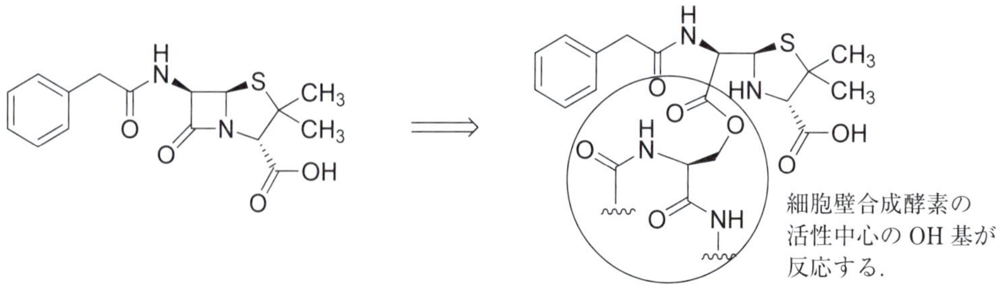

図 1-5　ペニシリン G と酵素の化学反応

細胞壁合成酵素の
活性中心の OH 基が
反応する.

■ 1-1-4　創薬化学者が医薬品を創製する

　創薬化学者は，構造をデザインして医薬品を創製する．創薬化学者はタンパク質等標的の化学
構造を詳細に解析し，そこにフィットする化学構造をデザインし，合成する．そしてデザインさ
れた分子は，その化学構造に基づいた薬理活性，機能を示す．医薬品の運命は，創薬化学者が構
造をデザインし，合成されたときには既に決まっている．すなわち，創薬化学者が医薬品の運命
をにぎっている．アセチルコリン受容体のアゴニストであるアセチルコリンは，M3 受容体に結
合して気管支を収縮させる．この結合を阻害して気管支を拡張させるのが，M3 受容体阻害薬の
グリコピロニウムで，アゴニストのアセチルコリンをもとに，創薬化学者によってデザイン・合
成された．

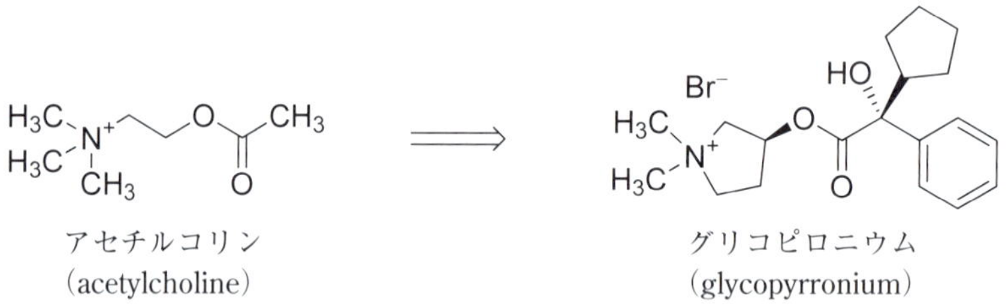

アセチルコリン
（acetylcholine）

グリコピロニウム
（glycopyrronium）

図 1-6　アセチルコリンからグリコピロニウムへ

■ 1-1-5　医薬品は効率的に合成される

　薬理活性，安全性，体内動態等の評価基準を満たした医薬品は，最もコストが低く効率的な合
成ルートが考案され，合成される．合成ルートを考案するには，化学合成の統合的な知識が必要
となる．基礎有機化学は医薬品合成の基本となるものであるから，化学系の研究者を目指す人は，
まずは講義をすべて理解することから始めてほしい．

■ 1-1-6　タンパク質が生体分子の化学構造を認識する

皆さんにとって身近なタンパク質の例として，酵素がある．酵素は，内部に基質を取り込み，

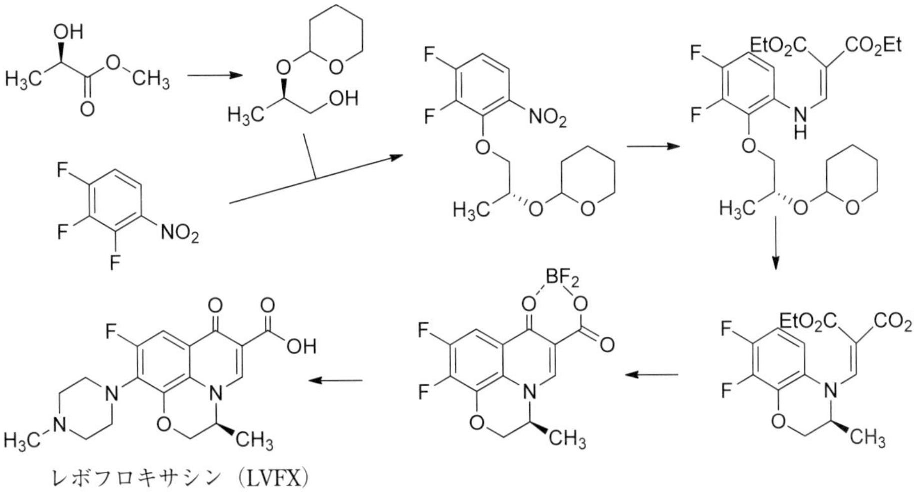

図1-7 レボフロキサシンの工業的合成法

触媒的に化学構造を変化させ，生命活動を調節している．酵素は基質の化学構造を認識し，酵素の活性部位にフィットする基質のみを化学変換する．例えば加水分解酵素の代表的なものに，キモトリプシン，トリプシンおよびエラスターゼがある．これらは，基質となるタンパク質あるいはペプチドの特定のアミノ酸を認識して，アミド結合を加水分解する．加水分解によって，アミドはカルボン酸とアミンを生成する．キモトリプシンは膵臓から分泌される膵液に含まれる加水分解酵素で，ベンゼン環等，大きめの疎水性構造をもつアミノ酸のカルボキシ基側アミド結合を加水分解する．また，やはり膵液に含まれるトリプシンは，塩基性アミノ酸のカルボキシ基側を加水分解する．一方，好中球等から分泌されるエラスターゼは，小さめの脂溶性の構造をもつアミノ酸のカルボキシ基側を加水分解する．

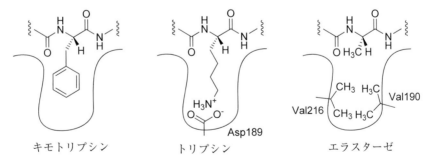

図1-8 セリンプロテアーゼの基質選択性を決定している結合部位

これらの加水分解酵素は，ほぼ同様の様式で加水分解反応を触媒し，酵素活性部位の構造は比較的似ている．しかしながら，認識されるアミノ酸の側鎖が収納される窪み（S1ポケットと呼ばれる）の構造が図1-8に示すように異なる．キモトリプシンでは，脂溶性の高い大きめの空間となっているのに対し，トリプシンではS1ポケットの底にカルボキシ基があり，塩基性のアミ

ノ酸がフィットするようになっている．エラスターゼでは，S1ポケットに2つのバリンのイソプロピル基が突き出し，S1ポケットを脂溶性高く，かつ小さくしている．つまり，これらの酵素の構造認識の違いは，このS1ポケットの構造の違いによって生じている．

以上，加水分解酵素が基質の構造をどうやって認識しているか解説したが，多くの生体分子は，同様の様式で化学構造の認識を行っている．

■ 1-1-7 皆さんへの期待

日本医薬情報センター会長の首藤紘一先生が，「日本の医薬品　構造式集」の背表紙に，「化学が直接（薬学の）役に立つとか立たないの問題をこえて，化学こそ薬学を特徴づける教養でもあるのだ．ほかに何がある．」と書いている．臨床の現場で看護師を，また分子生物学の知識で医師を凌駕することはなかなか難しい．薬剤師が存在意義を主張するためには，医薬品に対する豊富な知識をもつ必要がある．そして特に，彼らが専門課程で学習しない有機化学，すなわち化学構造に基づいた薬理活性，体内動態，化学的安定性，代謝的安定性そして毒性等についての知識をつけることによって，確固たるものとなる．

有機化学を専攻した学生が研究者になる場合，大きく分けると医薬品の構造をデザインし，合成する創薬化学研究者（メディシナルケミスト）と，開発が決定した医薬品の効率的合成法を研究するプロセス化学研究者がある．どちらも，もっている有機化学の知識を総動員し，反応・構造データベースを駆使して，研究に取り組むことになる．さらに，生物系の研究者においても，有機化学の知識をもって生物学を論じることができれば，薬学出身のメリットをおおいに生かすことができる．

薬学がすべて4年制であったころは，大学院でさらに研鑽を積んだ後に多くの卒業生が研究者となっていた．6年制が採用され多くの私立大学で主流となってからは，研究者になる学生が減ってしまった．しかしながら現在においても，研究者の需要は多く存在する．

かつての先輩たちがそうしたように，皆さんには，是非薬学の基礎となる有機化学を習得して，画期的新薬を創製し，また，効率的な合成法を開発し，病気で困った人を助ける研究者の道を目

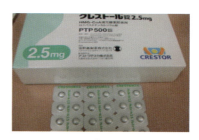

図1-9　日本を代表するブロックバスターのロスバスタチン

指してほしい．そして，薬剤師を目指す学生においても，医薬品の化学構造に基づいた特徴・違いを認識し，高いレベルの知識をもって医師に対して処方提案できる，優れた薬剤師を目指してほしい．

1-2 練習問題

1. 1 「薬学部で有機化学を学ぶ目的あるいは意義」に関し，本章で学習したこと，知っていること，および自身で考えたこと等について述べよ．

第 2 章

ベンゼンの化学 I
（ベンゼンのニトロ化から学ぶ）

　第 1 章では，「薬学」における有機化学の重要性について学んだ．また，生体内や環境中に無限に存在している有機化合物が，人々の生活に様々な影響を与えていることを理解した．これらの有機化合物は脂肪族化合物（aliphatic compound）と芳香族化合物（aromatic compound）の 2 つに大別することができる．

　「医薬品」として利用される有機化合物には，共通の部分構造としてベンゼン環を有するものが多い．ベンゼン環は非常に安定であり，平面かつ立体的なかさ高さと環内にコイル状の電子分布をもつことから，ほかの環状炭化水素化合物とは異なる性質をもつ．これらの性質は，薬物が生体へ作用するために体内への取込み，酵素や受容体との結合および代謝される際に重要な役割を担っている．本章では，高校で学んだ芳香族化合物，すなわちベンゼンとその誘導体の構造や性質などの基本的事項について復習する．改めて学んでいく．

ベンゼン　　　　　　ベンゼン
　　　　　　　（C と H は省略）

Key Word

平面性六角形構造（2-2-1）	非局在化状態（2-2-1）
オルト，メタ，パラ（2-2-2）	芳香族求電子置換反応（2-3-1）
求電子試薬（2-3-1）	電子求引性置換基（2-3-4）
電子供与性置換基（2-3-4）	ルイスの定義（2-4-3）
電子受容体（2-4-3）	電子供与体（2-4-3）

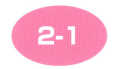 ## 概　論

　医薬品が生体内で作用するためには，体内へ吸収される必要がある．医薬品が生体内に吸収されるためには，油に溶けやすい性質（脂溶性）と水に溶けやすい性質（水溶性）のバランスが重要となる．医薬品にはベンゼン環をもつ成分が多く存在するが，ベンゼン環の特徴の1つに脂溶性が高い性質がある．皆さんのなかにも虫歯で痛い思いをした経験のある人がいるのではないだろうか？図2-1には歯医者さんが虫歯治療の際によく使用する医薬品として局所麻酔薬を示した．これらの局所麻酔薬は，化学構造からエステル型とアミド型の2つに分類することができるが，どちらも共通の化学構造として脂溶性の高いベンゼン環と水溶性の性質をもつ第三級アミンの両方を有している．これらの脂溶性と水溶性のバランスが，麻酔作用を局所的なものとしてい

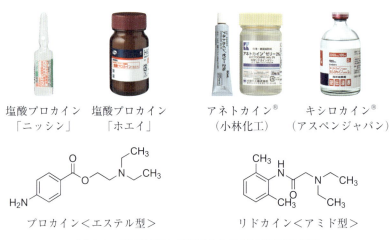

図 2-1　表面麻酔法で適用される局所麻酔薬の例

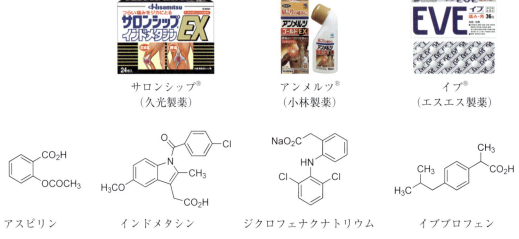

図 2-2　非ステロイド性抗炎症薬（NSAIDs）の一例

る．

　図2-2には薬局やドラッグストア等で市販されている医薬品として，非ステロイド性抗炎症薬（NSAIDs）の例を示した．多くの人が，熱や痛みがあるときにこれらの医薬品に一度はお世話になったことがあるのではないだろうか？実はここに示した医薬品もベンゼン環を有する化合物が主成分である．

　医薬品のほかにも，我々の身近にある有機化合物の多くはその化学構造のなかに，ベンゼン環をもっており，その性質（芳香族性）が，化合物の性状に大きな影響を与えている．

2-2　ベンゼンの化学構造

2-2-1　ベンゼンのかたち

　ベンゼンは，6個の炭素原子と6個の水素原子で構成されている分子で，すべての炭素原子と水素原子は同一平面上にある構造をしている．

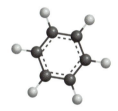
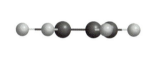
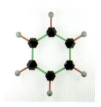

　　　真上からみた場合　　　　　真横からみた場合　　　　　　分子模型

　ベンゼンの構造式は，3つの炭素-炭素単結合と3つの炭素-炭素二重結合を交互に書いた正六角形の環状構造で表されるが，すべての炭素-炭素結合は単結合（結合距離 0.154 nm）と二重結合（結合距離 0.134 nm）の中間の結合状態（結合距離 0.140 nm）を示している．また，すべての炭素-炭素結合と炭素-水素結合および炭素-炭素結合と炭素-炭素結合の結合間角はすべて120°であり，このことはベンゼンが**平面性六角形構造**であることを示している．

　もし，仮にベンゼンが単に3つの炭素-炭素単結合と3つの炭素-炭素二重結合からなる環状化合物1,3,5-シクロヘキサトリエンであるとすると，図2-3に示すようにいびつな六角形をした構造となるはずであるが，このような化合物は実在しない．

　1,3,5-シクロヘキサトリエンが存在しない理由は，ベンゼン分子の場合，ベンゼン環を構成し

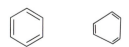

図2-3　ベンゼンと1,3,5-シクロヘキサトリエン

ている6個の炭素原子の6個の電子（π電子）が自由に動き回る（**非局在化状態**）ことにより，エネルギー的に安定化（共鳴による安定化）されているのに対し，1,3,5-シクロヘキサトリエンはエネルギー的により不安定な存在となるためである．

なお，ベンゼンの安定性については，後の章で説明する．

2-2-2 ベンゼン環を有する代表的な化合物

ベンゼンの水素原子がほかの原子や官能基に置き換わった化合物を一置換ベンゼンといい，「置換基名＋ベンゼン」で表す．例えば，ベンゼン環の水素原子がニトロ（-NO$_2$）基に置き換わった化合物をニトロベンゼン（nitrobenzene），臭素原子（-Br）に置き換わった化合物をブロモベンゼン（bromobenzene）という．図2-4に一置換ベンゼンのいくつかの例を示した．

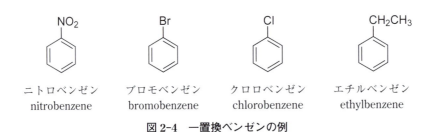

図2-4　一置換ベンゼンの例

また，置換基の種類によっては新しい別の名称で呼ばれるものもある．例えば，メチル基（-CH$_3$）で置換された化合物をトルエン（toluene），ヒドロキシ基（-OH）で置換された化合物をフェノール（phenol），アミノ基（-NH$_2$）で置換された化合物をアニリン（aniline）などである．その他いくつかの例を図2-5に示した．

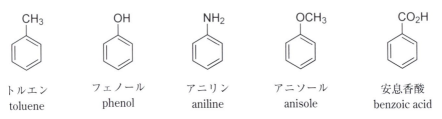

図2-5　新しい名称で呼ばれる一置換ベンゼンの例

ベンゼンの水素原子が2つ置換された場合，置換基どうしの相対的位置関係により，3種類の位置異性体が存在する．これらの異性体は1つの置換基の位置を基準として，もう1つの置換基の相対位置が近い順から接頭語である**オルト**（ortho，省略形o-），**メタ**（meta，省略形m-），**パラ**（para，省略形p-）を用いて区別することができる．また，基準にした置換基のつく炭素原子の位置番号を1として，ベンゼン環の炭素原子に順次，位置番号をつけて，その番号数字で命名することもできる．例えば，m-ジクロロベンゼンは1,3-ジクロロベンゼンともいう（図2-6）．

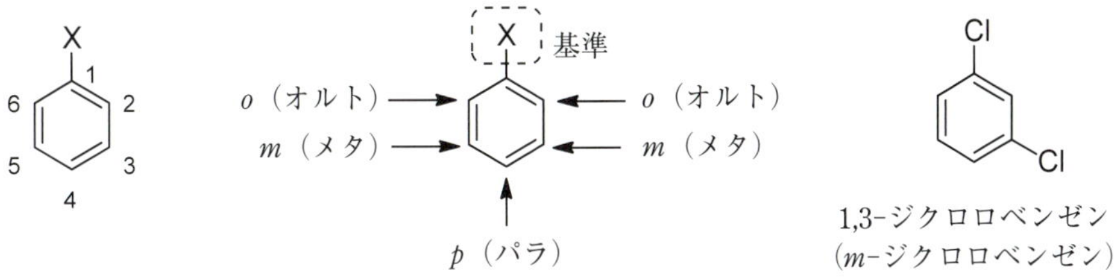

第2章　ベンゼンの化学Ⅰ　**19**

図2-6　ベンゼン環の置換位置の表し方

X
1
2
3
4
5
6

o（オルト）→　←o（オルト）
m（メタ）→　←m（メタ）
X　基準
↑
p（パラ）

Cl

Cl

1,3-ジクロロベンゼン
（m-ジクロロベンゼン）

2-3　ベンゼンの反応

2-3-1　芳香族求電子置換反応

　次にベンゼンの代表的な化学反応として，**芳香族求電子置換反応**について学ぼう．芳香族求電子置換反応は芳香族化合物（ここではベンゼン）と**求電子試薬**（electrophile）との置換反応である．置換反応とはベンゼン環の水素（点線で囲った水素）が求電子試薬 E^+ と置き換わる反応であり，ニトロ化，スルホン化などが知られている（一般的にベンゼン環の水素は省略するが，ここではわかりやすくするため示している，図2-7）．求電子試薬は「電子を好む」化合物であり，電子が不足している．そのため，ベンゼンなどの電子が豊富な化合物と反応しやすいことがわかると思う．

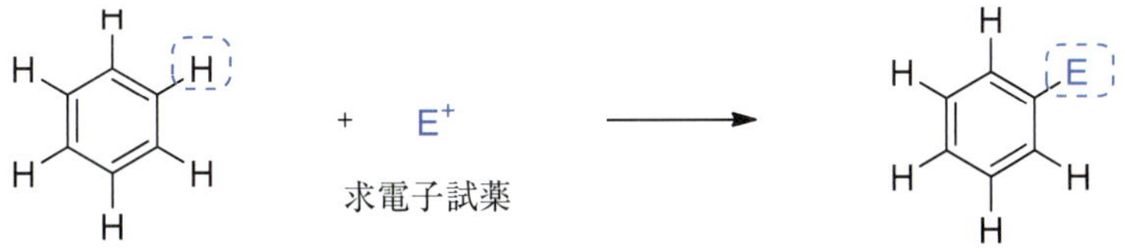

$+ \quad E^+ \longrightarrow$

求電子試薬

図2-7　芳香族求電子置換反応

　では実際の反応例として，次に高校で学んだ「**ベンゼンのニトロ化**」について考えてみよう．

2-3-2　ベンゼンのニトロ化

① ベンゼンのニトロ化（ベンゼンの水素がニトロ基に置き換わっている）

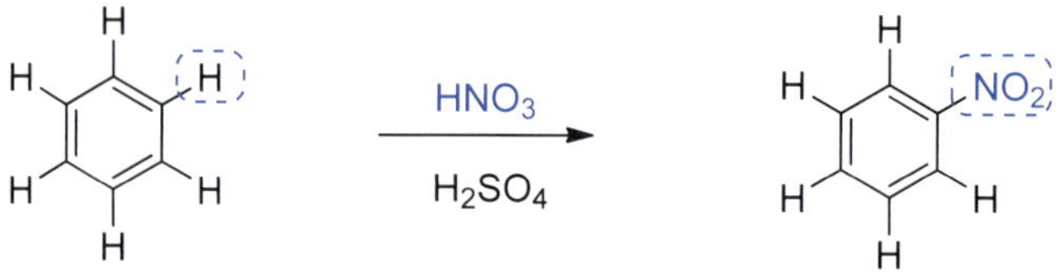

図 2-8　ベンゼンのニトロ化

　図 2-8 に示したベンゼンのニトロ化反応の反応基質は当然ベンゼンであるが，では求電子試薬は何であろうか？ここでは，反応試薬として濃硫酸と濃硝酸が使われている．ニトロ化反応なので，硝酸が求電子試薬として働くと思うかもしれない．しかし，実際にはこの反応は硝酸だけでは進行しないで，硫酸を加えて初めて進行する．それでは，硫酸はどんな働きをするために，加えられているのか？ここで，重要になるのが“酸”と“塩基”の考え方である．“酸”と“塩基”の基本的考え方については，2-4 節で思い出そう．

　次の項では，ベンゼンの置換による反応性への影響について学ぶこととする．

■ 2-3-3　ベンゼン誘導体の反応性

① アニソールのニトロ化（ベンゼンのニトロ化に比べて反応が**進行しやすい**）

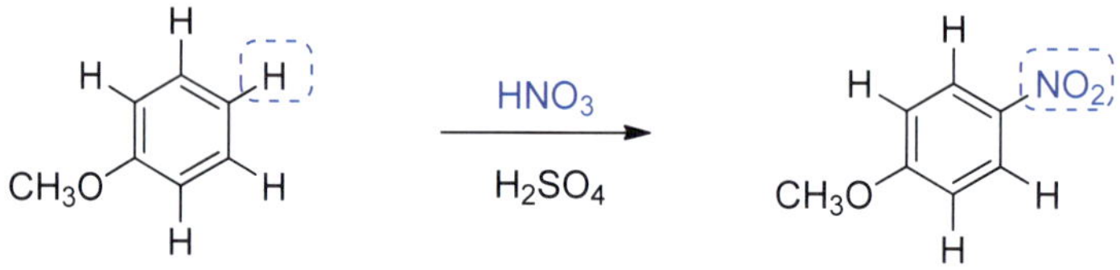

図 2-9　アニソールのニトロ化

② 安息香酸メチルのニトロ化（ベンゼンに比べて反応が**進行しにくい**）

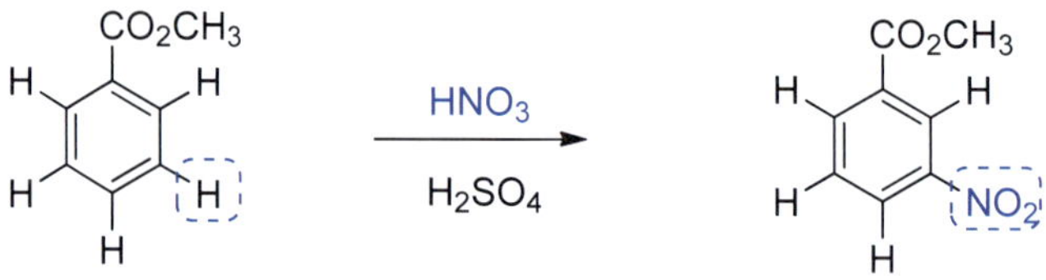

図 2-10　安息香酸メチルのニトロ化

　この 2 つの反応の反応条件は同じであるが，よくみると原料であるベンゼン環の置換基が違っていることに気づく（図 2-9，図 2-10）．すなわち，アニソールはベンゼン環の水素原子がメトキシ基（-OCH₃）に，安息香酸メチルはメチルエステル基（-CO₂CH₃）に置換したベンゼン誘導体である．先に述べたように，芳香族求電子置換反応はベンゼンおよびその誘導体と求電子試薬

第2章　ベンゼンの化学Ⅰ　**21**

との反応であり，求電子試薬の電子がより不足していればいるほど，またベンゼン環上の電子がより豊富なベンゼン誘導体であればあるほど，反応しやすいと考えられる．したがって，ベンゼン環に置換基を導入することで，そのベンゼン誘導体の反応性を変えることができる．医薬品のなかには基本となる構造（基本骨格）はほとんど同じだが，置換基の違いによって優れた性質を示すものも少なくない．したがって，有機化合物の置換基を変えることにより，その化合物がどのような性質を示すのかを考えることはとても重要である．

では，置換基を変えることによって，ベンゼン環は何が変化しているのであろうか．

■ 2-3-4　ベンゼン誘導体の電子分布

先に述べたようにベンゼンは，様々な置換基を導入することによって，性質（反応性）を変えることができる．単純なものでは，安息香酸（図2-5参照）のように酸性のカルボキシ基（-CO$_2$H）などの置換基をベンゼン環に導入すれば，その化合物は酸性物質となり，アニリン（図2-5参照）のように塩基性のアミノ基（-NH$_2$）などの置換基をベンゼン環に導入すると塩基性物質となる．しかし，実際にはベンゼン誘導体の反応性で重要になるものは酸性・塩基性だけでなく，ベンゼン環上の電子密度を考えることである．酸性度もまた置換基によって強弱が決まるので，大事な要素となる．その詳細については，後の章で説明する．

ベンゼン環上の電子密度と置換基の関係を考えた場合，置換基にはベンゼン環上の電子を引っぱるタイプとベンゼン環上に電子を与えるタイプの2種類が考えられる．

前者のタイプは電子求引性置換基といい，その代表的なものとしてはシアノ基（-CN），ニトロ基（-NO$_2$），エステル基（-CO$_2$R）などがある．これらの置換基がベンゼン環と結合していると，ベンゼン環上の電子密度は小さくなり，求電子試薬との反応性も低くなる（図2-11）．

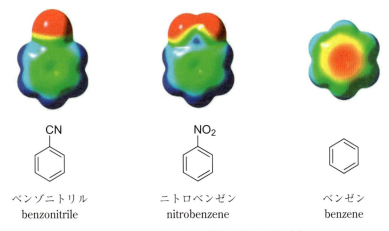

図2-11　ベンゼン環誘導体の電子分布（1）
赤いほど電子密度が高く，青いほど電子密度が低くなっている．

後者のタイプは**電子供与性置換基**といい，その代表的なものとしてメトキシ基（-OCH$_3$），ヒ

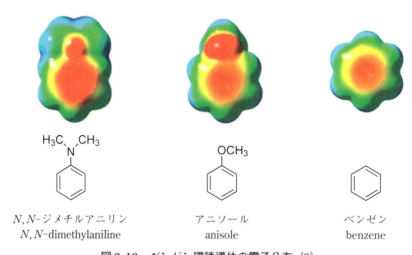

図 2-12 ベンゼン環誘導体の電子分布（2）
赤いほど電子密度が高く，青いほど電子密度が低くなっている．

ドロキシ基（-OH），アミノ基（-NH$_2$）などがある．これらの置換基がベンゼン環と結合していると，ベンゼン環の電子密度は大きくなり，求電子試薬との反応性も高くなる（図 2-12）．

　ここで前述のアニソールと安息香酸メチルのニトロ化反応を考えてみよう．アニソールは電子供与性置換基であるメトキシ基（-OCH$_3$）の影響で，ベンゼン環の電子密度は大きくなったため，ベンゼンよりも求電子試薬との反応性も高くなり，結果としてベンゼンのニトロ化に比べて反応が進行しやすくなったと考えられる．安息香酸メチルは電子求引性置換基であるメチルエステル基（-CO$_2$CH$_3$）の影響で，ベンゼン環上の電子密度は小さくなったため，ベンゼンよりも求電子試薬との反応性が低くなり，結果としてベンゼンのニトロ化に比べて反応が進行しにくくなったと考えられる．

　さらにこれら 2 つのニトロ化反応をよくみてみよう．皆さんは，アニソールと安息香酸メチルのニトロ化反応では，ニトロ基の置換位置がそれぞれ異なることに気づいただろうか？なぜ，2 つのニトロ化反応でニトロ基の置換位置が異なるのであろうか？これらの違いも，ベンゼン環の電子分布が関係しているのだが，これについては第 14 章で詳しく述べることとする．

2-4　酸と塩基（基本事項）

　前述したベンゼンのニトロ化では，濃硫酸と濃硝酸から生じたニトロニウムイオン（NO$_2^+$）が，求電子試薬としてベンゼン環を攻撃することによってニトロベンゼンを生成する（反応式 A, B）．

$$H_2SO_4 + HNO_3 \longrightarrow HSO_4^- + H_2O + NO_2^+ \cdots\cdots\cdots (A)$$
$$C_6H_6 + NO_2^+ \longrightarrow C_6H_5NO_2 + H^+ \cdots\cdots\cdots\cdots\cdots (B)$$

ニトロニウムイオン

第 2 章　ベンゼンの化学 I　　**23**

　これまでに濃硫酸と濃硝酸はどちらも強酸であることを高校の化学で既に学んでいる. また, "酸" は "塩基" と反応することも学んでいる. しかし, 反応式 (A) では, "酸" と "塩基" ではなく, 酸 (濃硫酸) と酸 (濃硝酸) が反応している. 酸と酸が反応するのは, いったいどうしてだろうか？

　実は, このベンゼンのニトロ化の場合, 濃硫酸が "酸" として働き, 濃硝酸が "塩基" として働くことで反応は進行している.

　酸と塩基については後の章で詳しく述べるので, この節では高校の化学で既に学んでいる "酸" と "塩基" について, もう一度, その定義や概念について復習したいと思う.

■ 2-4-1　アレニウスの定義

> 酸 (acid)　：　水に溶けて電解して, 水素イオン H^+ を放出する物質.
>
> 塩基 (base)：　水に溶けて電解して, 水酸化物イオン OH^- を放出するもの.

$$例\quad HCl\,(acid) \longrightarrow H^+ + Cl^-$$

HCl は水溶液中で H^+ と Cl^- に電離することで, H^+ を放出することから "酸".

$$例\quad NaOH\,(base) \longrightarrow Na^+ + OH^-$$

$NaOH$ は水溶液中で Na^+ と OH^- に電離することで, OH^- を放出することから "塩基".

　アレニウスの定義では, よく電離して H^+ や OH^- を多く放出する物質を強酸・強塩基とし, あまり電離せず少ししか H^+ や OH^- を放出しない物質を弱酸・弱塩基としている.

■ 2-4-2　ブレンステッド - ローリーの定義

> 酸 (acid)　：　水素イオン H^+ を与える物質. プロトン (H^+) 供与体.
>
> 塩基 (base)：　水素イオン H^+ を受け取る物質. プロトン (H^+) 受容体.

$$例\quad HCl\,(acid) + NH_3\,(base) \longrightarrow NH_4^+ + Cl^-$$

HCl は NH_3 にプロトン (H^+) を供与する酸で, NH_3 は HCl からプロトン (H^+) を受け取る塩基.

■ 2-4-3　ルイスの定義

　以上, 酸塩基に関する基本事項の復習となるが, これから有機化学を学ぶ皆さんにとって必要なもう 1 つの重要かつ拡張性の高い酸塩基の定義がある. 1923 年, アメリカの物理化学者ルイス (Gilbert Newton Lewis, 1875-1946) によって提唱された酸塩基論である.

> 酸（acid）　：　電子受容体であり，ルイス酸という．
>
> 塩基（base）：　電子供与体であり，ルイス酸という．

ルイスの定義については，第 13 章で詳しく説明する．

2-5　第 2 章のまとめ

○　ベンゼンは，6 個の炭素原子と 6 個の水素原子で構成されている分子で，すべての炭素原子と水素原子は同一平面上にある構造をしている．

○　ベンゼンの代表的な化学反応の 1 つとして，芳香族求電子置換反応がある．この反応は，ベンゼンと求電子試薬との置換反応である．

○　芳香族求電子置換反応はベンゼンおよびその誘導体と求電子試薬との反応であり，求電子試薬の電子が不足しているほど，またベンゼン環上の電子が豊富なほど反応しやすいと考えられる．

○　ベンゼンは，様々な置換基を導入することによって，その性質（反応性）を変えることができる．

○　ベンゼンのニトロ化の場合，硫酸の方が強い酸として働き，濃硝酸が塩基として働く．

T O P I C S　　　　　　　　　　　　　　　　　　TNT

　本文中で「ベンゼンは，安定である」と書いてあるが，その性質は置換基によって，著しく変化する．トルエン（メチルベンゼン）あるいはフェノールのオルトおよびパラ位をニトロ化すると，トリニトロ誘導体，TNT（トリニトロトルエン）とピクリン酸が生成するが，これらはいずれも強力な爆薬であり，長年にわたって軍事用および工業用の爆薬として用いられてきた．現在，爆薬の破壊力（エネルギー）を表現する方法の 1 つとして，TNT 爆発によるエネルギーを基準とする方法が用いられている（TNT換算法）．爆薬の爆発などで放出されるエネルギーを等エネルギー量の TNT の質量に換算する方法である．この換算方法によると，広島に投下された原子爆弾は，約 13,000 トンの TNT に相当する破壊力があったことになる．

　これらの化合物は，濃硫酸や濃硝酸を用いて容易に合成することができるが，非常に危険であり絶対に試そうとしてはいけない．

第 2 章　ベンゼンの化学 I　　**25**

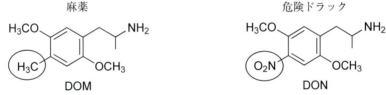

TOPICS　　危険ドラッグ

　「危険ドラッグ」とは，覚せい剤や大麻等の規制薬物と類似した化学物質を混入させた植物片等で，体内摂取により，これら規制薬物と同様の有害性が疑われる物をいう．「合法といわれているものは安全」「法規制されていないものだといわれた」―実は，ほとんどが「違法」である．危険ドラッグの多くは，「合法ドラッグ」「脱法ハーブ」などと称して販売されるため，あたかも身体影響がなく，安全であるかのように誤解されているが，大麻や麻薬，覚せい剤などと同じ成分が含まれており，大変危険で違法なドラッグである．「危険ドラッグ」には乾燥植物片状，粉末状，液体状，固体状（錠剤）といった様々な形態があり，「合法ハーブ」「アロマ」「リキッド」「お香」等と称して販売されている．「合法」と謳っていても，実際には違法な成分が含まれていた例もある．

ちょっと化学構造を変えているだけで，体への影響は麻薬と同じまたはそれ以上．

麻薬　　　　　　　　　　　　　　　　　危険ドラック

DOM　　　　　　　　　　　　　　　　　DON
2,5-ジメトキシ-4-メチルアンフェタン　　2,5-ジメトキシ-4-ニトロアンフェタン

　例え違法な成分が含まれていなくても，本物の大麻の数倍から数百倍という強い作用をもつ成分が配合されているものもある．近年，これら危険ドラッグを使用した人が「嘔吐が止まらない」「瞳孔が開き，突然暴れ出す」「意識がもうろうとした状態となる」「突然服を脱ぎだし，訳のわからないことを叫ぶ」等という症状により，病院に救急搬送される例が急増している．
　これは，危険ドラッグに含まれる成分が脳に刺激をもたらし，錯乱等を生み出しているからである．危険ドラッグは，「合法」と称していても，危険な作用をもつドラッグである．
　絶対に使用しないこと！！

第**3**章

アルケンの化学 I（二重結合への付加反応から学ぶ）

　第 2 章では，高校の化学でもなじみ深かった芳香族化合物の構造と性質についてベンゼンのニトロ化を通じて学んだ．ベンゼン環に結合した置換基によって求電子反応の反応速度が変化し，それがベンゼン環の電子密度の変化によるものということを理解した．

　第 3 章では二重結合への付加反応からアルケンの化学について学ぶ．アルケンは芳香族化合物と同じように二重結合がある化合物である．しかし，芳香族化合物と比べると明らかに反応性が異なる．どこに違いがあるのか注目してほしい．

　医薬品の中でアルケンは芳香族化合物と比べるとそれほど多くはないが，以下にいくつかの生体内の有機化合物として重要な化合物の化学構造式を示した．そこで，本章では，高校の化学で既に学んだかもしれないが，代表的なアルケンの性質や反応性について改めて学んでいく．

Key Word

二重結合の結合距離（3-2）	トランスとシス（3-2）
σ（シグマ）結合と π（パイ）結合（3-2）	アルケンの付加（3-3）
シクロヘキセンとベンゼンの反応（3-3-1）	アンチ・シン付加（3-3-2）

3-1 概 論

　生体内の有機化合物でアルケンが含まれているものとして，代表的な化合物を2つ挙げる．これらの化合物はアルケンを多く含んでいるのが特徴であり，ほかの官能基として，レチナールはアルデヒド，アラキドン酸はカルボン酸の部分が存在する．レチナールは緑黄色野菜などに含まれているβ-カロチンからつくられる化合物であり，タンパク質と結合して，視覚に重要な役割を果たしている．人が薄暗いところで物をみることができるのは，レチナールなどの有機化合物が光と反応するためである．アラキドン酸は炎症，痛み，胃粘液分泌を誘発する化合物の原料である．アスピリンなどの炎症を抑える医薬品（NSAIDs）はアラキドン酸からプロスタグランジンなどをつくる酵素を阻害している（図3-1）．

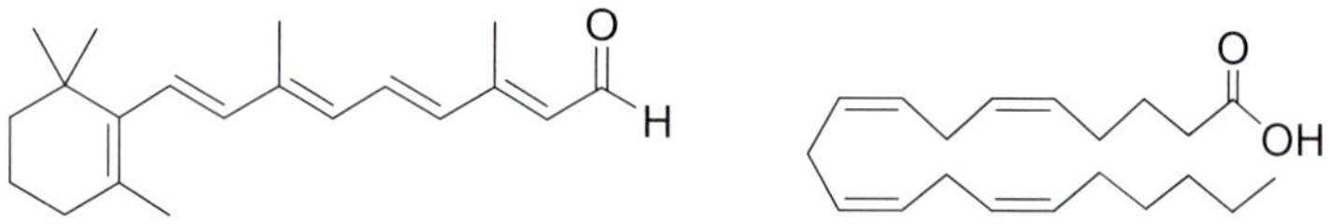

レチナール　　　　　　　　　　　　　アラキドン酸

図 3-1　生体内に存在するアルケンを有する化合物

　生体内で合成される有機化合物は，ゼロからつくられているわけではなく，積極的に体外から原料となるものを摂取する必要があるものもある．例に示した化合物は代表的な動植物由来の天然物である．リノール酸は様々な生理活性を示す化合物の原料となりうるため，適度に摂取をする必要がある．このような脂肪酸を特に必須脂肪酸という．リノール酸は不飽和脂肪酸であり，植物に多く含まれている脂肪酸である．二重結合がカルボン酸から数えて9番目と12番目の2つあり，炭素鎖は同じ方向（*cis*：シス）に位置している．先に示したアラキドン酸の原料となる（図3-2）．

　動植物由来の天然物でアルケンが含まれている有名な化合物として，ドコサヘキサエン酸が挙げられる．ドコサヘキサエン酸はDHAとして知られており，魚などに多く含まれている．ドコサヘキサエン酸のドコサは炭素が22個，ヘキサエンは6個（ヘキサ）の二重結合（エン）があるカルボン酸である．

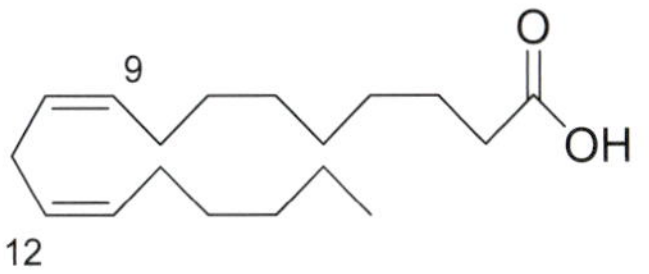

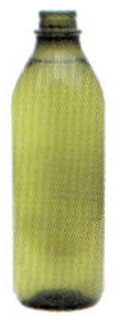

リノール酸（植物由来の脂肪酸）
(cis,cis - 9,12 - octadecadienoic acid)

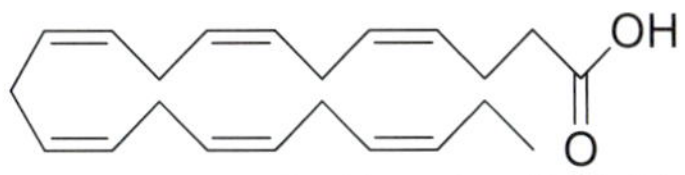

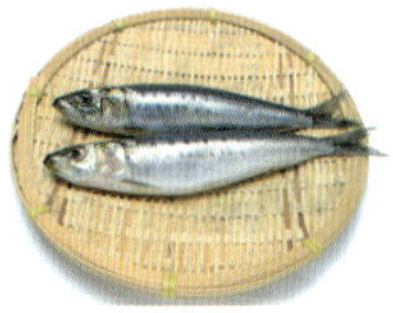

ドコサヘキサエン酸（魚に多い脂肪酸）
（DHA：docosahexaenoic acid）

図 3-2　動植物由来のアルケンを有する脂肪酸

　リコピンはトマトに含まれている赤色の色素である．たくさん（ポリ）の二重結合（エン）と単結合が交互に結合（共役）しており，共役ポリエン化合物の1つである（図3-3）．不飽和結合が多い化合物は酸素と反応しやすくなるため，抗酸化作用があることが知られている．したがって，二重結合が多い脂肪酸ほど酸化されやすいので油としては変化を受けやすい事を意味している．つまり，食用油などの不飽和脂肪酸が空気中の酸素と反応するのは分子内にアルケンが存在するためである．

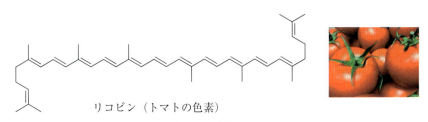

リコピン（トマトの色素）

図 3-3　植物の色素

　第2章では芳香族化合物であるベンゼンについて学んだがこの章ではアルケンの性質や反応性について学ぶ．第3章ではアルケンがある不飽和化合物と芳香族化合物との違いに着目してみる.

3-2　アルケンのかたち

　第2章で有機化合物は芳香族化合物と脂肪族化合物の2つに大別できることを述べた．アルケンはそのうちの脂肪族化合物の1つである．脂肪族化合物のうち，アルケンがあるものを**不飽和脂肪酸**，アルケンがないものを**飽和脂肪酸**と分類している．ここでは，アルケンの構造や性質などの基本的事項について復習する．

　アルケンは炭素と炭素が二重結合で構成されている化合物である．アルケンは3次元的にみる

と平面の構造をとっている．アルケンの二重結合に注目してみると，二重結合は1つのσ（シグマ）結合（青色の結合）と1つのπ（パイ）結合（赤色の結合）から構成されている（図3-4）．π結合をつくっている電子のことを特に**π電子**といい，ベンゼンはこのπ電子を6個もっていることになる．炭素と炭素の単結合の結合距離は0.154 nmであるのに対して，炭素と炭素の二重結合の結合距離は0.134 nmであり，単結合と比べると**二重結合の方が結合距離が短くなっている**．アルケンにはπ電子が存在し，電子が豊富であるため，通常の単結合よりも酸素や電子不足の試薬との反応性が高い．

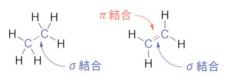

図3-4 σ（シグマ）結合とπ（パイ）結合

アルケンは **trans**（トランス）および **cis**（シス）という名称が使われる．*trans* とはアルケンの置換基XとXが互い違いにあることをいう．一方，置換基Xが同じ向きにあると *cis* という．図3-5に示すようにアルケンの置換基X 2つがBrである場合，2つを表すdi（ジ），臭素原子を表すbromo（ブロモ）が炭素2つのアルケンであるethene（エテン）についている．次に，臭素原子が互い違いについているときには *trans*，同じ向きにある場合，*cis* という接頭語をdibromoethene（ジブロモエテン）の前につけ加える（図3-5）．詳しい名前のつけ方は後の章で述べる．

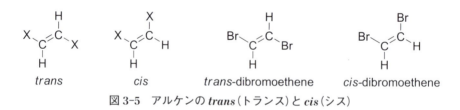

図3-5 アルケンの *trans*（トランス）と *cis*（シス）

3-3 アルケンの付加反応

図3-6をみるとアルケンなどの不飽和結合が切れて，XYが二重結合につけ加わっていることがわかる．このように付加反応（addition reaction）は不飽和結合が切れて，別の原子がつけ加わる反応である．では実際の反応例として，高校で学んだ「アルケンの臭素化」について考えてみよう．

第 3 章　アルケンの化学 I　　31

図 3-6　アルケンの付加反応

3-3-1　シクロヘキセンの付加反応

　一方の試験管の中にシクロヘキセン（無色の液体）を加え，他方の試験管にベンゼン（無色の液体）を加え，そこに臭素（褐色の液体）を加えていくとどのような変化が起こるだろうか．まずシクロヘキセンに臭素を加えていくと，臭素の褐色が消失する．一方，ベンゼンに臭素を加えていくと臭素の褐色が残ったままになる．すなわち，シクロヘキセンは臭素を消費したが，ベンゼンは臭素と反応していないことがわかる．

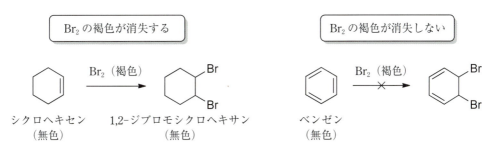

図 3-7　シクロヘキセンとベンゼンの反応性の違い

　実際に何が起こっているのか化学反応式をみてみる（図 3-7）．左のシクロヘキセンは臭素原子が 2 つ付加した無色の生成物ができている．ベンゼンも同じ二重結合があるにも関わらず，臭素と反応していないことがわかる．二重結合の数が違うだけでなぜこのように反応性の違いがあるのだろうか．立体的にこれらの化合物をみてみると，ベンゼンは平面で臭素が近づきやすいので，反応が進行しやすいように思うかもしれない．しかし，一般的に脂肪族炭化水素のアルケンはベンゼンなどの芳香族化合物よりも反応性が高い．このことはベンゼンなどの芳香族化合物は特別に安定なことを示している．

　紙の上では，ベンゼンとシクロヘキセンの立体的な形が理解しにくいかもしれない．しかし，分子模型を使ってベンゼンとシクロヘキセンを組み立てると，両者の立体的な違いが理解できると思う．図 3-8 には，それぞれの分子模型を示した．

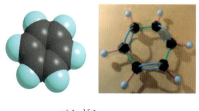
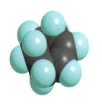
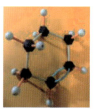

ベンゼン　　　　　　　　　　　　　　シクロヘキセン

図3-8　ベンゼンとシクロヘキセンの立体図と分子模型

3-3-2　二重結合へのアンチ・シン付加

先ほどの立体的な図を見るとシクロヘキセンの二重結合の部分は平面であることがわかると思う．炭素と炭素の結合が紙面上にあるとすると，臭素はアルケンの上あるいは下から付加することが考えられる．1つの臭素原子がアルケンと反応した後，最初に付加した臭素原子と逆側から臭素原子が付加する．このように試薬の付加する方向が互い違いになることを**アンチ(*anti*)付加**と呼ぶ．一方，臭素がアルケンに対して同じ方向から付加した場合では**シン(*syn*)付加**と呼ぶ．しかし，臭素とアルケンの場合にはアンチ付加しか起こらない．アルケンに対する臭素の付加で黒塗りの結合は紙面に対して手前，破線の結合は奥，実線の結合は紙面上にあることを示している（図3-9）．

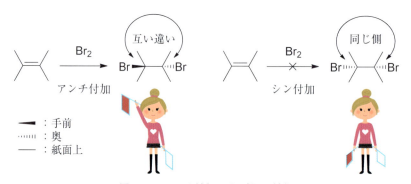

図3-9　アンチ付加およびシン付加

図3-10には，左にシクロヘキセン，右にジブロモシクロヘキサンの分子模型を示す．まずは分子模型を使って組み立ててみる．シクロヘキセンで使う部品は炭素-炭素単結合にボンドNo.6（5本），炭素-炭素二重結合にボンドNo.10（2本），炭素-水素単結合にボンドNo.2（2本）である．一方，右図のジブロモシクロヘキサンは炭素-炭素単結合にボンドNo.6（6本），炭素-水素単結合にボンドNo.2（2本），炭素-臭素単結合にはボンドNo.7（2本）である．

紙に構造式を書いて考えられる人もいるかもしれないが，最初は頭の中で立体を理解するのは難しいので，分子模型を積極的に利用してほしい．

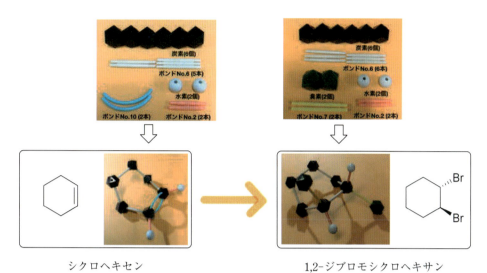

シクロヘキセン　　　　　　　　　　　　1,2-ジブロモシクロヘキサン

図 3-10　付加反応の分子模型

■ 3-3-3　非対称アルケンの臭化水素の付加反応（発展）

シクロヘキセンは平面で書くと，点線の部分で折り曲げるとぴったり重ね合わすことができる（図 3-11）．このようなアルケンを**対称アルケン**という．一方，シクロヘキセンにメチル基が置換した化合物の場合，対称面がないアルケンであり，**非対称アルケン**という．対称アルケンの場合には水素原子と臭素原子がどちらのアルケンに付加しても同じ化合物が生成する．一方，非対称アルケンの場合では，メチル基が置換しているアルケンに臭素原子および水素原子が付加する場合が考えられる．実際に，メチルシクロヘキセンに臭化水素を反応させるとメチル基が置換したアルケンの方に臭素原子が付加する．このように試薬がどちらかに反応する場合，位置選択性（regioselectivity）が問題となる．なぜこのような選択性が生じるのかは第 10 章で述べる．

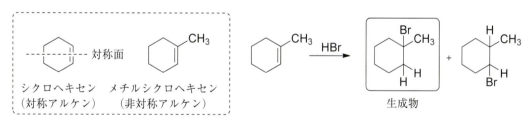

図 3-11　対称アルケンと非対称アルケン

TOPICS　　　　　　　　　　　　　　　　　　　コレステロール

　コレステロールとトリグリセリドの血中の値は，生活習慣病に密接に関わっている．しかし，コレステロールは細胞膜の必須構成成分であるだけでなく，様々な生理活性を示すステロイドの原料となる．したがって，生命活動を維持するために枯渇しないように生体内で合成される．原料のうちの1つはスクアレン（スクワレン）であり，多段階を経てコレステロールが合成されている．脂質異常症の治療薬であるアトルバスタチン（リピトール®）はスクアレンよりも前段階にあるHMG-CoA還元酵素を阻害し，メバロン酸の合成を抑え，コレステロールの合成を阻害している．アトルバスタチンの構造に注目すると，メバロン酸と赤色で示した部分構造が類似していることがわかる．

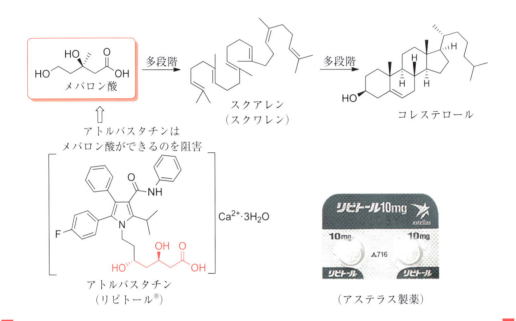

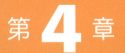

置換反応と脱離反応
（脱水反応から学ぶ）

　第2章ではベンゼンに対するニトロ化反応からベンゼン環上での置換反応を学び，さらに第3章では二重結合への臭素の反応から付加反応について学んでベンゼン環の二重結合とアルケンの二重結合の性質の違いを考えてもらった．

　第4章では，ベンゼン以外での置換反応として脂肪族化合物での置換反応と，第3章で扱った付加反応とちょうど逆の反応である脱離反応を考える．

Key Word

置換反応，脱離反応（4-1，4-2，4-3）　　2分子間置換反応（4-2）
ハロゲン化アルキルの分極（4-2-1）　　　共有電子対（4-2-1）
脱水反応，脱ハロゲン化水素反応（4-3）　　二重結合（4-3-1）

4-1 高校の化学で学習した脱水反応

この章のはじめに，高校の化学で学習したエタノールの脱水反応をみてみよう．一つ目は，ジエチルエーテルの合成である．

麻酔として使われたジエチルエーテルの工業的製法は，濃硫酸を130℃に加熱しながらエタノールを加える．すると，2分子のエタノールから脱水反応が起こりジエチルエーテルが生成する（図4-1）．

$$C_2H_5-\boxed{OH} + \boxed{H}-O-C_2H_5 \longrightarrow C_2H_5-O-C_2H_5 + H_2O$$

図4-1 エタノールの分子間での脱水反応（縮合反応ともいう）

この反応の見方を変えると左のエタノールのヒドロキシ基（-OH）が-OC_2H_5に置き換わっている．このような反応を置換反応と呼び，脂肪族化合物の一部が，ほかの官能基に置き換わる反応である．第2章でのベンゼン環での置換反応は，ベンゼンの炭素に結合する水素がニトロ基に置き換わる反応であったこととの違いに注目してほしい．このような脂肪族化合物の置換反応を使って簡単な化合物から次第に分子を変換し，目的の化合物（薬物）を合成していくのが，有機化学の目的の1つとなる．

二つ目は，エチレンの合成である．硫酸を160℃に加熱しながらエタノールを加えるとエチレンが生じる（図4-2）．

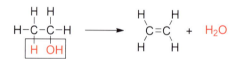

図4-2 エタノール分子内での脱水反応

この反応でも水が生成する．ここでは1分子のエタノールから水分子がとれる反応である．ある分子から簡単な化合物がとれて，簡単な分子と二重結合が生成する反応で，脱離反応と呼ばれる反応である．この反応は，第3章で学んだアルケンの二重結合への付加反応の逆の反応であることにも注目してほしい．

高校の化学で学習したアルコールの脱水反応には2つの違った反応が存在する．同じ化合物を使っていても，反応温度の違いだけで反応と生成物は変わってくる．

高校の化学で学習した脱水反応には，さらにマレイン酸やフタル酸の脱水反応で無水マレイン酸や無水フタル酸がそれぞれできる反応やカルボン酸とアルコールの反応でエステルができる反応があるがこれらについては，第20章カルボン酸誘導体で詳しく学んでいく．

第 4 章　置換反応と脱離反応　　**37**

4-2　置換反応

ブタノールと臭化水素酸を加熱する反応をみてみよう（図4-3）.

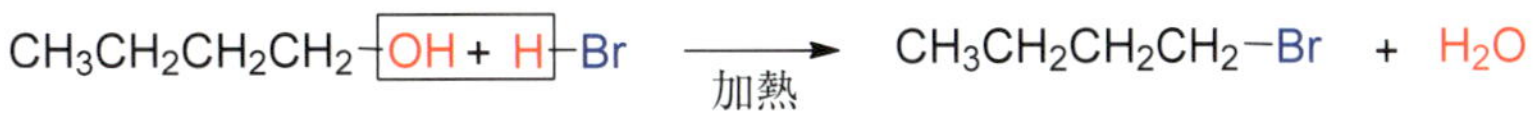

$$CH_3CH_2CH_2CH_2\boxed{-OH + H}-Br \xrightarrow{\text{加熱}} CH_3CH_2CH_2CH_2-Br + H_2O$$

図4-3　ブタノールと臭化水素酸の反応

　同じ脱水反応でも，反応させる化合物（試薬）が違うと置換反応の生成物も違ってくる．脱水反応にとらわれなければ，アルコールを出発物質（基質）としなくても置換反応は可能である．置換反応には，有機ハロゲン化物がよく使われる.

■　4-2-1　置換反応

　図4-4で，非共有電子対を有する試薬，例えばヒドロキシイオンは，出発物質の炭素の電気的に正の部分を攻撃する．ではどの炭素が電気的に正だろうか.

　臭化物を出発物質（基質）としたとき，臭素は炭素に比べて電気陰性度が高いので，臭素-炭素結合の**共有電子対**は臭素側に引きつけられる．つまり，臭素に結合する炭素は電気的に少し正になり極性が生じている．この炭素上で，臭素は共有電子対をもった試薬に置き換わりアルコールが生成する.

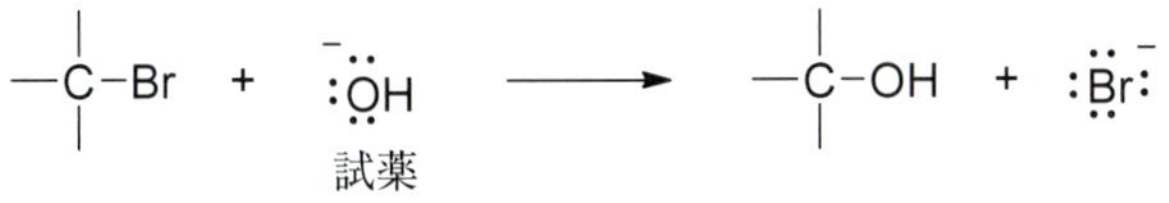

図4-4　置換反応

　第2章のベンゼン環での置換反応（2-3-1 芳香族求電子置換反応参照），例えばニトロ化と違うところは，ニトロ化では，ベンゼン環の水素がニトロ基に置き換わるのに対し，脂肪族化合物での置換反応は，電気陰性度が低い水素が置き換わることはない．また，試薬を替えれば，いろいろな化合物を合成することができる.

■　4-2-2　置換反応を使った医薬品の合成

　ジフェンヒドラミンは，虫刺されの薬や花粉症での鼻づまりを解消する点鼻薬などに含まれる抗アレルギー薬である．この合成法の最終段階に置換反応が用いられている（図4-5）.

　反応Aは，臭素が（アミノ）アルコールの酸素に置き換わっている置換反応である．このよ

うな置換反応を用いて，いろいろな化合物や医薬品を合成する．第11章で詳しく脂肪族の置換反応の反応機構を学んでいく．

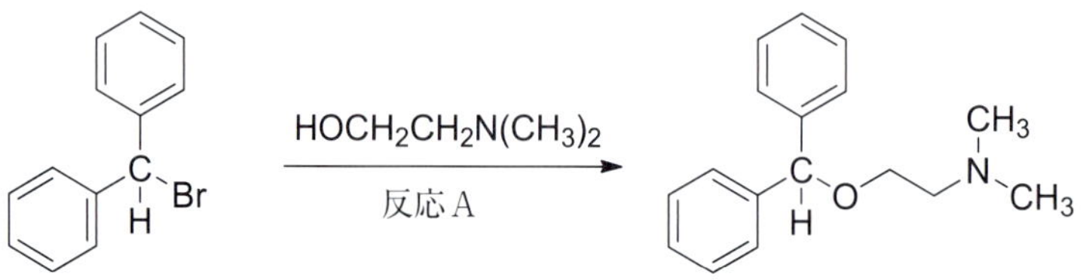

ジフェンヒドラミン

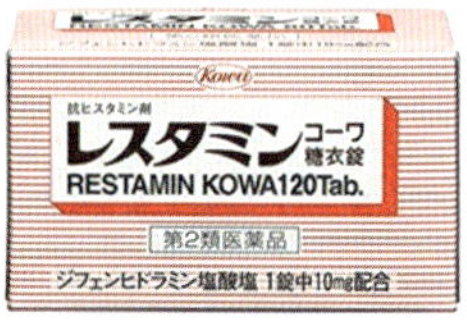

レスタミンコーワ®
（興和）

図4-5　ジフェンヒドラミンの合成

4-3　脱離反応

高校の化学あるいは生物で，デヒドロゲナーゼという酵素について学習している．デヒドロゲナーゼは，dehydrogenase と書けるが，"de-" は，「とれていく」という意味がある接頭語である．デオドラント，デトックス，デカフェという言葉から，それぞれ「におい（odor）」，「毒（toxic）」および「カフェイン（caffeine）」がなくなるということも予想できる．その後の "hydrogen" は水素分子，"-ase" は酵素名をつくる接尾語である．

つまりデヒドロゲナーゼは，基質から結果として「水素分子を脱離する反応」を触媒する酵素のことである（現象からみれば酸化酵素である，図4-6）．

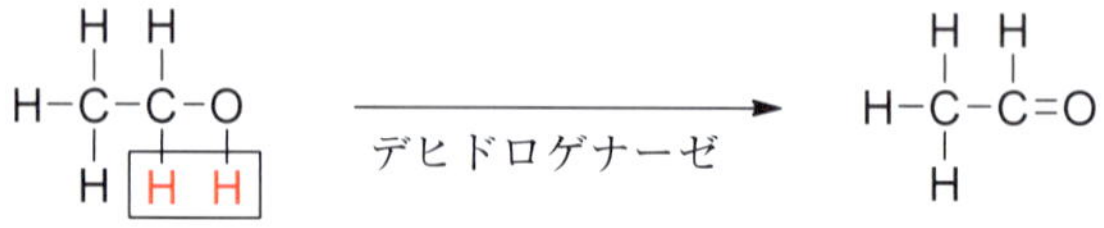

図4-6　デヒドロゲナーゼの酵素反応

脱離する簡単な分子によって「**脱水反応**」や「**脱ハロゲン化水素反応**」のように表現する．

もう一度，高校化学で学習した脱離反応を復習しよう．脱離反応は，高校化学では二つの例がある．一つ目は先に示したアルコール1分子からの脱水反応（図4-2）である．二つ目は，付加重合反応でエチレンからポリ塩化ビニルを合成する一連の反応の中に見出せる．つまり，エチレンに第3章で学習した付加反応を利用して，ジクロロエタンを合成し，さらに，塩基で「脱塩化水素」して塩化ビニルを合成する段階である（図4-7）．

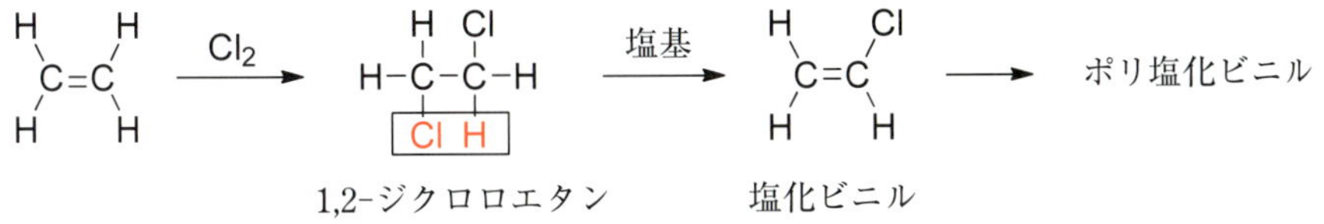

第4章　置換反応と脱離反応　**39**

図4-7　エチレンからポリ塩化ビニルの合成

このように，付加反応や脱離反応は，工業にも応用され，日常生活でも不可欠であることがわかる．

4-3-1　ハロゲン化物からの脱離反応（脱ハロゲン化水素）

図4-7でみた反応は，結果として塩化水素がとれていく．つまり，脱ハロゲン化水素反応が起きている．2-ブロモプロパンを塩基で処理すると，プロペンが生成する．また，第三級のブロモブタンを同様に処理すると，2-メチルプロペンが生成する（図4-8）．

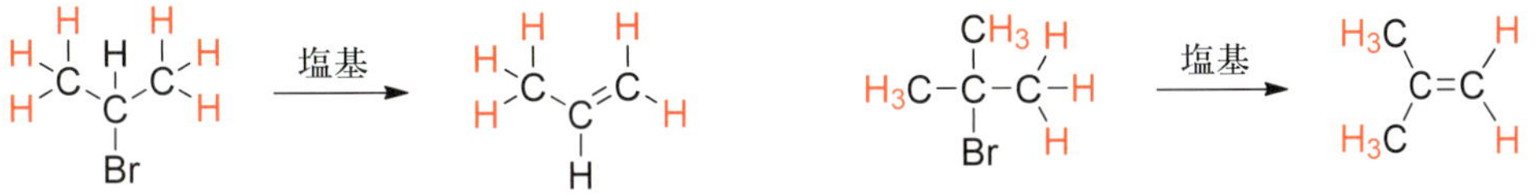

図4-8　アルケンの合成

2-ブロモプロパンや第三級のブロモブタンでは，それぞれのメチル基の赤色で示した水素は等価であり，どの水素と「脱ハロゲン化水素反応」しても単一の生成物ができる．

では，2-ブロモブタンを塩基で処理するときを考えよう．**二重結合が分子の内側にある2-ブ**テンとそれが分子の端にある1-ブテンが生成すると予想できる（図4-9）．

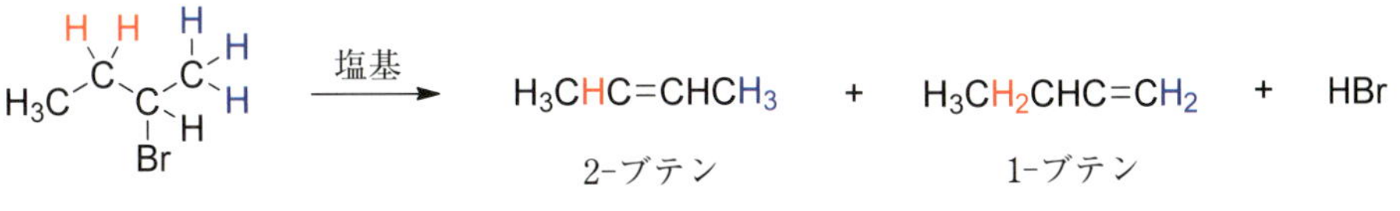

図4-9　脱ハロゲン化水素によるブテンの合成

2つの化合物の違いは，脱離する水素に違いがあることを示している．赤色のHは2個，青色のHは3個分子内に存在している．二重結合が分子の内側にある2-ブテンは赤色のHがハロゲン化水素として脱離している．一方，二重結合が分子の端にある1-ブテンは，青色のHがハロゲン化水素として脱離している．どちらのアルケンも生成するが，生成量に差が出てくる．どちらのアルケンが主生成物となるかは，後で詳しく述べる．

■ 4-3-2 脱離反応を使った医薬品の合成

シプロヘプタジンは，じん麻疹に用いる薬物である（図 4-10）.

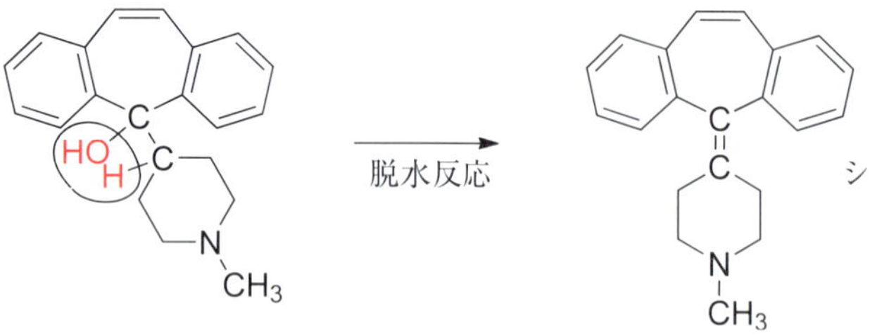

シプロヘプタジン

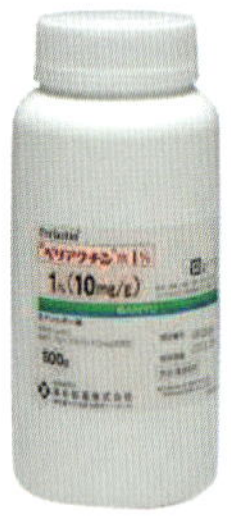

ペリアクチン®（日医工）

図 4-10 シプロヘプタジンの合成の一部

シプロヘプタジンの合成の最終段階では脱水反応が起こっている．このように脱離反応も，医薬品の合成に深く関わっている反応の 1 つである．

4-4 第 4 章のまとめ

- ○ 脱水反応には，2 つの種類があり，**置換反応**と**脱離反応**に分けられる．
- ○ 置換反応は **2 分子間**で，脱離反応は，**分子内**で反応が起きている．
- ○ 置換反応が起こるとき，基質の**電気的に正の炭素上**で起こる．
- ○ 置換反応が起こるときの試薬は，**共有電子対**をもっている．
- ○ 脱離する簡単な分子により「**脱水反応**」や「**脱ハロゲン化水素**」などと呼ぶ．
- ○ 脱離反応が，進行すると，**二重結合**が生じる．

TOPICS ナイトロジェンマスタードから生まれた抗腫瘍薬

抗腫瘍薬と呼ばれる医薬品中に，アルキル化薬に分類される医薬品群がある．DNA やタンパク質に対して置換反応を用いてアルキル化し，腫瘍の DNA の生合成を阻害させようとする薬物である．

その 1 つ，ナイトロジェンマスタードは，その歴史的な背景が興味深いので，構造式手帳（京都廣川書店）を参照してほしい．この化合物は，分子内で反応を起こし 3 員環となる．この 3 員環の化合物が DNA 中のグアニンの 7 位窒素の攻撃を受け置換反応が起こる．

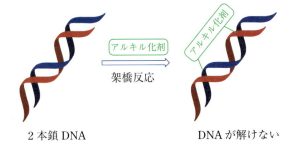

　この置換反応が2度起こることでDNAを架橋構造とし，抗がん作用を発現するといわれている．架橋は違うDNA鎖間でも同じDNA鎖内でも起こる．

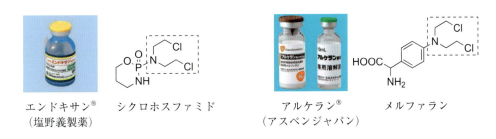

　ナイトロジェンマスタードをもとにして，シクロホスファミドやメルファランなどの抗腫瘍薬が開発されている．破線四角内は，ナイトロジェンマスタードと共通の構造部分である．置換反応は，薬物の作用の発現にも関わっている大事な反応である．

第 **5** 章　化合物の性質 / 命名（IUPAC 命名法を学ぶ）

　これまでの章でベンゼンやアルケンの化学，そしていくつかの化学反応をみてきた．なぜこのような特徴的な性質や化学反応を示すのだろうか．本章では，化合物のもつ特徴的な構造とその化学的な性質を概説するとともに，系統的な化合物名のつけ方を学ぼう．

■ **Key Word** ■

官能基（5-1-1）
鎖状化合物・環状化合物（5-1-2）
水素結合（5-1-4）
置換命名法（5-2-1）
主基・置換基（5-2-1）
数詞・*sec*・*tert*（5-2-1）

脂肪族炭化水素・芳香族炭化水素（5-1-2）
不飽和炭化水素・飽和炭化水素（5-1-2）
IUPAC（5-2）
接頭語・語幹・接尾語（5-2-1）
慣用名（5-2-1〜5-2-8）
シクロ・ビシクロ（5-2-2）

5-1 化合物の性質

　有機化合物はおもに炭素，水素，酸素，窒素で構成され，このほかに硫黄，リン，ハロゲンなどを含むことがある．有機化合物の構成元素は比較的に少ないにもかかわらず，現在までに約1億種を超える化合物が知られている．幸いなことに，有機化合物中にある特徴的な構造に基づいて分類することで化合物の共通する性質を理解することができる．

　医薬品のほとんどは有機化合物であり，生体側の標的となる有機分子との間で相互作用することで薬理作用が発現される．この相互作用に必要不可欠なものが特徴的な構造である．遺伝情報の伝達に不可欠なDNAの二重らせん構造も分子間の相互作用を利用している．

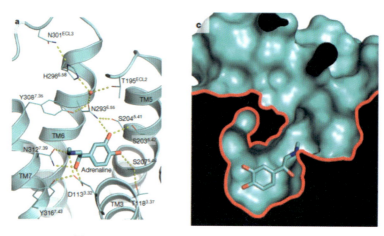

図5-1　アドレナリンとその受容体との相互作用
(Ring A. M. *et al.* (2013) *Nature*, Vol.502(7472), p575-579, Fig.4)

5-1-1　官能基とは

　炭化水素は有機化合物の骨格となっており，炭素とヘテロ原子との結合や炭素間の多重結合が有機化合物に重要な性質を与えている．このような特徴的な構造を**官能基**（functional group）と呼ぶ．一般に有機分子は化学的に不活性な炭素骨格ではなく，官能基の部分で化学反応を受ける．すなわち，有機分子の大きさや複雑さに関係なく，有機分子がもつ官能基によって化学的な性質が決まる．生体分子と有機分子との相互作用においても両者の間での官能基が重要な役割を担っている．

5-1-2 炭化水素

炭素と水素だけで成り立つ有機化合物を炭化水素といい，有機化合物の骨格を形成する．炭化水素は2つの種類に大別される（図5-2）．1つはメタン CH_4 などの**脂肪族炭化水素**であり，これに対して特殊な化学的性質をもつベンゼン C_6H_6 などを**芳香族炭化水素**と呼ぶ．脂肪族炭化水素は形状により，**鎖状化合物**と**環状化合物**に分けられる（図5-3）．また，分子内の多重結合の有無により，**不飽和炭化水素**あるいは**飽和炭化水素**に分類される．

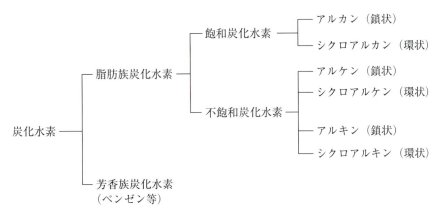

図5-2 炭化水素の分類

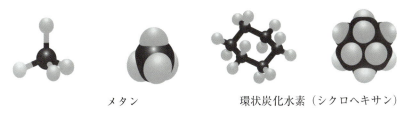

図5-3 メタンとシクロヘキサンの分子模型

鎖状の飽和炭化水素の同族体は化学的および物理的性質が類似しており，その性質は炭素数が増加するにつれて少しずつ変化する．常温常圧では，炭素数が4以下では気体であるのに対して，5以上では液体となる．炭素数が17以上では液体から固体となる．これら炭化水素はいずれも水より軽い．同族体の沸点は炭素鎖の長さが増すにしたがって，ほぼ規則的に高くなる（表5-1）．

表 5-1 代表的な炭化水素の融点と沸点

名　称	式	融点（℃）	沸点（℃）
メタン	CH$_4$	−183	−162
エタン	CH$_3$CH$_3$	−183	−89
エチレン	CH$_2$=CH$_2$	−167	−104
アセチレン	HC≡CH	−81	−84
ヘキサン	CH$_3$(CH$_2$)$_4$CH$_3$	−95	69
シクロヘキサン	⬡	7	81
ベンゼン	⬡	6	80

5-1-3　有機ハロゲン化合物

炭化水素中の水素をハロゲン原子に置き換えたものを有機ハロゲン化合物 RX（X はハロゲンの略）という．水素をフッ素原子に置換した化合物は安定な化合物であるが，炭素-ハロゲン原子間の結合エネルギーの弱い塩素，臭素あるいはヨウ素原子に置き換えた化合物は不安定となり，化学的な反応性が増す．多くの有機ハロゲン化合物は同数の炭素原子をもつ炭化水素に比べて密度が高い．また，液体の炭化水素とよく混じり合うことから，塩化メチレン CH$_2$Cl$_2$ のように有機溶媒として利用されるものがある（図 5-4）．塩化メチレンは水と混ぜると下層となるのに対して，ヘキサンやジエチルエーテルと水では，有機層は上層となるのは対照的である（表 5-2）．

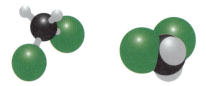

図 5-4　塩化メチレンの分子模型

表 5-2 代表的な有機ハロゲン化合物の融点，沸点および密度

名　称	式	融点（℃）	沸点（℃）	密度（g/mL）
クロロメタン	CH$_3$Cl	−98	−24	0.916
ブロモメタン	CH$_3$Br	−94	4	1.676
ヨードメタン	CH$_3$I	−67	42	2.279
塩化メチレン	CH$_2$Cl$_2$	−95	40	1.327
四塩化炭素	CCl$_4$	−23	77	1.594
クロロベンゼン	C$_6$H$_5$Cl	−46	132	1.106

5-1-4 アルコール，フェノール，エーテル

水分子の水素を炭化水素残基で置き換えた化合物群である．水の水素原子を1つの炭化水素残基を置換したものはアルコール ROH，2つ置き換えたものはエーテル ROR という．アルコールのうち脂肪族炭化水素ではなく芳香族炭化水素であるベンゼン残基と水の水素原子を置き換えたものを特にフェノール C_6H_5OH という．アルコールの構造単位を水酸基（OH）という．水の水素とエタンの水素原子を取り除いたエタン残基とを置換したものは，エタノール C_2H_5OH，2つのエタン残基で置換したものはジエチルエーテル $(C_2H_5)_2O$ となる（図5-5）．

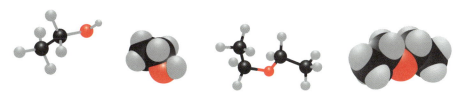

　　　　エタノール　　　　　　　　ジエチルエーテル

図 5-5　エタノールとジエチルエーテルの分子模型

アルコールは同数の炭素原子をもつ炭化水素よりずっと高い沸点を示す．これはほかのアルコール分子との間での水酸基による**水素結合**によるためである．エタノールなどの低分子量のアルコールは水とよく混じる（表5-3）．

フェノールはアルコールの1つであるが，酸性を示す点が異なる．医薬品や生体分子にはフェノールの単位をもつものも多い．

表 5-3　代表的なアルコールおよびフェノールの融点と沸点

名　称	式	融点（℃）	沸点（℃）
メタノール	CH_3OH	−94	65
エタノール	CH_3CH_2OH	−117	79
ヘキサノール	$CH_3(CH_2)_4CH_2OH$	−52	157
シクロヘキサノール	⌬–OH	25	161
フェノール	⌬–OH	40	181

アルコールでみられる水素結合は，ある水酸基の水素原子とほかの水酸基の酸素原子との間での相互作用である．水素結合は弱い酸-塩基相互作用ともみなせる．酸素原子は，その孤立電子対により塩基（ルイス塩基）として働き，一方，水素原子はプロトン供与体として弱いながら酸（ブレンステッド酸）として振る舞う（図5-6）．

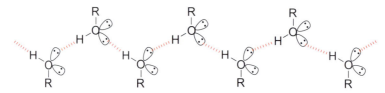

図 5-6　アルコールにおける水素結合

エーテルは水素結合に必要な水酸基をもたないため同じ炭素数をもつアルコールよりは沸点は低いものの，炭化水素よりは高い（表5-4）．エーテルには，ジエチルエーテルのような鎖状の化合物ばかりでなくテトラヒドロフランのように2つの炭化水素間で結合することで環状を形成する化合物もある（図5-7）．

表 5-4　代表的なエーテルの融点と沸点

名　称	式	融点（℃）	沸点（℃）
ジメチルエーテル	CH_3OCH_3	-129	-23
ジエチルエーテル	$CH_3CH_2OCH_2CH_3$	-116	35
テトラヒドロフラン		-109	67

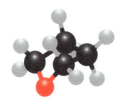
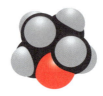

図 5-7　環状エーテル（テトラヒドロフラン）の分子模型

5-1-5　アミン

アンモニア NH_3 の水素分子を炭化水素残基で置き換えたものはアミンである．アミンの窒素原子上の炭化水素残基の数に従い，第一級 RNH_2，第二級 R_2NH 及び第三級アミン R_3N に分類される．最も単純な第一級アミンとしてメチルアミン CH_3NH_2 やベンゼン残基が置き換わったアニリン $C_6H_5NH_2$ があげられる（図5-8）．

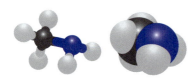
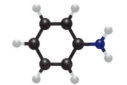
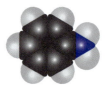

図 5-8　メチルアミンとアニリンの分子模型

表 5-5 代表的なアミンの融点，沸点および塩基性度

名 称	式	融点（℃）	沸点（℃）	塩基性度（pK_b）
メチルアミン	CH_3NH_2	−94	−7	3.3
ジメチルアミン	$(CH_3)_2NH_2$	−96	8	3.3
トリエチルアミン	$(CH_3)_3N$	−117	3	4.3
アニリン	C6H5-NH2	−6	184	9.4

環状の炭化水素やベンゼンなどの炭素原子を窒素原子に置き換えたものは複素環アミンに分類される．遺伝情報の本体である DNA や RNA ではピリミジンやプリンが構成単位として利用されている（図 5-9）．

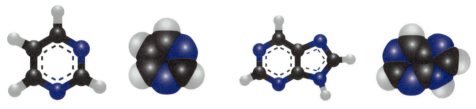

図 5-9 ピリミジンとプリンの分子模型

アミンはアンモニアと同様に塩基性の性質をもち，酸と反応して第四級アンモニウム化合物を形成する．

5-1-6 アルデヒド，ケトン

脂肪族炭化水素の同じ炭素原子上の 2 つの水素原子を取り除き，酸素原子との間で二重結合で置き換えたものをカルボニル化合物といい，この炭素-酸素二重結合の構造単位をカルボニル基（C = O）という．カルボニル基の炭素原子上に 2 つの炭化水素残基をもつものをケトン RCOR，カルボニル基炭素上に 1 つ以上の水素原子をもつものをアルデヒド RCHO という．最も単純なケトンはアセトン $(CH_3)_2CO$ であり，アルデヒドはホルムアルデヒド HCHO やアセトアルデヒド CH_3CHO があげられる．低分子量のアルデヒドは強い刺激臭をもつ（図 5-10）．

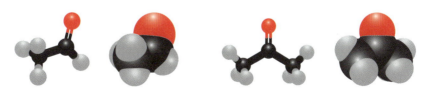

図 5-10 アセトアルデヒドとアセトンの分子模型

表 5-6 代表的なアルデヒドおよびケトンの融点と沸点

名　称	式	融点（℃）	沸点（℃）
ホルムアルデヒド	HCHO	-92	-21
アセトアルデヒド	CH₃CHO	-121	21
ベンズアルデヒド	C₆H₅CHO	-26	178
アセトン	CH₃COCH₃	-95	56
シクロヘキサノン	(シクロヘキサノン構造)	-16	156
アセトフェノン	C₆H₅COCH₃	21	202

5-1-7 カルボン酸，カルボン酸誘導体

アルデヒドにおけるカルボニル炭素原子上の水素を水酸基に置き換えたものはカルボン酸RCOOHとなる．カルボン酸の構造単位は，カルボニル基と水酸基が結合したカルボキシ基COOHである．

自然界にはカルボン酸やその塩は広く存在しており，酢酸などのように古くから知られているものが多い（図5-11）．これらカルボン酸の多くは生物の代謝で重要な役割を担っている．

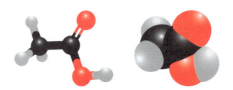

図 5-11　酢酸の分子模型

炭素数が5以下のものは水に溶けやすいが，炭素数が多くなるほど水溶性は低下する．常温常圧で炭素数が10前後のものまでは液体であるが，炭素数12以上の長鎖の飽和脂肪酸は固体である．

カルボン酸は水などの極性溶媒中でプロトンH^+を電離して酸性を示す．その酸性度は，塩酸（$pK_a = -7$）などの鉱酸よりは弱いが，フェノール（$pK_a = 10$）よりは強い（表5-7）．

表 5-7 代表的なカルボン酸の融点，沸点および酸性度

名　称	式	融点（℃）	沸点（℃）	酸性度（pK_a）
ギ酸	HCO₂H	8	101	3.7
酢酸	CH₃CO₂H	17	118	4.7
安息香酸	C₆H₅CO₂H	122	249	4.2
サリチル酸	C₆H₄(OH)CO₂H	159	211	3

カルボン酸の特徴はカルボキシ基の水酸基を原子や官能基などで置き換えたカルボン酸誘導体が存在することである．カルボン酸誘導体には，水酸基をハロゲン原子で置き換えた酸ハロゲン化物 RCOX，カルボン酸残基 RCOO で置き換えた酸無水物 RCO$_2$COR，アルコール残基 RO で置き換えたエステル RCOOR，アンモニアやアミン残基で置き換えたアミド RCONR$_2$ がある．

酢酸を例にしてカルボン酸誘導体を示すと，塩化アセチル，無水酢酸，酢酸エチル，アセトアミドとなる（図 5-12，図 5-13）．

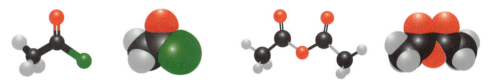

図 5-12　塩化アセチルと無水酢酸の分子模型

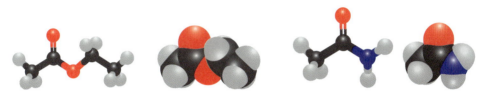

図 5-13　酢酸エチルとアセトアミドの分子模型

5-2　命名法（IUPAC 名と慣用名）

2010 年に日本の製薬企業によって転移性乳がんの治療剤としてハラヴェン® が開発された（図 5-14）．きわめて複雑な構造をもつ医薬品であるが，化学構造に関する情報をこの構造式を使わずに伝えるにはどうすればよいだろうか．化学構造のグローバルスタンダードな表記方法（命名法）が必要となる．

本章の冒頭で述べたように有機化合物は現在までに約 1 億種以上が知られている．これらの化

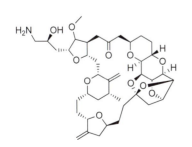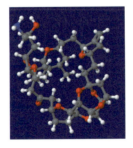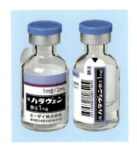

図 5-14　ハラヴェン®
（中央：http://www.ecosci.jp/chem13/topics04.html，右：エーザイ）

合物に名前をつける場合，世界共通の命名の規則が必要であり，系統的な命名法が国際純正・応用化学連合（**IUPAC**）によって統一されている．IUPAC（アイユーパック）命名法は1900年代後半に提唱されたものであるのに対して，人類が古くから利用している有機化合物には既に発明・発見者等により既に命名されたものがあり，これを慣用名という．例えば，アセトアルデヒドや酢酸などがこれにあたる．炭素数の少ない化合物には慣用名が広く使われており，これらの一部は使用を認められている．

5-2-1 官能基の優先順位

　系統的な命名法は，母体となる飽和炭化水素（アルカン alkane）の水素を官能基で置換したものとして命名する．これを**置換命名法**という．既に述べたように官能基には多くの種類があることから，官能基に優先順位をつけることで系統的な命名となるように工夫されている．置換命名法は，官能基を表示する「**接頭語**」，炭化水素の骨格（母体構造）となる「**語幹**」，そして不飽和結合の表示，次いで官能基のうち最も優先順位の高い官能基を表示する「**接尾語**」の順番で示される（図5-15）．

　化合物を命名する際には，母体構造となる炭化水素の骨格を見極め，これを語幹とする．次いで，官能基を選び出し，命名法における優先順位に従い，分類する．最も優先順位の高い官能基（**主基**）を語幹の後ろの接尾語に配置する．それ以外の官能基は接頭語として取り扱う．この際，官能基の位置，個数，さらに官能基の種類に関する情報を命名法に盛り込む．

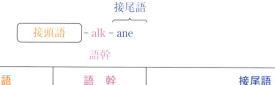

図5-15　IUPAC命名法における構成単位

　最も優先順位の高い官能基はカルボン酸であり，以下，カルボン酸誘導体，カルボニル化合物，そしてアルコール，アミンの順となる．これらの官能基は接頭語と接尾語をもち，同一分子中に2つ以上の官能基があるときは，最も優先順位の高い官能基の接尾語が語尾となり，それ以外の官能基は接頭語として扱われる（表5-8）．

　不飽和炭化水素が語幹となる場合，二重結合および三重結合の接尾語はそれぞれene, yne であり，語尾のane を入れ替える．したがって官能基名はアルケン（alkene），アルキン（alkyne）となる．

　一方，飽和炭化水素残基（アルキル alkyl），エーテル残基，ハロゲン，ニトロ基等の置換基の

第 5 章 化合物の性質 / 命名 **53**

表 5-8 官能基における優先順位等

優先順位	官能基（置換基）	構造	接頭語	接尾語	備考
1	カルボン酸		carboxy-	-oic acid	-carboxylic acid
2	酸無水物			-oic anhydride	-carboxylic anhydride
3	エステル		alkoxycarbonyl-	alkyl-oate	alkyl-carboxylate
4	酸ハロゲン化物		haloalkanoyl	-oyl halide	
5	アミド		(alkyl)carbamoyl-	(alkyl)-amide	-carboxamide
6	ニトリル	−C≡N	cyano-	-nitrile	-carbonitrile
7	アルデヒド		oxo- fomyl	-al	-carbaldehyde
8	ケトン		oxo-	-one	
9	アルコール	−OH	hydroxy-	-ol	
10	アミン	−N	(alkyl)amino-	(*N*-alkyl)-amine	
接尾語のみの官能基					
	アルケン	C=C		-ene	
	アルキン	−C≡C−		-yne	
接頭語のみの置換基					
	エーテル	O	alk oxy- oxa-		alkyl alkyl ether
	ハロゲン	−X	fluoro-, chloro- bromo-, iodo-		-fluoride, -chloride -bromide, -iodide
	ニトロ	−NO$_2$	nitro-		
	アルキル	−C−	alkyl-		

注：エーテル以下の置換基は，同等の順位づけとなる．

優先順位は最も低く，接頭語のみをもち，常に語幹の前の接頭語に割り振られる．

　化合物の命名法の基本は，まず，主基を決め，**主基を含む炭化水素骨格**を選び出し，主基とともに名称をつける．主基の位置番号ができるだけ小さくなるように端から番号をつける．さらに，主基以外の官能基および置換基の位置，数，種類の情報を整理し，官能基の名称を**アルファベット順**に整理し，接頭語として並べる．官能基ごとに命名法をみてみよう．

　なお，アルデヒドやカルボン酸およびその誘導体が環状化合物に直結しているときは，環状化

合物の語尾に表 5-8 に示す備考欄の "-carbaldehyde" や "-carboxylic acid" 等をつける．

ギリシャ語の**数詞**と代表的なアルカン，アルキルの基本名称からわかるように，炭素数 1～4 の鎖状の飽和炭化水素は古くから知られていたので，**慣用名**が IUPAC 名となっている（表 5-9）．炭素数 5 以上の炭化水素の名称では，ギリシャ語の数詞を語幹に用いる．

表 5-9 数詞，主骨格およびアルキル基の基本名称

数詞		炭素数	語幹	アルカン（alk**ane**）			アルキル（alk**yl**）	
				名　称		分子式	名　称	
1	mono	1	meth-	メタン	(methane)	CH_4	メチル	(methyl)
2	di	2	eth-	エタン	(ethane)	C_2H_6	エチル	(ethyl)
3	tri	3	prop-	プロパン	(propane)	C_3H_8	プロピル	(propyl)
4	tetra	4	but-	ブタン	(butane)	C_4H_{10}	ブチル	(butyl)
5	penta	5	pent-	ペンタン	(pentane)	C_5H_{12}	ペンチル	(pentyl)
6	hexa	6	hex-	ヘキサン	(hexane)	C_6H_{14}	ヘキシル	(hexyl)
7	hepta	7	hept-	ヘプタン	(heptane)	C_7H_{16}	ヘプチル	(heptyl)
8	octa	8	oct-	オクタン	(octane)	C_8H_{18}	オクチル	(octyl)
9	nona	9	non-	ノナン	(nonane)	C_9H_{20}	ノニル	(nonyl)
10	deca	10	dec-	デカン	(decane)	$C_{10}H_{22}$	デシル	(decyl)
20	icosa	20	icos-	イコサン	(icosane)	$C_{20}H_{42}$	イコシル	(icosyl)

11～19 の数詞：undeca（11），dodeca（12），trideca（13）・・・nonadeca（19）

よく使用される慣用名に関連する置換基の接頭語を示す（図 5-16）．なお，接頭語中のイソ（iso）は異性体（isomer），*sec-* および *tert-* は第二級 secondary と第三級 tertiary を意味する．

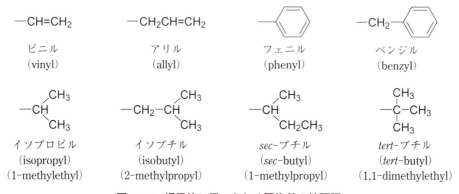

図 5-16 慣用的に用いられる置換基の接頭語

これら慣用名をもとに略号が用いられる．例えば，メチルやエチルは Me, Et で示され，フェニルやベンジルは Ph, Bn で示される．略号は構造式中に用いられることがあるので注意したい．

第5章 化合物の性質 / 命名 **55**

■ 5-2-2 炭化水素の IUPAC 名と慣用名

(1) アルカン

炭素原子数が 4 以上の炭化水素には構造異性体が存在する．炭素数の多い炭化水素では分子中に多くの枝分れをもつものも知られている．それではどのように系統的に命名をするのであろうか．まず，アルカンの命名法の規則を学ぼう．

1. **最も長い炭化水素鎖**を母体構造として選び，語幹となるアルカン（alkane）を決める．
2. 母体構造中に枝分かれしている炭化水素基（側鎖基）がある場合，その側鎖の語幹にイル（-yl）を付けてその**アルキル基**（alkyl）を命名する．
3. 側鎖基がある場合，炭素鎖に端から番号をつける．側鎖基の位置番号ができるだけ小さな番号となるようにつける．位置番号は，接頭語であるアルキル側鎖の名称の前につける．この際，ハイフンを挿入する．
4. 同じ側鎖基が複数ある場合には，その数を示すギリシャ語の数詞を接頭語として用いる．例えば，2 個ではジ（di-），3 個ではトリ（tri-）となる．なお，側鎖基中にさらに枝分かれ等の構造があるような複雑な構造の場合には，ビス（bis-），トリス（tris-）などを用いる．
5. 2 個以上の側鎖基がある場合には，位置番号には関係なく，これら側鎖基の名称を**アルファベット順**に並べる．ただし，di，tri，*sec-*，*tert-* などは無視する．

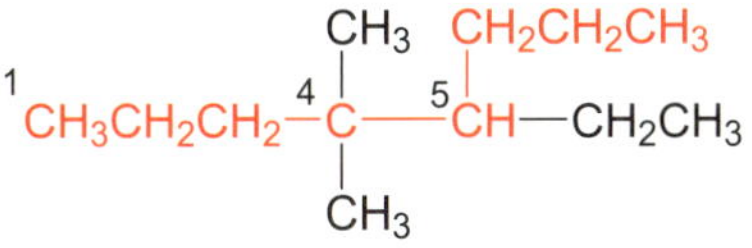

5-エチル-4,4-ジメチルオクタン
5-ethyl-4,4-dimethyloctane
（4,4-ジメチル-3-プロピルヘプタンではない）

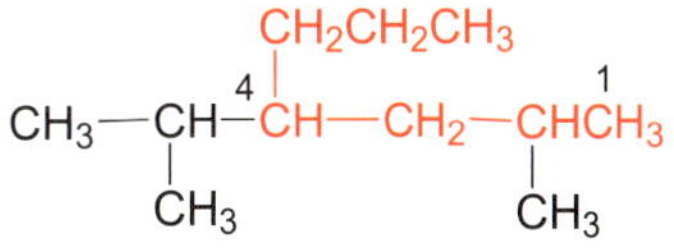

4-イソプロピル-2-メチルヘプタン
4-isopropyl-2-methylheptane
（2,5-ジメチル-3-プロピルヘキサンではない）

図5-17 アルカンの命名法

【練習問題 5.1】

次の化合物を IUPAC 命名法で命名せよ．

1)　　　　　　　　　　　　　　　2)

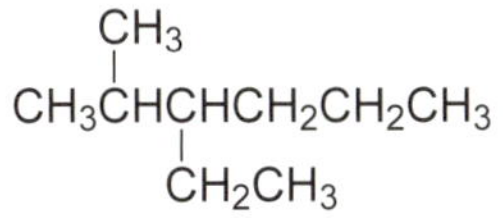

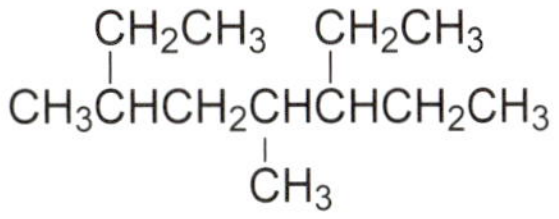

3) 5-エチル-4,4-ジメチルデカン（5-ethyl-4,4-dimethyldecane）の構造を書こう．

(2) シクロアルカン

環状の脂肪族炭化水素は，接頭語の**シクロ**（cyclo-）をつける（図5-18）．環内に 1 つの置換基や不飽和結合しかない場合には位置番号をつける必要はない（図5-19）．

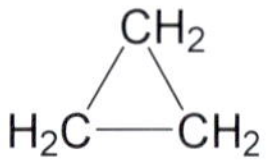

図5-18 シクロアルカンの代表例

シクロプロパン cyclopropane
シクロブタン cyclobutane 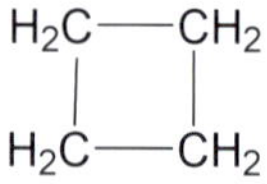
シクロペンタン cyclopentane 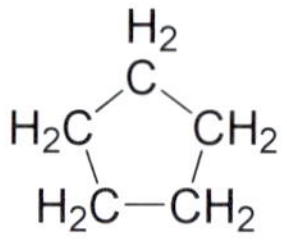
シクロヘキサン cyclohexane 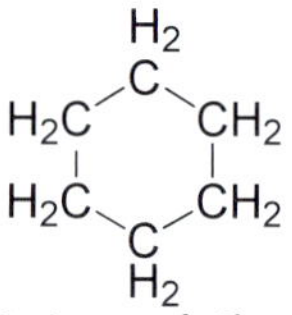

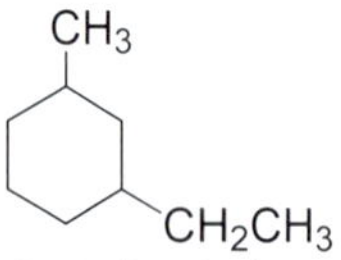

1-エチル-3-メチルシクロヘキサン
1-ethyl-3-methylcyclohexane
（3-エチル-1-メチルシクロヘキサンではない）

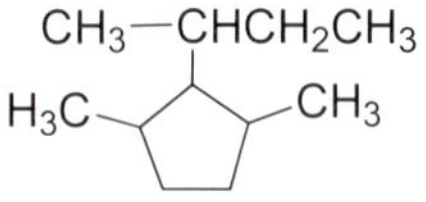

2-sec-ブチル-1,3-ジメチルシクロペンタン
2-sec-butyl-1,3-dimethylcyclopentane

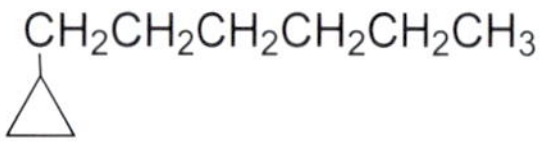

ヘキシルシクロプロパン
hexylcyclopropane
シクロプロピルヘキサンでもよい

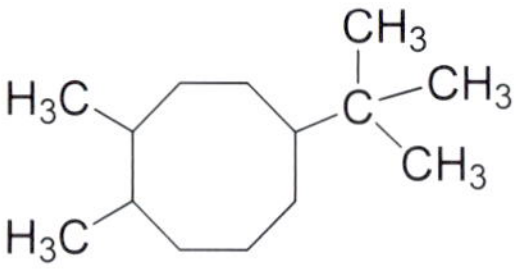

5-tert-ブチル-1,2-ジメチルシクロオクタン
5-tert-butyl-1,2-dimethylcyclooctane

図5-19 シクロアルカンの命名法

　二環系の炭化水素の場合，環を構成する全炭素数の母体名に**ビシクロ**（bicyclo-）の接頭語をつける．2つの環の大きさを特定するために，2個の橋頭炭素（橋に見立てて，その袂の炭素）を結ぶ3つの橋の炭素数を角かっこに入れて大きい順に並べる．この際，炭素数はピリオドで区切る（図5-20）．すなわち，一般式は**ビシクロ[n.m.o]アルカン**（bicyclo[n.m.o]alkane）となる．

　二環式化合物のビシクロ[4.4.0]デカンは，デカリンと呼ばれる．デカリン構造はステロイドやほかの天然化合物の重要な構成単位である．

　窒素原子を含む二環系の医薬品として副交感神経遮断薬のアトロピンがある．アトロピンの構造中，赤色で示した部分をトロパン骨格と呼ぶ．それではトロパンの窒素原子を炭素に置き換えた化合物を命名してみよう（図5-21）．

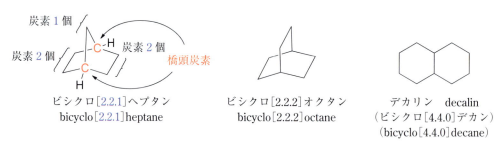

ビシクロ[2.2.1]ヘプタン
bicyclo[2.2.1]heptane

ビシクロ[2.2.2]オクタン
bicyclo[2.2.2]octane

デカリン decalin
（ビシクロ[4.4.0]デカン）
（bicyclo[4.4.0]decane）

図5-20 ビシクロアルカンの代表例

位置番号をつける場合，橋頭原子の1つから始め，最長の橋を通ってもう一方の橋頭原子に至り，2番目に長い橋を周り，最初の橋頭原子に戻る．最後にその橋頭原子から最短の橋を通ってもう一方の橋頭原子の方に番号をつける．

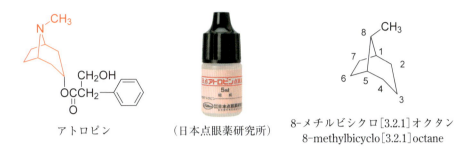

アトロピン　　　（日本点眼薬研究所）　　8-メチルビシクロ[3.2.1]オクタン
8-methylbicyclo[3.2.1]octane

図 5-21　ビシクロ[3.2.1]オクタン

なお，トロパンの IUPAC 命名法は，8-メチル-8-**アザ**ビシクロ[3.2.1]オクタン（8-methyl-8-azabicyclo[3.2.1]octane）となる．**アザ**（aza）は窒素原子の接頭語である．この系統のアルカロイドをトロパンアルカロイドという．

炭素のみで構成される環状化合物を炭素環化合物と呼ぶのに対して，トロパンのように窒素や酸素などの炭素以外の原子を含むものをヘテロ（複素環）環化合物という．**ヘテロ環化合物**の体系的な命名法は後で学ぼう．

【練習問題　5.2】
次の化合物を IUPAC 命名法で命名せよ．

1)　　　　　　　　　　　　　　2)

11 の数詞は undeca

(3) アルケン

アルケンの命名法はアルカンのものに似ている．
1. **二重結合を含む最長の炭素原子**がアルケンの母体となる．語幹に**エン**（ene）をつける．
2. 二重結合の位置は，その二重結合の位置番号ができるだけ小さな数となるように，末端から番号を付す．側鎖としてアルキル基をもち，そのアルキル基の位置番号が大きくなるとしても二重結合の位置番号をできるだけ小さくする．
3. 二重結合の位置番号は，小さいほうの番号のみ示す．

なお，2個以上の二重結合があるときは，diene や triene のように語幹の後ろに数を表す数詞

をつけ，数詞とエンを組み合わせる（図 5-22）．

側鎖部にアルケンが含まれる場合，その語尾はエニル（-enyl）となる．

簡単なアルケンはしばしば慣用名で呼ばれる．例えば，エチレン（エテン）やプロピレン（プロペン）があげられる．

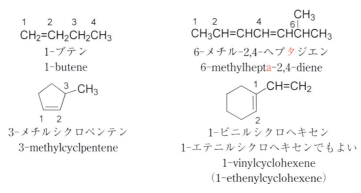

図 5-22　アルケンの命名法

【練習問題　5.3】
1) 3-プロピル-1-ヘキセン（3-propylhex-1-ene）の構造を書け．
2) 5-メチル-1,3-シクロペンタジエン（5-methylcyclopenta-1,3-diene）の構造を書け．

(4) アルキン

アルカン，アルケンと同様に**最長の炭素鎖がアルキンの母体**となり，語幹に**イン**（-yne）をつける．同じ鎖状分子中に二重結合と三重結合がある場合は，アルファベット順に従ってエンイン（-enyne）とする．位置番号は二重結合及び三重結合ができるだけ小さな番号となるようにつける（図 5-23）．

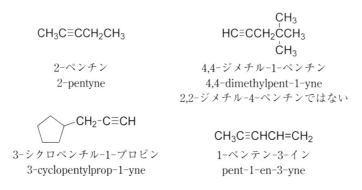

図 5-23　アルキンの命名法

(5) 芳香族炭化水素

cyclohexa-1,3,5-triene ではベンゼンの芳香族性も説明できないこともあり，芳香族化合物は

ベンゼンまたは関連した母体構造（ナフタレン，アントラセンなど）の誘導体として命名される（図 5-24）.

ベンゼン　ナフタレン　アントラセン
benzene　naphthalene　anthracene

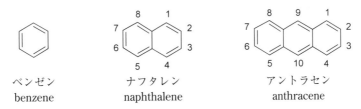

図 5-24　ベンゼンおよびその誘導体

置換ベンゼン誘導体にも慣用名が使われているものは多い（図 5-25）.

トルエン	クメン	スチレン
メチルベンゼン	イソプロピルベンゼン	ビニルベンゼン
toluene	cumene	styrene
methylbenzene	isopropylbenzene	vinylbenzene

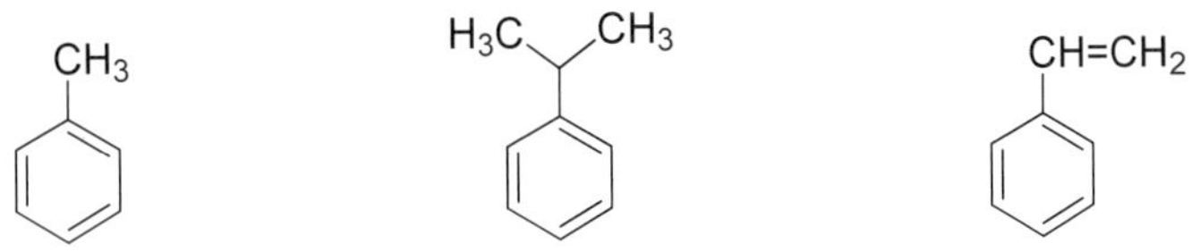

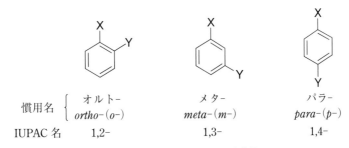

図 5-25　一置換ベンゼン誘導体の慣用名

二置換ベンゼン誘導体では，慣用名のオルト，メタ，パラの表示も用いられている（図 5-26，図 5-27）.

慣用名	オルト-	メタ-	パラ-
	ortho-（*o*-）	*meta*-（*m*-）	*para*-（*p*-）
IUPAC 名	1,2-	1,3-	1,4-

図 5-26　二置換ベンゼン誘導体

o-ジメチルベンゼン	*m*-エチルメチルベンゼン	*p*-メチルプロピルベンゼン
1,2-ジメチルベンゼン	1-エチル-3-メチルベンゼン	1-メチル-4-プロピルベンゼン
o-dimethylbenzene	*m*-ethylmethylbenzene	*p*-methypropylbenzene
1,2-dimethylbenzene	1-ethyl-3-methylbenzene	1-methyl-4-propylbenzene

図 5-27　二置換ベンゼンの命名法

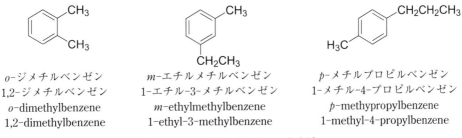

【練習問題 5.4】

次の化合物を IUPAC 命名法で命名せよ．

1)　　　　　　　　　　2)　　　　　　　　　　3)

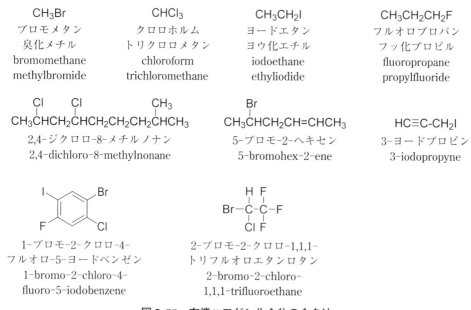

5-2-3　有機ハロゲン化合物の IUPAC 名と慣用名

ハロゲンは接頭語のみもつ官能基であるので，枝分かれした炭化水素の際の命名法と同じように扱えばよい．簡単な有機ハロゲン化物は，対応するハロゲン化水素（hydrogen halide）の誘導体である**ハロゲン化アルキル**（alkyl halide）として命名される（図 5-28）．

図 5-28　有機ハロゲン化合物の命名法

【練習問題 5.5】

次の化合物を IUPAC 命名法で命名せよ．

1)　H₂C=CH-CH₂Cl　　　　2)　（ベンゼン環-CH₂Br）　　　　3)　（ベンゼン環-CF₃）

4) 4,4-ジフルオロ-3-メチル-1-ブテン（4,4-difluoro-3-methylbut-1-ene）の構造を書け．

5-2-4 アルコール，フェノールの IUPAC 名と慣用名

アルコールは語尾**オール**"ol"をもつ主基となるので，水酸基を含む最長の炭化水素鎖を母体構造に選ぶ．対応する炭化水素名の最後の"e"をとり，語尾"ol"を加える．水酸基の位置番号は，できるだけ小さな番号がつく方の端からつける．簡単なアルコールの名称は，アルキル基の後にアルコールをつけてつくる（図 5-29）．

アルコールより優先する官能基がある場合は，**ヒドロキシ**"hydroxy"を接頭語として用いる．

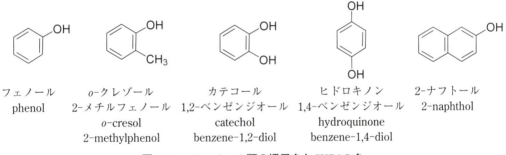

図 5-29　アルコールの命名法

フェノール誘導体には慣用名をもつものも多い（図 5-30）．

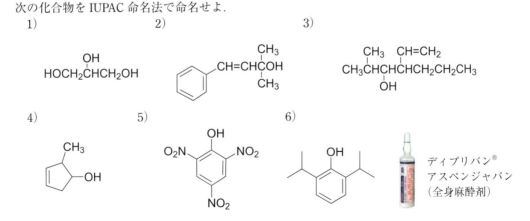

図 5-30　フェノール類の慣用名と IUPAC 名

【練習問題　5.6】
次の化合物を IUPAC 命名法で命名せよ．

5-2-5 エーテルの IUPAC 名と慣用名

エーテルは，2つのアルキル基のうち炭素数の少ない方を**アルコキシ** "alkoxy" 基として，もう一方の炭化水素鎖の置換体として命名する．

別の命名法として，エーテルの酸素原子を炭素とみなして炭化水素鎖に含め，母体鎖中の酸素の位置番号を示し，接頭語**オキサ** "oxa" をつけることもできる．

簡単なエーテルは，2つのアルキル基が同じであれば**ジアルキルエーテル**（dialkyl ether），2つが異なれば，**アルキルアルキルエーテル**（alkyl alkyl ether）と命名される（図5-31）．ヘテロ環化合物の例として，3員環と5員環の環状エーテルを示す．5員環エーテルは，不飽和5員環エーテルであるフランの水素付加体として名前がつけられている．

CH₃OCH₂CH₃　　　　CH₃OCH(CH₃)₂　　　　　　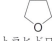

メトキシエタン　　　2-メトキシプロパン　　　オキシラン　　　　テトラヒドロフラン
エチルメチルエーテル　イソプロピルメチルエーテル　オキサシクロプロパン　オキサシクロペンタン
2-オキサブタン　　　2-methoxypropane　　　エチレンオキシド　　tetrahydrofuran
methoxyethane　　　isopropyl methyl ether　　oxirane　　　　　oxacyclopentane
ethyl methyl ether　　　　　　　　　　　　oxacyclopropane
2-oxabutane　　　　　　　　　　　　　　ethylene oxide

図5-31　エーテルの命名法

【練習問題　5.7】

次の化合物を IUPAC 命名法で命名せよ．

1)　　　　　　　　　　　2)　　　　　　　　　　　3)

(CH₃)₂CHCH₂OCH=CH₂　　　⌬—OCH₂CH=CH₂　　　⌬—OCH₂CH₂Cl

4) 1,1-ジエトキシエタン（1,1-diethoxyethane）の構造を書け．この化合物は，アセトアルデヒド＝ジエチルアセタール（acetaldehyde diethyl acetal）とも呼ばれる．

5-2-6 アミンの IUPAC 名と慣用名

アミンの命名法においては，母体炭化水素名の最後の "e" をとり，接尾語の**アミン** "amine" をつける．第二級および第三級アミンの場合は，母体名を最も大きなアルキルを選び，残りのアルキル基を置換基として扱う．この際，"N" を用いて窒素原子上に置換基が結合をしていることを示す．

慣用的な命名法としては，アルキルアミン "alkylamine" のように命名する．

アミンが母体分子上の置換基である場合には，接頭語の**アミノ** "amino" または**アルキルアミノ** "alkylamino" を用いる（図5-32）．窒素原子を含むヘテロ環化合物も天然界に広く存在し，ピロ

リジンやピリジンのように慣用名をもつものが多い．

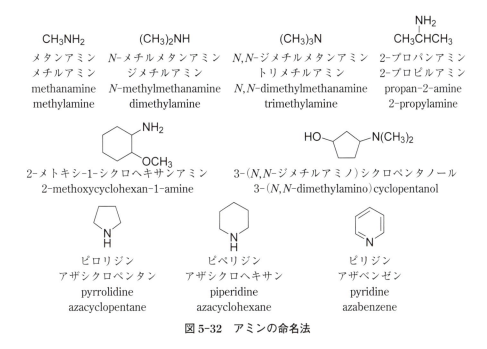

図 5-32 アミンの命名法

【練習問題 5.8】
次の化合物を IUPAC 命名法で命名せよ．
1) H₂NCH₂CH₂NH₂
2) CH₃C≡CN(CH₃)₂
3) ▷—NH₂ (シクロプロピル)
4) シクロヘキシル-N(CH₃)(CH₂CH₃)

5) 神経伝達物質であるドパミン（4-(2-アミノエチル)ベンゼン-1,2-ジオール）の構造を書け．

5-2-7 アルデヒド，ケトンの IUPAC 名と慣用名

　カルボニル化合物の命名法では，一番長い炭素鎖中にカルボニル基が含まれるようにし，その母体炭化水素名の最後の"e"をとり，アルデヒドでは接尾語の**アール**"al"，ケトンでは**オン**"one"をつける．アルデヒドの場合は炭素鎖の端にくるので，番号の1を示す必要はないが，ケトンではカルボニル基の位置番号ができるだけ小さくなるようにする．
　アルデヒドやケトンよりも優先する官能基がある場合には，接頭語の**オキソ**"oxo"を用い，その位置番号とともに示す．なお，アルデヒドの場合，接頭語としてホルミル"formyl"を用いることもできるが，その際は母体炭素数が1つ減少することに注意する．
　身近にある低分子のカルボニル化合物には，例えば，アセトアルデヒドやアセトンのように慣

用名がつけられているものがある（図5-33）．

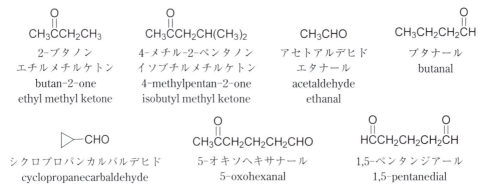

図5-33 アルデヒドおよびケトンの命名法

【練習問題　5.9】
次の化合物を IUPAC 命名法で命名せよ．

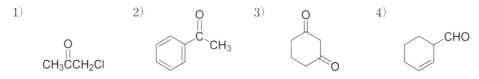

5) グリセルアルデヒド（2,3-ジヒドロキシプロパナール）の構造を書け．

5-2-8　カルボン酸，カルボン酸誘導体の IUPAC 名と慣用名

カルボン酸は，最も優先性の高い官能基であり，一番長い炭素鎖中にカルボキシ基を含めて，その母体炭化水素名の最後の"e"をとり，接尾語として"oic acid"をつける．カルボキシ基以外の置換基がある場合，その置換基の位置番号はカルボキシ基の炭素を1番としてつける（図5-34）．

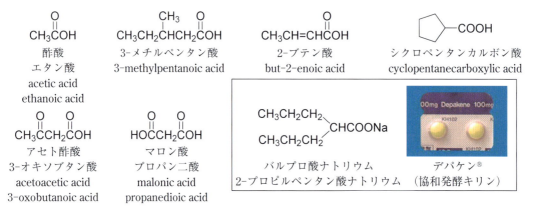

図5-34 カルボン酸の命名法

酸ハロゲン化物は母体名に接尾語の"oyl"をつけ，さらにハロゲン原子の名称をつけてアルカノイル ハライド（alk**anoyl halide**）とする．酸の慣用名を用いるときには，語尾にイル"yl"をつける．例えば，塩化アセチル（acetyl chloride）などがあげられる（図5-35）．

酸無水物は2分子のカルボン酸から脱水されていることから，もとの酸の名前から"acid"をとり，"**anhydride**"をつける（図5-35）．

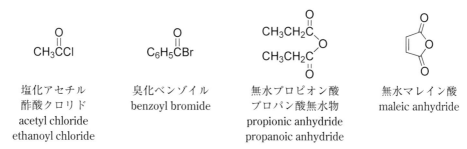

図5-35　酸ハロゲン化物および酸無水物の命名法

カルボン酸エステルは，その分子の成分にあたるアルコールとカルボン酸の名称の組合せで命名する．アルコールのアルキル部分の"yl"を前に離して置き，カルボン酸の接尾語の"oic acid"を"oate"に交換する（図5-36）．

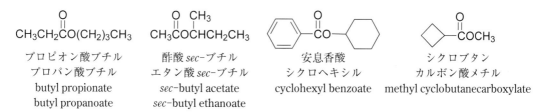

図5-36　エステルの命名法

アミドは，相当する酸の母体名に接尾語の**アミド**"amide"をつける．アミドの窒素上にアルキル基をもつ場合は，"N"をつけて接頭語として示す（図5-37）．

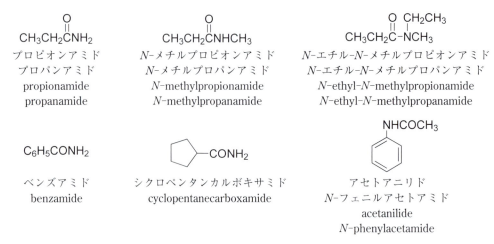

図 5-37 アミドの命名法

環状のエステルおよびアミドをそれぞれラクトン，ラクタムという．カルボン酸の慣用名に接尾語として先の**ラクトン**（-lactone），**ラクタム**（-lactam）をつける．環の大きさは，カルボキシ基からヒドロキシ基やアミノ基のついている炭素原子の位置を表すギリシャ文字 α, β 等で示す．すなわち，α は 3 員環，β は 4 員環化合物を意味する．ラクトンの場合には，語幹に接尾語"**-olide**"をつける命名法もある（図 5-38）．分子内に β-(プロピオ)ラクタム環を有する薬剤として β-ラクタム系抗菌薬が用いられている．

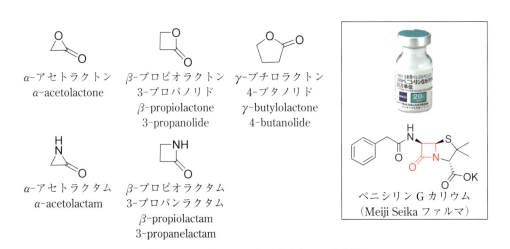

図 5-38 ラクトンおよびラクタムの命名法

ニトリルはカルボン酸誘導体の 1 つであり，ニトリルの炭素原子を含む最長の炭素鎖の母体名に接尾語ニトリル "nitrile" をつける（図 5-39）．

第 5 章　化合物の性質 / 命名　　**67**

$$CH_3CN \qquad\qquad CH_3CH_2CH_2CN \qquad\qquad \text{(cyclohexyl)}-CN$$

アセトニトリル　　　　　ブタンニトリル　　　　シクロヘキサンカルボニトリル
エタンニトリル　　　　　butanenitrile　　　　　cyclohexanecarbonitrile
acetonitrile
ethanenitrile

図 5-39　ニトリルの命名法

【練習問題　5.10】

次の化合物を IUPAC 命名法で命名せよ.

1)

$$H_2NCH_2CH_2CH_2COOH$$

2)

$$\begin{array}{c} H_3C \\ H_3C-C-C-O-\text{C}_6H_5 \\ H_3C \end{array}$$ （エステル：$(CH_3)_3C-CO-O-$フェニル）

3)

$$C_6H_5-CO-N(H)-CH_2COOH$$

4)

$$\underset{\text{OH OH}}{HOOC-CH-CH-COOH}$$

5)

$$H_2N-\text{C}_6H_4-COOH$$

6)

$$CH_3CH_2\underset{OH}{C}HCN$$

7)

$$\underset{\underset{COOH}{|}}{CH_3CHCHCH_2COOH}\;\overset{COOH}{|}$$

8)

$$\begin{array}{c} O\ CH_3 \\ OHC-C-CH-COOH \\ CH_3 \end{array}$$

9)

$$OHC-\text{C}_6H_4-COOH$$

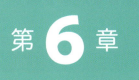

アルカンの化学 I
（化合物のかたちを知る）

　有機化学を学ぶためには，いろいろなルールを理解する必要があるが，前章では，様々な官能基を含んだ有機化合物の性質と名前のつけ方を学んだ．化合物の名前と構造式は極めて重要であり，その名前と構造式から化合物の性質を理解することは本書の到達目標の1つである．また，世界中で用いられている医薬品のほとんどが有機化合物であり，生体内の酵素や受容体と三次元的に相互作用して薬理活性を発現することから，有機化合物の形，すなわち三次元構造について学ぶことも大切である．本章では有機化合物の三次元的な形やその表し方について，最も基本的なアルカンを通して学ぶ．

Key Word

- 直鎖アルカン（6-1-1）
- 同族体・同族列（6-1-2）
- ねじれ形配座・重なり形配座（6-1-4）
- アンチ形配座・ゴーシュ形配座（6-1-5）
- いす形配座・舟形配座（6-2-2）
- アキシアル・エクアトリアル（6-2-3）
- シス異性体・トランス異性体（6-2-4）
- 分枝アルカン（6-1-2）
- 構造異性体・配座異性体（6-1-2）
- ねじれひずみ（6-1-4）
- 角度ひずみ（6-2-1）
- ねじれ舟形配座・環反転（6-2-2）
- 1,3-ジアキシアル相互作用（6-2-4）

6-1 アルカンの化学構造（分子模型を使って理解する）

6-1-1 アルカンのかたち

プロパンやブタンなどの炭化水素は，炭素と水素のみから構成されている**直鎖アルカン**と呼ばれるが，その炭素原子は sp^3 混成炭素（四面体炭素）であるので，名前のイメージとは異なり，実際の形は直鎖状ではなくジグザグになっている．

例えば，プロパンの構造式は直線分子のように書けるが，実際に分子模型を用いてプロパン分子をつくると図6-1に示すように折れ曲がった構造になる．しかし，分子構造を理解するために常に分子模型を組み立てていたのでは効率的とはいえない．

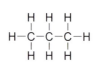 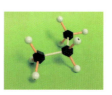

図6-1　プロパンの構造

そこで有機化学者は，分子構造を理解するために様々な構造式の表し方を考案してきた．表6-1に一般的に使われている表し方を示す．

表6-1　代表的なアルカンの構造式の表し方

	ダッシュ式	簡略化式	結合・線式	三次元式
エタン ethane	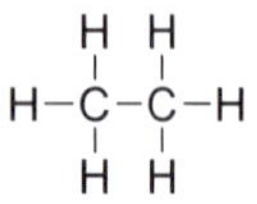 H-C-C-H（H6個）	CH₃CH₃	╲	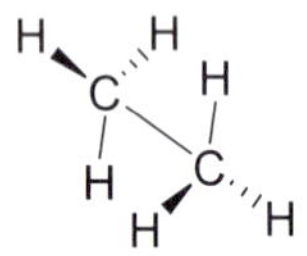 三次元表示
プロパン propane	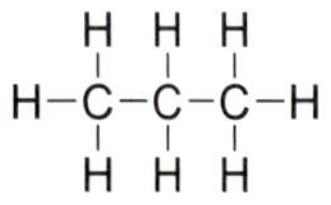 H-C-C-C-H（H8個）	CH₃CH₂CH₃	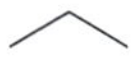 ╱╲	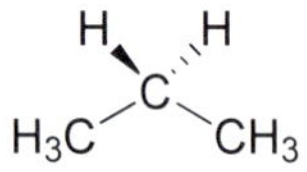 三次元表示
ブタン butane	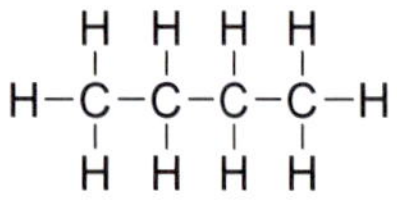 H-C-C-C-C-H（H10個）	CH₃CH₂CH₂CH₃	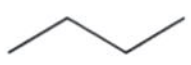 ╱╲╱	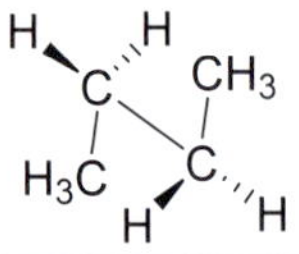 三次元表示

構造式を表すのに様々な方法を用いられるが，それぞれの書き方には特徴がある．ダッシュ式は，炭素原子と水素原子の結合が直ちに理解できる書き方であるが書くのに手間と時間がかかる．

第 6 章 アルカンの化学 I **71**

また，簡略化式は，化合物に存在する官能基が即座にわかるが，結合順序を間違えやすい．一方，結合・線式は，炭素骨格のみを表しており，最もすばやく構造式を描くことができる．しかし，結合している水素がすべて省略されているので，炭素数などを間違えやすいので注意が必要である．最後の三次元式は分子を立体的に表したもので，通常の線は紙面上の結合を表し，クサビ形の線は紙面より手前に飛び出す結合をそして破線型の線は紙面より奥側への結合を表す．この三次元式構造式は分子の空間的なかたちを議論するときに用いられる．

このほかにも様々な構造式の表し方があるが，有機化学者はその時々に応じて最も適切な構造式の書き方を使い分けている．

■ 6-1-2 アルカンの異性体

アルカンは一般式 C_nH_{2n+2} で表され，直鎖アルカンではメチレン基（$-CH_2-$）の数が違うだけで最も簡単なメタンからメチレン基が 1 個ずつ増えていく化合物群である．このような関係にある分子は**同族体**であるといい，一連の分子群を**同族列**という．メタンは直鎖アルカン同族列の最小の分子であり，炭素数の増加に伴ってエタン，プロパンと続く．しかし，炭素数が 4 個以上のブタンからは同じ分子式で表されるにもかかわらず構造の異なる分子が存在するようになる．例えば，図 6-2 に示すように，ブタンとイソブタンは同じ分子式（C_4H_{10}）をもっているが，各原子の結合順序が異なっている．このような化合物は互いに**異性体**と呼ばれる．炭素数が 1〜5 までのアルカンの異性体を図 6-2 に示すが，ブタン，ペンタンが直鎖アルカンと呼ばれるのに対して，イソブタン，イソペンタン，ネオペンタンなどのように枝分かれした構造をもつアルカンは，**分枝アルカン**と呼ばれる．

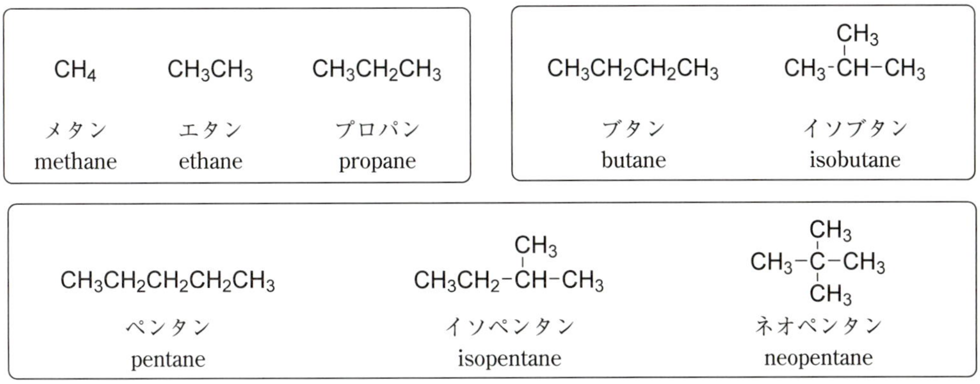

CH_4	CH_3CH_3	$CH_3CH_2CH_3$
メタン	エタン	プロパン
methane	ethane	propane

$CH_3CH_2CH_2CH_3$ 　　 $CH_3-CH-CH_3$ （上に CH_3）

ブタン 　　 イソブタン
butane 　　 isobutane

$CH_3CH_2CH_2CH_2CH_3$ 　　 $CH_3CH_2-CH-CH_3$（上に CH_3）　　 CH_3-C-CH_3（上下に CH_3）

ペンタン 　　 イソペンタン 　　 ネオペンタン
pentane 　　 isopentane 　　 neopentane

図 6-2 直鎖アルカンと分枝アルカン

異性体には，ブタンとイソブタンのように同一分子式でありながら原子の結合順序の異なる**構造異性体**と，原子の結合順序が同じであっても原子の空間的配列が異なるために生じる**立体異性体**とがある．さらに，立体異性体の中には，後に述べる単結合のまわりの回転によって生じる，互いに相互変換できる**配座異性体**と，結合を一度切断した後，再び結合しなおして，はじめて相

互変換できる**配置異性体**がある．また，構造異性体の中でもブタンとイソブタンのように炭素骨格の異なる構造異性体や，同じ炭素骨格を有しながら結合している置換基の位置が異なる構造異性体，官能基の種類の異なる構造異性体などがある（図6-3）．

骨格の異なる構造異性体

置換基の結合位置が異なる構造異性体

官能基の種類の異なる構造異性体

図6-3　様々な構造異性体

6-1-3　代表的なアルカン由来のアルキル置換基

メタン，エタン，プロパンなどのアルカンは，それ自体に加えて，様々な医薬品の基本構造に結合したアルキル置換基としてもしばしば登場する．すなわち，それぞれのアルカンの末端水素

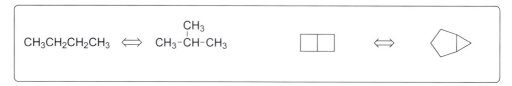

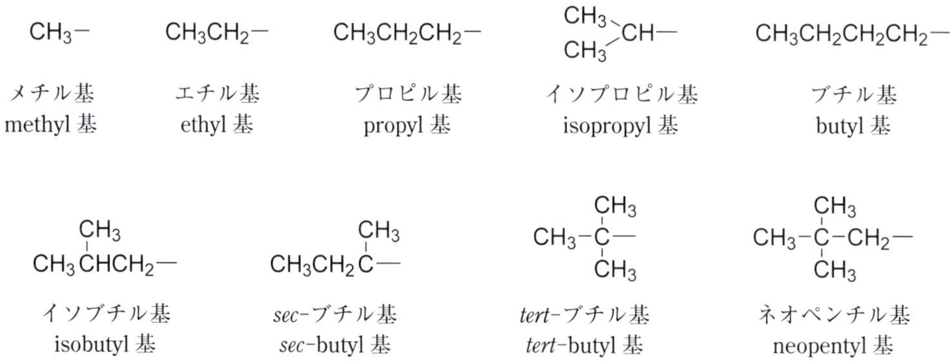

図6-4　アルキル置換基の構造と名称

を1個除去することによって生じるアルキル置換基は，医薬品の構造単位としても重要なのである．メタン，エタンからは，それぞれメチル基，エチル基が生じるが，ブタン，イソブタン，ペンタンからは，除去する水素の違いによって複数のアルキル置換基が生じることに注意をしよう．図6-4に様々なアルキル置換基の構造と名称を示す．なお，図6-2及び図6-4の名称に登場する「イソ」と呼ばれる構造は (CH$_3$)$_2$CH- の構造単位を表しており，*sec*-ブチル基や*tert*-ブチル基とは異なった枝分かれ構造であることに注意しよう．

6-1-4 アルカンの立体配座

既に学んだようにアルカンはsp^{3}混成炭素によって構成されているので，すべての結合はσ結合のみである．σ結合の特徴の1つは，その単結合のまわりを自由に回転できることであり，これによって分子が様々なかたちをとることができるのである．このそれぞれの形を**立体配座**と呼び，立体配座の異なる異性体を**配座異性体**と呼ぶ．

では，実際にエタンの分子模型をつくってこのことを確認してみよう．エタンは，1つの炭素-炭素結合と，6つの炭素-水素結合からなり，すべての結合はσ結合であるのでそれぞれの結合のまわりを自由に回転することができる．なかでも，炭素-炭素結合を回転させることによって様々な配座異性体が存在することを確認してほしい．

図6-5のエタンの表記法は，Aのダッシュ式構造式，Bの木びき台式構造式，そしてCの分子模型図であるが，次に別の表記法としてニューマン投影式（D）について述べる．

図6-5　エタンの構造

ニューマン投影式は，炭素-炭素結合軸にそって，分子の一方の端から分子をみたときの図で，図6-6に示すようにBの矢印の方向からみたものある．手前の炭素の結合を人で表し，向こう側の炭素の結合を○で表す．このニューマン投影式は結合の回転によって生じる配座異性体に

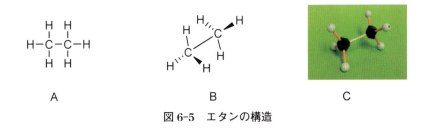

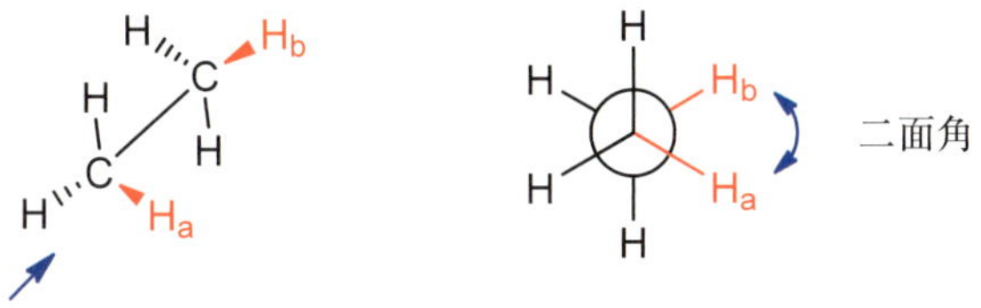

図6-6　エタンのニューマン投影式

ついて学ぶときに便利な構造の表し方であり，H_a-C-C 面と H_b-C-C 面がつくる角度を二面角と呼び，この二面角が炭素-炭素結合の回転によってどのように変化するかを観察してほしい．

　ここでもう一度エタン分子の模型をみてみよう．エタン分子の炭素-炭素結合方向から分子を眺め，炭素-炭素結合を回転させると，様々な立体配座が無限に生ずることがわかる．その中で，図 6-7 の D のように，H_a と H_b のつくる二面角が 60°の構造を**ねじれ形配座**（staggered conformation）と呼び，一方，E のように二面角が 0°の構造を**重なり形配座**（eclipsed conformation）と呼ぶ．

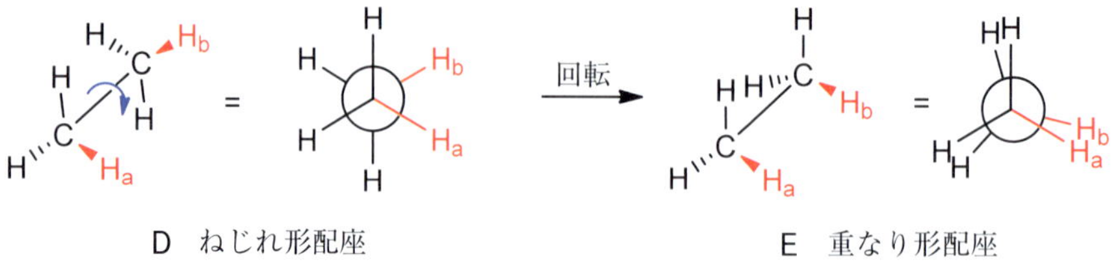

D　ねじれ形配座　　　　　　　　　　E　重なり形配座

図 6-7　エタンの代表的な配座

　エタンの無限に存在する配座異性体は，それぞれ相対的に安定性が異なっている．これは，炭素-水素結合の結合電子対間の反発に由来するもので，ねじれ形配座に比べて重なり形配座の方が大きな反発がある．すなわち，重なり形配座の方が大きなポテンシャルエネルギーを持っていることになる．

　一般的に化合物の相対的な安定性を議論するときは，このポテンシャルエネルギーが大きいか小さいかで議論し，ポテンシャルエネルギーの大きいものほど相対的に不安定となる．よって，ねじれ形配座の方が安定な配座であるといえる．

　ポテンシャルエネルギー図を用いて，回転によるエタンのエネルギー変化を図 6-8 に示したが，計算によるとエタンにおけるねじれ形配座と重なり形配座のエネルギー差は 12 kJ mol^{-1} である．この小さなエネルギー障壁は**ねじれひずみ**（torsional strain）と呼ばれ，室温付近でのエタン分子は容易にこの障壁を越えられる．すなわち，室温付近のエタン分子は，炭素-炭素結合を軸と

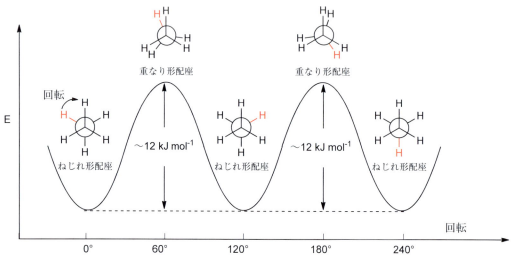

図 6-8　エタン C-C 結合の回転によるポテンシャルエネルギー変化

してほぼ自由に回転しているので、それぞれの配座異性体は単離できない．

6-1-5 ブタンの配座解析

次に、分子模型を使ってブタンのC2-C3結合のまわりの回転を考えてみよう（図6-9）．

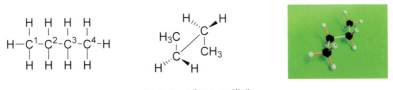

図6-9 ブタンの構造

ブタンの場合はエタンにはなかったメチル基どうしの反発があるので少し話が複雑になるが、図6-10にブタンのC2-C3結合軸を回転させたときの重要な配座をニューマン投影式で示した．この中で1,3,5はねじれ形配座であり、なかでも1は**アンチ形配座**（anti conformation）と呼ばれ、メチル基が遠くに位置しているために最も安定な配座である．一方、3,5は**ゴーシュ形配座**（gauche conformation）と呼ばれ、メチル基どうしが近くなるために**ゴーシュ相互作用**（gauche interaction）が生じて1のアンチ形配座よりは不安定である．また、2,4,6は重なり形配座であるのでねじれ形配座の1,3,5よりは不安定であって、なかでも6はメチル基どうしが重なってしまうために最も不安定な配座となる．

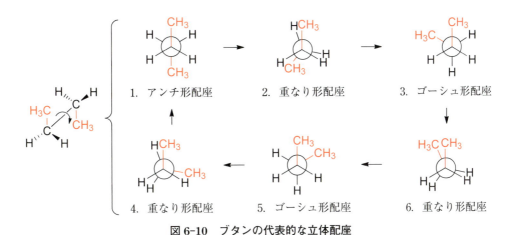

図6-10 ブタンの代表的な立体配座

図6-11にポテンシャルエネルギー図を用いて回転によるブタンのエネルギー変化を示したので、それぞれの立体配座と縦軸のエネルギー大きさの関係を比較してほしい．

以上まとめると、ブタンの代表的な立体配座の相対的な安定性は、1＞3＝5＞2＝4＞6となる．

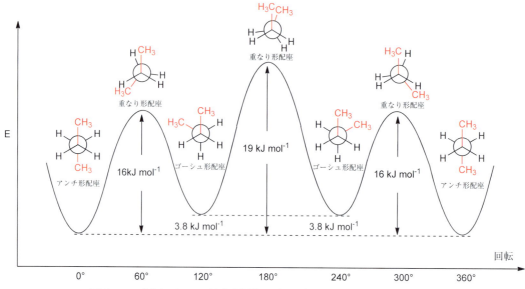

図 6-11 ブタン C2-C3 結合の回転によるポテンシャルエネルギー変化

6-2 シクロアルカンの化学構造（分子模型を使って理解する）

シクロアルカンは，一般式 C_nH_{2n} で表される単結合の炭素原子が環状に結合した構造をもつ化合物群の総称であり，医薬品の中にもしばしば登場する重要な化合物群の1つである．さらに，鎖状アルカンとは異なり，環状につながった構造のために自由に構造を変えることができない特徴を有している．そこで本章では炭素数3～6個からなるシクロアルカンについて構造的な特徴や立体配座の特性について解説する．

6-2-1 シクロアルカンの環のひずみ

シクロアルカンは，環を構成する炭素原子の数から小員環（3,4炭素），通常環（5～7炭素），中員環（8～11炭素），大員環（12以上の炭素）に大別され，鎖状アルカンとは異なり環構造に由来する立体的な「ひずみ」を有している．それではこの「ひずみ」とは何か？図6-12に示す

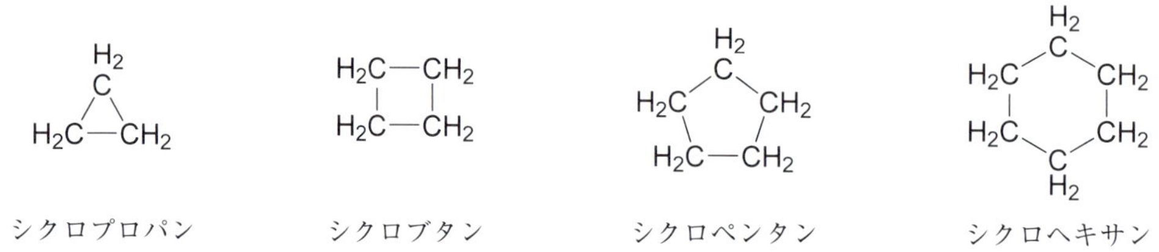

シクロプロパン　　シクロブタン　　シクロペンタン　　シクロヘキサン

図 6-12 代表的なシクロアルカン

代表的なシクロアルカンを例にして考察しよう．

(1) シクロプロパン

シクロプロパンは，3炭素からなる最も小さなシクロアルカンであり，正三角形のかたちをした分子のように考えがちである．しかし，正三角形では内角が60°であるのに対して，正常なsp^{3}混成炭素の四面体結合角は109.5°であるので，ここには大きな角度の差ある．この結合内角の差が**角度ひずみ**（angle strain）と呼ばれているシクロプロパンの有する「ひずみ」の正体である．実際のシクロプロパンの構造は，このひずみのために，A図のような正三角形構造ではなく，C図のように炭素–炭素結合がバナナのように少し曲がった構造であると考えられている（図6-13）．

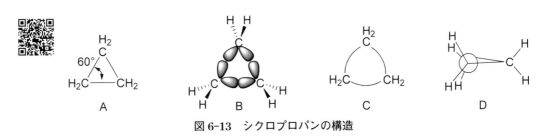

図6-13 シクロプロパンの構造

一方，シクロプロパン環が正三角形構造から少し外れているものの，3員環が平面構造をとらざるを得ないことは明らかである．よって，環のひずみの原因は，角度ひずみに加えてD図のように環のすべての水素が重なり形となることによるねじれひずみも有している．すなわち，シクロプロパン環は「角度ひずみ」と「ねじれひずみ」に由来する大きなポテンシャルエネルギーをもつ化合物であり，ほかのシクロアルカンと比較して相対的に不安定である．

(2) シクロブタン

炭素数4個からなるシクロブタンはA図のような正四角形の平面構造ではなく，C図のように少し折れ曲がった形をしている．これはシクロブタンが平面構造であると8個の水素がすべて重なり形配座となるために大きなねじれひずみを生ずるためである．しかし，折れ曲がることでシクロブタンの内角は90°よりも小さくなり，より大きな角度ひずみをもつことになる．実際のシクロブタンの内角は88.5°であるが，平面構造から少しばかりずれることによって，多少の角度ひずみは増えるものの，それ以上にねじれひずみが小さくなっているのである（図6-14）．

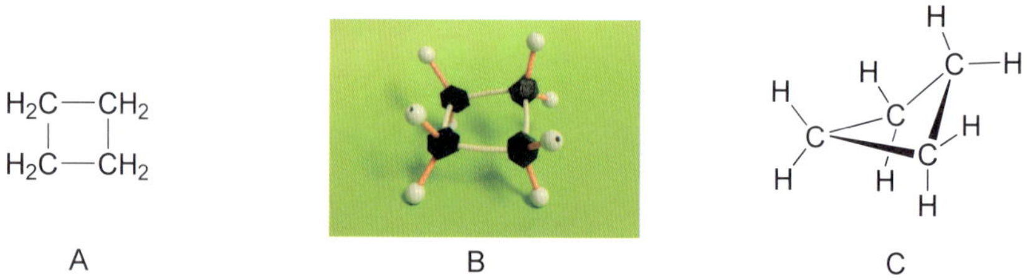

図 6-14 シクロブタンの構造

(3) シクロペンタン

正五角形の内角は 108°であり，正常な sp³ 混成炭素の結合角の 109.5°に近い．よって，シクロペンタンは平面構造であり角度ひずみはほとんどない．しかし，平面構造では 10 個の水素がすべて重なり形配座となるために大きなねじれひずみが生ずる．そのためにシクロペンタンも環が折れ曲がることによってこの影響を幾分解消しているのである．これは当然角度ひずみが少しばかり増えることになるが，シクロペンタンも角度ひずみとねじれひずみの兼ね合いで安定な配座が決まっているのである．なお，この形が封筒に似ていることから C 図のような配座は封筒形配座とも呼ばれている（図 6-15）．

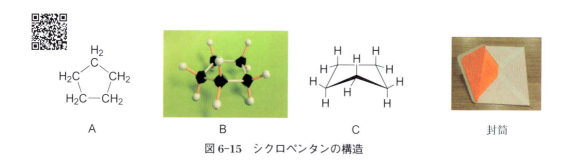

図 6-15 シクロペンタンの構造

さらに注意することは，シクロペンタンの炭素-炭素結合を順番にひねると，平面から外れている炭素原子が順番に動くことである．すなわち，シクロペンタンは 1 つの立体配座から別の立体配座へと常に素早い変換が起こっているのである．これはそれぞれの配座間のエネルギー障壁が十分に小さいことを意味している．

6-2-2 シクロヘキサンの立体配座

シクロヘキサンは天然有機化合物中に頻繁にみつけられる最も一般的な環状構造である．しかもその置換体は多くの医薬品のなかにも存在することから，シクロヘキサンの立体配座について理解することは薬学を学ぶ上で最も重要な課題の 1 つである．ここでは分子模型を使って理解しよう．

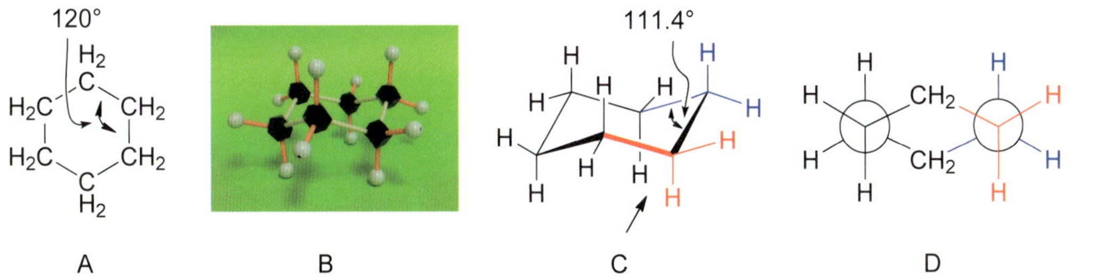

第 6 章　アルカンの化学 I　　**79**

図 6-16　シクロヘキサンのいす形配座

図 6-16 にシクロヘキサンの**いす形配座**（chair conformation）と呼ばれる最も安定な配座を示した．この配座の特徴は，B 図のように各炭素原子がジグザグに配置していて平面構造から外れていることにある．すなわち，これによって内角が 111.4° となり，正常な sp^3 混成炭素の結合角の 109.5° に近くなることから角度ひずみがほとんどない．また，C 図の矢印の方向から見たかたちを Newman 投影式で示したものが D 図であるが，すべての炭素-炭素結合がゴーシュ形配座となっていることからねじれひずみもない．

一方，シクロヘキサンはより不安定なほかの立体配座をとることができる．そのうちの 1 つは，いす形配座の端をもち上げた形の**舟形配座**（boat conformation）と呼ばれる図 6-17（B）の配座である．

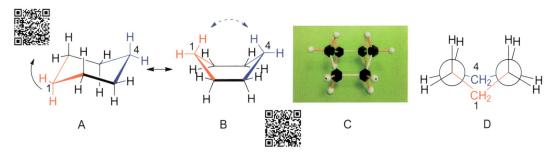

図 6-17　シクロヘキサンの舟形配座

舟形配座の特徴は，いす形配座と同様に角度ひずみがないが，D 図に示すように環内の 2 つの炭素-炭素結合が重なり形配座となるため，ねじれひずみが存在するところにある．さらに，B 図に示す舟形配座の 1,4 位の水素が接近するために反発も生じる．すなわち，舟形配座はいす形配座よりは不安定な配座である．このことは，実際に分子模型を組んで比べると容易に理解できる．いす形配座はしっかりとしていて動きにくく，一方，舟形配座は変形しやすく，ねじることによって 1,4 位の水素が遠ざかることを観察してほしい．このねじった配座は，**ねじれ舟形配座**（twist-boat conformation）と呼ばれ，舟形配座よりも安定であるがいす形配座よりは不安定である．図 6-18 にそれぞれの立体配座変化とポテンシャルエネルギー変化を示した．

ここで重要なのは，一方のいす形配座からもう一方のいす形配座へと変化するためのエネルギー障壁が 45.2 kJ mol^{-1} 程度であり，室温付近のシクロヘキサン分子は容易にこの障壁を越え

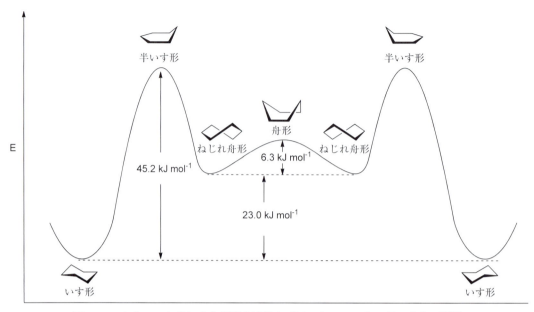

図 6-18 シクロヘキサンの立体配座変化とポテンシャルエネルギー変化の関係

られるだけのエネルギーをもっていることである．すなわち，室温付近ではきわめて速い速度で2つの安定ないす形配座の間で相互変換をしているのである．この相互変換は**環反転**（ring flip）と呼ばれ，計算によるとシクロヘキサン分子は1秒間に約100万回の環反転が起こっていると推定されている．しかし，いす形配座の高い安定性のために，どんな瞬間でも99％以上の分子がいす形配座で存在していることを忘れてはならない．

6-2-3 アキシアルとエクアトリアル

ここでもう一度シクロヘキサンのいす形配座の分子模型を眺めてみよう．すると，この分子には2種類の水素があることに気がつく．すなわち，環を構成する6個の炭素原子に結合している2つの水素原子には，シクロヘキサンの6員環面に対して垂直方向に位置する6個の水素原子と，それ以外の斜め水平方向に位置する6個の水素がある．図6-19にこれらの水素を色分けして示した．

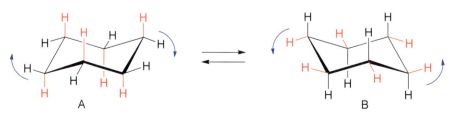

図 6-19 シクロヘキサンのいす形配座

面に対して垂直方向に位置するA図の赤色で示した水素は，**アキシアル**（axial）水素と呼ばれ，B図の赤色で示した水素は，**エクアトリアル**（equatorial）水素と呼ばれる．これらの名称は地球に関連した用語で，赤道（equator）と軸位（axis）に由来している．しかし，ここで最も重要な点は，室温付近のシクロヘキサンは2つのいす形配座に間で素早い環反転が起こっているので，環反転するとA図の赤で示したアキシアル水素は，B図のエクアトリアル水素に変わることである．このことを分子模型から確認してみよう．

(1) シクロヘキサンのいす形配座の書き方

シクロヘキサン骨格は医薬品の世界ではとても重要な構造であるので，シクロヘキサンのいす形配座の書き方をしっかりと覚えることは今後の有機化学を学ぶために大切である．ここではいす形シクロヘキサンの書き方を示す．

1. シクロヘキサン骨格の書き方は，頂点1が左下で，頂点4が右上を向くように配置し，結合1-2と4-5が平行になるように斜めに線を引き，続いて結合2-3と5-6および結合3-4と1-6が平行になるように斜めに線を引いて書く．

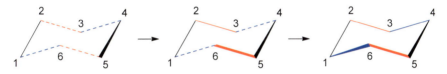

2. アキシアル結合の書き方は，頂点が上向きの2,4,6位は上向きに，頂点が下向きの1,3,5位は下向きにそれぞれ垂直な線を引く．アキシアル結合は互い違いの向きになっていることに注意しよう．

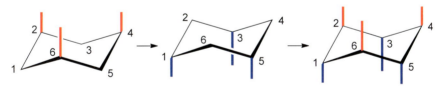

3. エクアトリアル結合の場合，1位は結合2-3および5-6と平行になるように少し上向きに，4位は少し下向きになるように書く．同様に，2位と5位のエクアトリアル結合も，結合1-6および3-4と平行になるように少し傾けて書く．

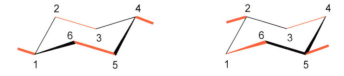

4. 最後に3位と6位のエクアトリアル結合であるが，先と同様に，結合1-2および4-5と平行になるように書く．

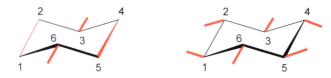

以上がシクロヘキサンのいす形配座の書き方であるが，特に間違えやすいのは，エクアトリアル結合の方向である．しかし，「1つ離れた炭素-炭素結合と平行になるように書けばよい」ことに気づいてほしい．

6-2-4 置換シクロヘキサンの配座異性体

医薬品の構造中に登場するシクロヘキサン骨格は様々な置換基をもつ場合が多いので，次に置換シクロヘキサンの立体配座について考えてみよう（ここでも分子模型を使って考えよう）．

(1) 一置換シクロヘキサンの安定性（1,3-ジアキシアル相互作用）

まず，最も簡単なメチルシクロヘキサンについていす形配座を書くと，図6-20に示すメチル基がアキシアル位に置換しているものとエクアトリアル位に置換している2種類の構造式が書ける．

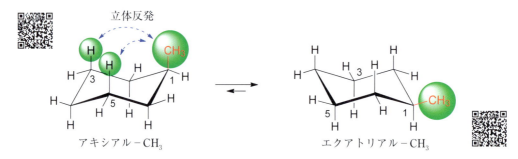

図6-20　メチルシクロヘキサンのいす形配座

この2つのいす形配座はシクロヘキサン環の環反転によって相互に変換しているのであるが，では同じ安定性をもっているだろうか？答えは否である．

この理由は，図6-20に示す如くメチル基がアキシアル位に置換すると3位と5位のアキシアル水素が非常に接近するために，立体反発を生ずるからである．この効果は，**1,3-ジアキシアル相互作用**（1,3-diaxial interaction）と呼ばれ，ブタンのゴーシュ形配座における相互作用と同じものである．つまり，図6-21のようにアキシアルのメチル基はシクロヘキサン環の2位-3位の結合とゴーシュの関係にあり，一方，メチル基がエクアトリアル位に置換している場合はアンチの関係となっているのである．一般に，置換基がエクアトリアル位にある立体配座の方がアキシアル位にある立体配座よりも安定である．

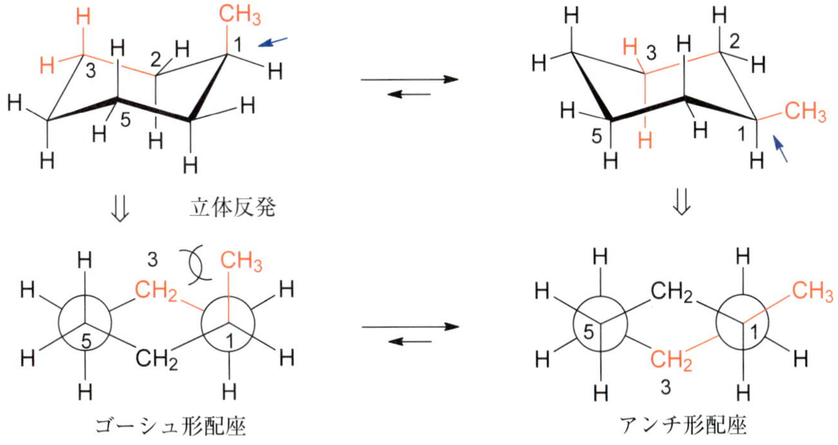

図 6-21 メチルシクロヘキサンのいす形配座

　メチルシクロヘキサンの 2 つのいす形配座は環反転による平衡関係にあるが，この 2 つの配座間のエネルギー差は 25℃では 7.6 kJ mol^{-1} と見積もられており，計算によると，95：5 の比でエクアトリアル置換体が優先して存在している．表 6-2 に，各異性体間の自由エネルギー差と各異性体の存在比を示した．当然，もっと大きな置換基を有するシクロヘキサン誘導体では，1,3-ジアキシアル相互作用が顕著になり，異性体間の存在比により大きな差が出る．例えば，*tert*-ブチル基の置換体では，約 21 kJ mol^{-1} のエネルギー差があるので，99.99％がエクアトリアル配置をとっている．

表 6-2　25℃の平衡状態における異性体間の自由エネルギー差と存在比

自由エネルギー差 ΔG（kJ mol^{-1}）	安定な異性体 （%）	不安定な異性体 （%）
0	50	50
1.7	67	33
2.7	75	25
3.4	80	20
4.0	83	17
5.9	91	9
7.5	95	5
11.0	99	1
17.0	99.9	0.1
23.0	99.99	0.01

(2) 二置換シクロヘキサンの配座異性体（シス-トランス異性）

　シクロヘキサン環に 2 つの置換基があると，環反転によって得られる 2 つのいす形配座のうち，どちらが安定であるかを決める際にはそれぞれの置換基を考慮しなければならない．

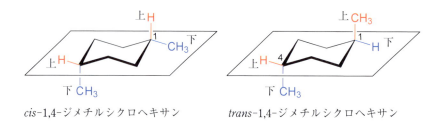

cis-1,4-ジメチルシクロヘキサン   trans-1,4-ジメチルシクロヘキサン

図 6-22　1,4-ジメチルシクロヘキサン

　まず，最も簡単な化合物として，1,4-ジメチルシクロヘキサンを考えてみると，2つの異なる化合物があることに気づく．すなわち，シクロヘキサン環を6員環の平面と仮定すると，一方のシス異性体は2つのメチル基が同じ側の面に存在し，他方のトランス異性体は上下反対側の面に存在する（図6-22）．ここでいうシス-トランス異性はアルケンの場合と同じであり，同じ原子が，同じ順序で結合しているが，原子の空間配置が異なるシス-トランス異性体の例である．当然，これらの化合物は異なった物理化学的性質を有するので，それぞれを単離することができる．

　さて，ここでもう一度シクロヘキサン環が室温付近では速い速度で環反転していることを思い出してほしい．すなわち，シス体もトランス体も2つの安定ないす形配座の間で相互変換をしているのである．では，どちらの配座異性体が安定であるのだろうか？シス体の1,4-ジメチルシクロヘキサンから考えてみよう．結果は明らかで，両方の配座異性体ともにエクアトリアル位とアキシアル位にそれぞれ1つずつメチル基が存在することから，2つのいす形配座異性体の安定性は同じである（図6-23）．

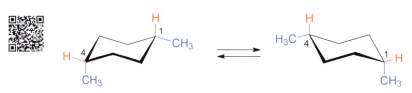

図 6-23　cis-1,4-ジメチルシクロヘキサンのいす形配座

　一方，トランス体の1,4-ジメチルシクロヘキサンでは，左の配座異性体がアキシアル位に2つのメチル基が位置するジアキシアル形であるのに対して，右の配座異性体では，両メチル基がエクアトリアル位に位置するジエクアトリアル形である（図6-24）．当然，左のジアキシアル形の異性体には1,3-ジアキシアル相互作用が働くので，右のジエクアトリアル形配座に比べて明らかに不安定である．実験結果から，この2つの配座異性体間のエネルギー差は 14.6 kJ mol^{-1} と見積もられており，そのほとんどがジエクアトリアル形配座で存在していると予測されている．

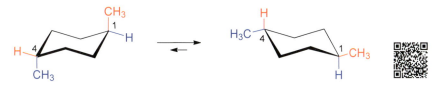

図 6-24　*trans*-1,4-ジメチルシクロヘキサンのいす形配座

次に 1-*tert*-ブチル-3-メチルシクロヘキサンについて考察しよう．この化合物も先程と同様にシス体とトランス体の 2 種類の化合物が存在し，それぞれに配座異性体がある．

シス体の場合は，2 つの配座異性体のうち，左側の異性体では両方の置換基がエクアトリアル位にあり，もう一方の異性体では両方の置換基ともアキシアル位に位置する．よって，左の両置換基がエクアトリアル位にある配座異性体の方が安定であることは明らかである（図 6-25）．

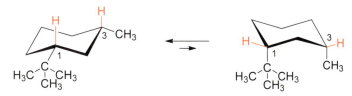

図 6-25　*cis*-1-*tert*-ブチル-3-メチルシクロヘキサン

一方，トランス体では 2 つの配座異性体はともに，エクアトリアル位に 1 つずつ置換基を有する．しかし，*tert*-ブチル基はメチル基に比べて極めてかさ高いので，*tert*-ブチル基がアキシアル位にあると，より大きな 1,3-ジアキシアル相互作用を生じる．よって，*tert*-ブチル基が，エクアトリアル位にある，左側の配座異性体の方が安定となる（図 6-26）．

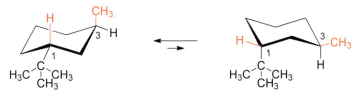

図 6-26　*trans*-1-*tert*-ブチル-3-メチルシクロヘキサン

■ 6-2-5　置換シクロアルカンの構造式の表し方

既にアルカンの構造式の書き方は解説したが，ここではシクロアルカン誘導体の表し方について述べる．シクロアルカンも様々な構造式の書き方があるが，最もよくみられる構造式は，結合・線式構造と三次元式構造を組み合わせた図である．例えば，*l*-メントールの構造は，図 6-27 のようにシクロヘキサン環を 6 員環平面とみなして，置換基が紙面の上にあるか下にあるかで表している．水素原子は省略されることが多いので注意が必要であるが，置換基と反対の面に位置すると記憶すればよい．また，この平面構造式をいす形配座に書き直す場合は，シクロヘキサン

環のいす形構造を書いた後に，それぞれの置換基が，上に出ているか，下に出ているかを意識して書けばよい．しかし，シクロヘキサン環には2つの配座異性体があるので，どちらの配座異性体が安定なのかも常に考えるべきである．

l-メントールの場合では，右の配座異性体ではすべての置換基がエクアトリアル位にあるので，ほかの配座と比較して安定であることは容易に理解できよう．

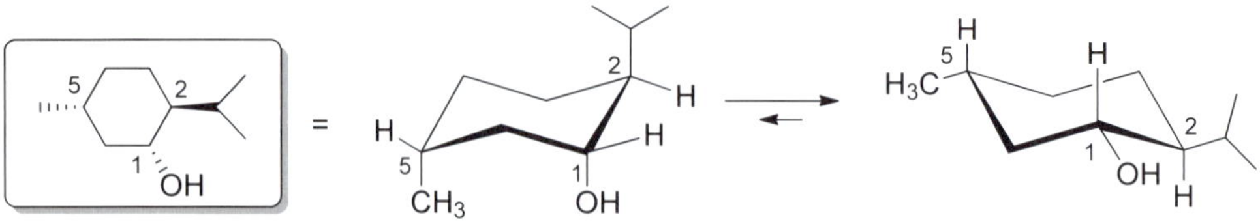

図 6-27　*l*-メントールの構造

最後に，医薬品に含まれる構造のなかには，複数の環を含んでいるものも多いので，最も簡単な二環式化合物であるデカリンの構造式を示す（図6-28）．この場合もシス-トランス異性体があるが，一方の環が他方の環の1,2位の置換基と考えるとこの名称が理解できる．当然，シス-デカリンとトランス-デカリンとは性質の異なる別の化合物であるのでそれぞれは単離できる．

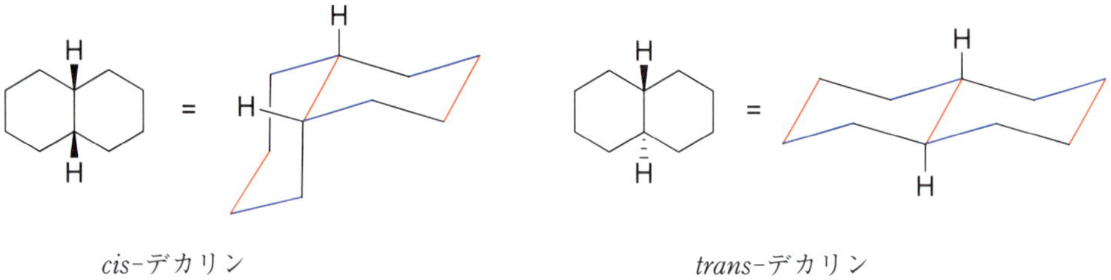

cis-デカリン　　　　　　　　　　　　　*trans*-デカリン

図 6-28　デカリンの構造

T O P I C S　　　　地球温暖化とメタンハイドレート

　人類は18世紀にはじまった産業革命により，石炭や石油などの化石燃料を使用し続け，大量の CO_2 を放出してきた．その結果，大気中の CO_2 濃度が少しずつ増加して地球規模での平均気温の上昇を引き起こした．現在，この気温の上昇が異常気象をもたらし，生態系や農業などへ重大な影響を与えている．これがいわゆる「地球温暖化」の問題である．この温暖化をもたらす物質は「温室効果ガス」と呼ばれ，CO_2 のみならず，メタン，亜酸化窒素，フロンなども知られているが CO_2 の影響が最も大きいとされている．では，我々はどのくらいの CO_2 を大気中に放出しているのであろうか．自動車でのドライブを例にとって考えてみたい．自動車の燃料であるガソリンは，主に炭素数5〜12個からなる炭化水素の混合物であるが，今，平均的な値として炭素8個の炭化水素（C_8H_{18}）を仮定すると，この炭化水素の完全燃焼は次式のようになる．

$$2\ C_8H_{18}\ +\ 25\ O_2\ \rightarrow\ 16\ CO_2\ +\ 18\ H_2O$$

さて，自動車で30 Lのガソリンを使って300 kmほどのドライブをしたとしよう．このとき，ガソリンの比重を約0.7とすると，このドライブでは21 kgのガソリンを使って64.8 kgのCO_2を大気中に放出したことになる．64.8 kgといっても実感がわかないが，33,000 LのCO_2といったらどうだろう．

・・・何と大きな数字だろうか・・・

このように地球温暖化が懸念されるなか，燃焼時のCO_2の排出量が少ない天然ガスの需要が伸びている．この天然ガスはメタンを主成分とするガスでありCO_2の排出量が石油より30%前後少ない特徴を有している．さらに最近では，天然ガスの資源として海底下の地層中に封じ込められた「メタンハイドレート」が大きな注目を浴びている．

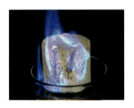
（産業技術総合研究所）
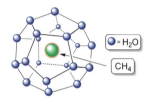

メタンハイドレートは，メタン分子が水分子のつくる籠の中にとり込まれて氷状に固まっている物質のことで，みた目は氷に似ているが，火をつけると燃えるために「燃える氷」とも呼ばれている．現在メタンハイドレートの存在が確認されているのは，陸上では，北極や南極のような永久凍土の地下数百メートル，海洋では，水深500メートルより深い場所に限られている．日本の周辺でも国内天然ガス使用量の100年分に匹敵する量が存在するといわれている．

6-3　練習問題

6. 1 ブタンのC2-C3結合軸の回転によって生じる配座異性体のうち，アンチ形配座，ゴーシュ形配座，および最も不安定な重なり形配座をニューマン投影式で書け．

6. 2 塩化イソブチル（1-chloro-2-methylpropane）のC1-C2結合軸の回転によって生じるねじれ形配座をニューマン投影式で書き，そのうち最も安定な配座に○印をつけよ．

6. 3 次のシクロヘキサン誘導体の立体配座をシス異性体かトランス異性体かに分類し，さらに各置換基をアキシアル位とエクアトリアル位に分類せよ．

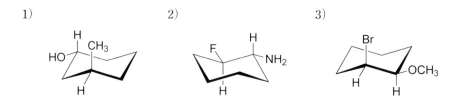

6.4 *cis*-1,3-dimethylcyclohexane と *trans*-1,3-dimethylcyclohexane ではどちらがより安定か．それぞれのいす形配座を書いて説明せよ．

6.5 グルコースの最も安定な配座は，5つの置換基がすべてエクアトリアル位にある6員環いす形配座である．下記の図をクサビあるいは破線使った構造式に書きなおせ．

6.6 次の分子について，それぞれ最も安定ないす形配座を書き，どちらの異性体が安定か理由を書け．

6.7 *trans*-1-isopropyl-4-methylcyclohexane の相互変換する2つのいす形配座を書き，安定な方の配座に○印をつけよ．

第7章 アルカンの化学Ⅱ（立体化学）

　高校の化学では，構造異性体，立体異性体やシス−トランス異性体（幾何異性体）の違いについて学んできたでしょう．また不斉炭素原子をもった分子には，鏡像異性体（光学異性体）があることを聞いたでしょう．本章では，もう一度これらのことを整理して，さらに複雑な分子についても学習していく．

　また前章では，異性体のうち構造異性体や立体配座について学んだ．同一のアルカンであっても，炭素原子と炭素原子の単結合の回転によってポテンシャルエネルギーが異なり，シクロアルカンでも配座によって安定性が違うなど，『かたち』を知ることの重要性を感じられたと思う．本章ではさらに，いろいろな立体異性体について区別できるようになり，それらの性質についても学んでいく．

　さぁ，頭の中を柔らかくして，化学構造を三次元的にみる準備ができてから取り組もう！

Key Word

構造異性体・立体異性体（7-1）　　　エナンチオマー・ジアステレオマー（7-1）
キラリティー（7-2）　　　　　　　　キラル・アキラル（7-2）
キラル炭素，不斉炭素，キラル中心（7-2）　　R 配置・S 配置（7-3）
立体配置（7-3）　　　　　　　　　　平面偏光（7-4-1）
右旋性・左旋性（7-4-1）　　　　　　比旋光度（7-4-1）
ラセミ体（7-4-2）　　　　　　　　　エナンチオマー過剰率（7-4-2）
メソ体（7-5-2）　　　　　　　　　　絶対配置・相対配置（7-5-4）
フィッシャー投影式（7-5-5）　　　　D/L 表示法・dl 表示法（7-5-6）

7-1 構造異性体と立体異性体

同じ分子式をもちながら構造が異なる分子を互いに**異性体**（isomer）という．異性体は**構造異性体**（constitutional isomer）と**立体異性体**（stereoisomer）の2つに分類される．構造異性体は，分子中の原子のつながり方が異なっている．立体異性体は原子の結合順序は同じであるが，空間的に異なる異性体である．さらに立体異性体には，**エナンチオマー**（enantiomer）（鏡像体）と**ジアステレオマー**（diastereomer）がある（図7-1）．エナンチオマーとは，その分子が互いに鏡像の関係にある立体異性体のことであり，ジアステレオマーは，鏡像以外の立体異性体である．アルケンのシスとトランス幾何異性体もジアステレオマーの1つである．また第6章で学んだ配座異性体も立体異性体に含まれる．

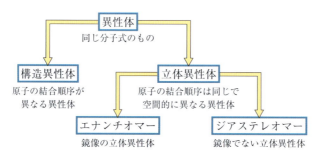

図 7-1　異性体の分類

分子式	C₄H₉Cl	C₄H₁₀O
化学構造式	1-クロロブタン / 1-chlorobutane；2-クロロブタン / 2-chlorobutane；1-クロロ-2-メチルプロパン / 1-chloro-2-methylpropane；2-クロロ-2-メチルプロパン / 2-chloro-2-methylpropane	1-ブタノール / butan-1-ol / n-ブチルアルコール / n-butyl alcohol；2-ブタノール / butan-2-ol / sec-ブチルアルコール / sec-butyl alcohol；2-メチル-1-プロパノール / 2-methylpropan-1-ol / イソブチルアルコール / isobutyl alcohol；2-メチル-2-プロパノール / 2-methylpropan-2-ol / tert-ブチルアルコール / tert-butyl alcohol；ジエチルエーテル / diethyl ether；メチルプロピルエーテル / methyl propyl ether

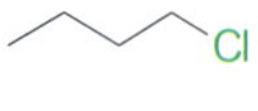

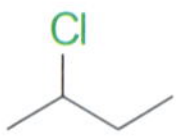

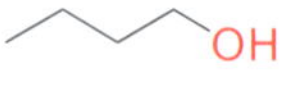

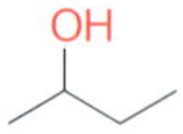

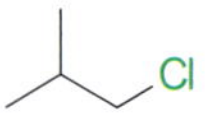

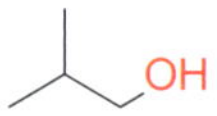

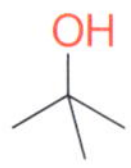

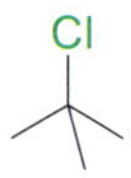

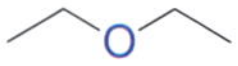

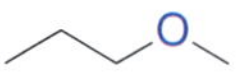

図 7-2　構造異性体の例

質問:『ジアステレオマーとエナンチオマーの違いは，鏡像体であるか，それとも鏡像体でないかだけでなく，それぞれどんな違いがあるのだろうか？』

解答:『ジアステレオマーは，融点や沸点，密度，溶解度など物理的性質が異なり，また反応性などの化学的性質も異なることが多い．したがって，平面的な化学構造に関しては同じであるが，異なる化合物であるといえよう．一方，エナンチオマーは，上記のような物理的性質が全く同じである．』

この理由は，これから少しずつエナンチオマーとジアステレオマーの知識を得ることで，理解できるようになるだろう．まずエナンチオマーについて学んでいこう．

7-2 キラリティー

キラリティー（chirality）は，身の回りでよくみられる現象である．巻き貝はほとんどが右巻きであり，DNAの二重らせんも右巻きである．また巻き方だけでなく，左右の手もキラリティーがあり，どんなによく観察してみても，そのものとその鏡像は重ね合わすことができない．

キラル（chiral）（キラルという言葉はギリシャ語 *cheir*：手の意味に由来する）とは，その鏡像と重ね合わせることができない物体のことである．また反対に，その鏡像と重ね合わせることができるものは**アキラル**（achiral）（はじめのa-は否定の接頭辞であるため，キラルでないという意味）である．例えば，野球のバットは右利きと左利きの人どちらでも，同じバットを使うことができるためアキラルであるが，ゴルフクラブは右利き用と左利き用で使い分けられているのでキラルである．ほかにも身の回りにどのようなものがあるかあげてみよう！

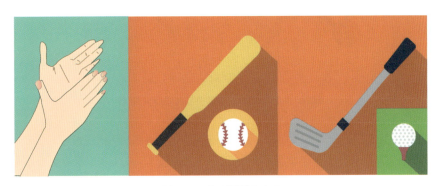

図7-3 身の回りのもの

化学の分野においても，その鏡像と重ね合わせることができない分子をキラル（キラル分子）と呼ぶ．したがって，キラル分子とその鏡像体の関係はエナンチオマーである．それではエナンチオマーにはどのような分子が存在するのだろうか？

2-ブタノールを例にして考えてみると，次のような2種類の構造式が立体的に書ける．2つの

2-ブタノールは，共にヒドロキシ基が紙面の上に表示してあるが，左端から 2 番目と 3 番目の炭素に結合している．したがって，2 つの化合物の間に鏡面を書くと互いに鏡像の関係となり，2 つの分子はどうやっても重ね合わせることができないことがわかる（図 7-4）．したがって，これら 2-ブタノールは同一化合物ではなくエナンチオマーである．それではこのような簡単な化合物ではなく，より複雑な化合物の場合，いちいち 2 つの立体異性体を書いて間に鏡面を入れるより，キラルかアキラルかをもっと簡単に判断するにはどうしたらよいだろうか？

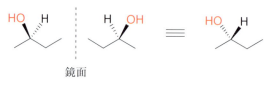

図 7-4　2 種類の 2-ブタノール

1 つの方法としては，分子中に 1 つの炭素原子に 4 つの異なる置換基が単結合した部分をみつけることである．この炭素原子を**キラル炭素**（chiral carbon），**不斉炭素**（asymmetric carbon）や**キラル中心**（chiral center）と呼び，1 つのキラル中心をもつ分子は必ずキラルであり，1 対のエナンチオマーが存在する．図 7-5 の模式的な分子でみてみると，キラル中心（灰色）に赤，緑，青，黄色と 4 つの異なる置換基が結合していれば，鏡面の化合物はこのようにエナンチオマーになりキラルである．こうして分子がキラルあるいはアキラルかの判断をすることは，野球バットやゴルフクラブを区別することとさほど変わらない？

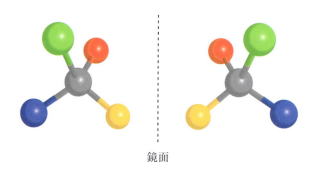

図 7-5　4 つの異なる置換基とキラル中心

またキラル中心が炭素だけでなく窒素，リンや硫黄などでも四面体構造をもっていれば，キラル分子になる．アンモニウムイオンが 4 つの異なる置換基をもったり，リンやスルホキシドでは二重結合や非共有電子対を含めた四面体構造となる（図 7-6）．

アンモニウムイオン

ホスフィン

スルホキシド

エソメプラゾール

消化管潰瘍治療薬，ネキシウム®（アストラゼネカ）

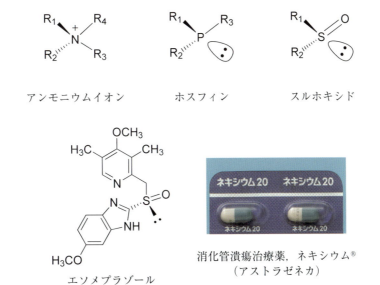

図 7-6　窒素，リンおよび硫黄がキラル中心である分子とエソメプラゾール

7-3 *R-S* 規則

2-ブタノールのようなキラル分子にはエナンチオマーが存在するため，それらを区別する方法をR. S. Cahn，C. Ingold，V. Prelogの3人の化学者によって考案された．これを ***R-S* 規則**または **Cahn-Ingold-Prelog 規則**と呼び，IUPAC命名法にも使われている．この規則は，キラル中心に結合している置換基が空間的に反転している**立体配置**（configuration）を利用して，(*R*)-2-ブタノールと（*S*)-2-ブタノールと命名される（図7-7）．この*R*と*S*は先頭に位置してかっこで挟み，斜字体で書く．また*R*と*S*は，*rectus*：右と *sinister*：左のラテン語に由来している．

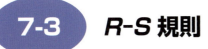

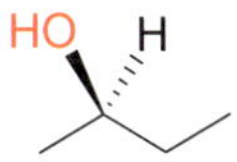

(*R*)-2-ブタノール

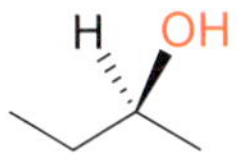

(*S*)-2-ブタノール

図 7-7　(*R*)- および（*S*)-2-ブタノールの化学構造式

R-S 規則によって決定する立体配置を**絶対配置**（absolute configuration）といい，その絶対配置の決め方を示す．

① キラル中心に結合した4つの置換基に1～4番までの**優先順位**（priority）をつける．

② 4番目の置換基を自分から遠くなるように分子を配置する．

③ 1～3番の置換基を順番にたどり，右回りになれば*R*，左回りになれば*S*と配置を決定する．

94

　こうして ① 〜 ③ に従うと，キラル中心の絶対配置は決定できる．まず ① の優先順位の決定法から示す．キラル中心に結合している原子を原子番号の大きい順に順位をつける．

　2-ブタノールを例とした場合，酸素原子が 1 番目であり，水素原子が 4 番目である（図 7-8）．ところが 2 と 3 番目は 2 つとも炭素原子であるため決められない．このような場合には，その次に結合している原子を調べ，原子番号の違いが生じるまで続ける．もし，枝分かれ鎖のある場合，優先順位の最も高い原子を含む鎖を選ぶ．

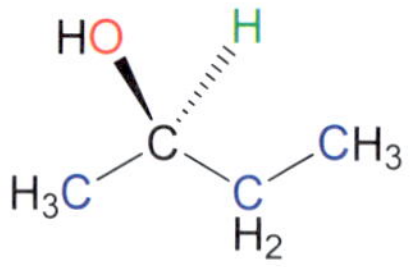

図 7-8　(*R*)-2-ブタノールの優先順位

　再び 2-ブタノールの優先順位に戻ってみると，2 と 3 番目にメチル基とエチル基があり，ともに最初の原子が炭素原子であったため決められなかった．次にメチル基に着目すると，炭素原子に結合している原子は（H, H, H）の 3 つの水素原子である．またエチル基では，（C, H, H）と炭素と 2 つの水素原子が結合している．ここで（C, H, H）＞（H, H, H）のように優先順位に差が生じた．すなわち，エチル基が 2 番目，メチル基が 3 番目と決定できた．

　ここで注意しなくてはならないことは，原子番号に相違が生じるまで順番に優先順位をたどっていくとき，対象原子以外は順位に関与しないということである．例えば，2-クロロエチル基とイソプロピル基の場合，最初は 2 つとも炭素原子であり違いがないが，次の順位は（C, H, H）＜（C, C, H）で決定できた．塩素のような大きい原子番号の出番がくる前に決定している（図 7-9）．

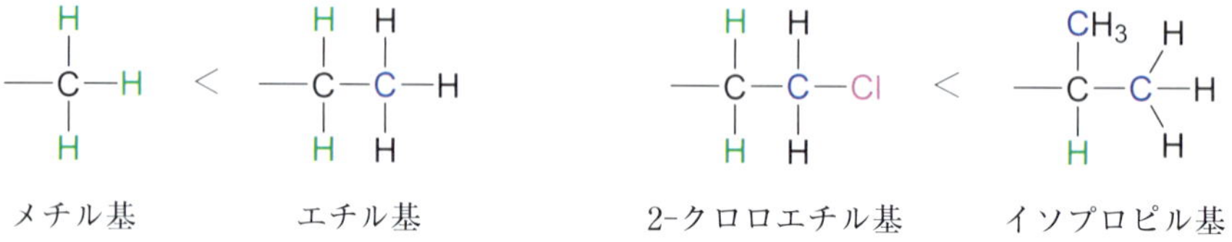

メチル基　　　　エチル基　　　　　2-クロロエチル基　　イソプロピル基

図 7-9　置換基の優先順位

　また二重結合や三重結合を置換基にもつ場合，結合している原子が二重や三重に結合しているように置き換えて優先順位を決定する．図 7-10 にいくつか例を示すが，かっこに入れた原子が架空の原子である．

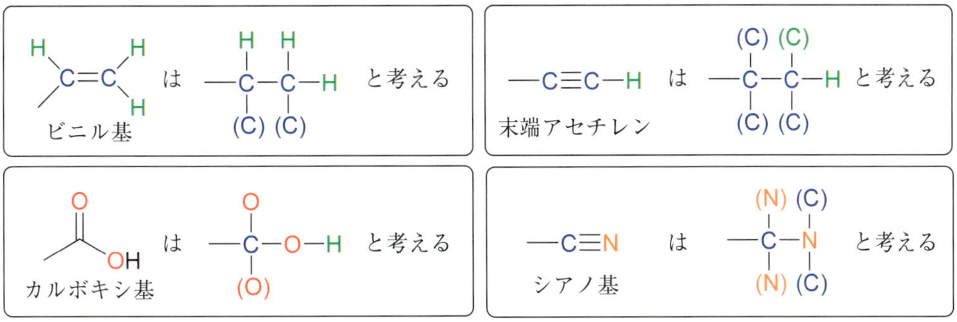

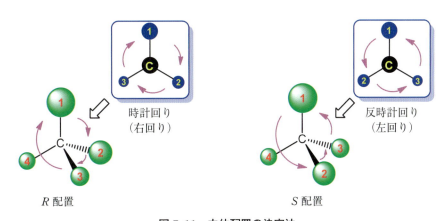

図 7-10　多重結合の優先順位

②と③については，優先順位が一番低い置換基を自分の目線から遠くになるようにキラル中心を配置して，残りの1から3番目までが時計回り（右回り）になれば，その立体配置はR配置となり，反時計回り（左回り）になればS配置である（図7-11）.

図 7-11　立体配置の決定法

7-4　光学活性体

エナンチオマーは，融点や沸点，密度，溶解度などの物理的性質が同じであり，また反応性などの化学的性質も同じであることは既に述べた．しかし光に対しては，エナンチオマーが異なる性質を示す．そういったことからエナンチオマーを**光学活性体**（optically active compound）ということもある．この光による違いについて原理から学んでいこう．

■ 7-4-1　旋光度

　光源から発する光は，進行方向に対して垂直な面内であらゆる方向に振動している電磁波である．この光が偏光フィルターを通過することによって，1つの面内で振動している光だけを通過させ，残りの光は除かれて**平面偏光**（plane-polarized light）が得られる．この平面偏光がキラル化合物の溶液を通過すると，**旋光**（optical rotation）と呼ばれる偏光面の回転が起こる．この回転の角度を旋光度といい，**旋光度計**（polarimeter）と呼ばれる装置によって測定される（図 7-12）．

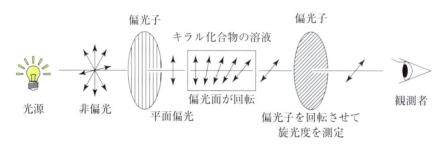

図 7-12　旋光度計による測定

　光源には通常，ナトリウムランプが使われ，アキラルな化合物の溶液では回転が起こらず，旋光度はゼロになる．キラルな溶液の場合，測定者から観て時計回り（右回り）に回転すれば，正（プラス）（＋）になり**右旋性**（dextrorotatory）といい，反時計回り（左回り）に回転すると，負（マイナス）（−）で**左旋性**（levorotatory）と呼ばれる．このような表記には，（＋）や *d*，あるいは（−）や *l* で表す．これはラテン語の *dexter*：右と，*laevus*：左に由来する．この回転の方向は，エナンチオマーにより反対になる．また回転の大きさは，キラル分子数に依存するため，試料管（セル）の長さや試料の濃度に比例する．したがって，旋光度 α は，濃度 *c* と長さ *l* の関係より次式が成り立ち，この値を**比旋光度**（specific rotation）[α] という．また比旋光度は，測定温度，光の波長や溶媒の種類によっても変動するので，以下のような表記が一般的である．

$$[\alpha]_D^T = \alpha / c\,l \quad (c,\ \text{solvent})$$

[α]：　比旋光度（単位なし）
T：　　測定温度（℃）　上付きで数字を書く
D：　　光源の波長（mm）通常，ナトリウムのD線（589 nm）を使用，下付き大文字でDと書く
α：　　旋光度（°）
c：　　濃度（100 mL 中の g 数，g/100 mL）
l：　　測定管の長さ（dm，1 dm = 10 cm）

　例えば，基質を 30 mg 量りとり，エタノールに溶かして 3 mL とした溶液（*c* 1.0）を，10 cm のセル長，25℃，ナトリウムランプで測定したとき，旋光度が時計回りに 40°回転した場合，次のように表す．

$$[\alpha]_D^{25} = 40°/ 1\ (c) \times 1\ (\text{dm}) = +40\ (c\ 1.0,\ \text{ethanol})$$

　次に2組のエナンチオマーについて，その化学構造式，名称と比旋光度を示す（図 7-13）．名

称ははじめにキラル炭素の絶対配置（R or S）をかっこに入れて書き，続けて比旋光度の回転方向が時計回りにはプラス（＋），反時計回りならマイナス（－）をかっこに入れてから，命名していく．またエナンチオマーの比旋光度は，符号が異なっているだけで絶対値は同じである．

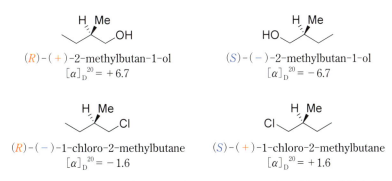

図 7-13　2-メチル-1-ブタノールと 1-クロロ -2-メチルブタンの比旋光度

重要なことは，絶対配置の R,S と比旋光度の符号＋，－には，関係がないことである．絶対配置は優先順位をつけて区別するために人間がつくった規則であり，平面偏光の回転はその物質特有の性質であるため，このようになることを整理しておこう．

7-4-2　ラセミ体とエナンチオマー過剰率

純粋なエナンチオマーは，同じ条件で比旋光度を測定すると，プラスとマイナスが反対であるが，絶対値は同じである．butan-2-ol のエナンチオマーも，図 7-14 に示すように R 体が左旋性，S 体が右旋性を示す．

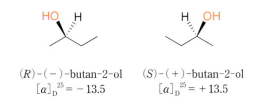

図 7-14　2-ブタノールの化学構造式と比旋光度

次に R 体と S 体が混ざっていた場合，どうなるだろう．

旋光度計の原理を思い出すと，光源から発せられた光が偏光フィルターを通過して平面偏光になり，それが溶液（セル）中のキラル分子によって旋光する．旋光度の大きさは，このキラル分子数に比例するため，比旋光度を求めるときには，旋光度を濃度と測定管の長さで除する．

エナンチオマーの等モル混合物を**ラセミ体**（racemate）という．すなわち butan-2-ol の場合，(R)-butan-2-ol と (S)-butan-2-ol が 1：1 の混合物である．同じ大きさ旋光を左旋と右旋するため，お互いの回転を打ち消し合い，ラセミ体では比旋光度がゼロとなり光学不活性である．したがってラセミ体の表記は，プラス体とマイナス体の混合物であることより（±）-butan-2-ol とする．

それではプラス体とマイナス体が，1：1でない比率の混合物である場合，どうなるだろう．

エナンチオマーがどのような比率で混合しているのかを示すには，**エナンチオマー過剰率**（enantiomeric excess，略して ee）あるいは**光学純度**（optical purity）を使い，以下の式から求めることができる．

$$\text{エナンチオマー過剰率} = \frac{\text{多いエナンチオマーのモル数} - \text{少ないエナンチオマーのモル数}}{\text{全エナンチオマーのモル数}} \times 100$$

$$\underset{\text{（光学純度）}}{\text{エナンチオマー過剰率}} = \frac{\text{測定された比施光度}}{\text{純粋なエナンチオマーの施光度}} \times 100$$

例えば，(R)-(−)-butan-2-ol と (S)-(+)-butan-2-ol のモル数比が3：1の混合物であるとき，エナンチオマー過剰率はいくつだろうか？

$$\frac{3-1}{3+1} \times 100 = 50\% \text{ ee}$$

エナンチオマー過剰率が 50% ee ということは，光学的に純粋な化合物が 50% であり，残りの 50% が光学不活性なラセミ体であるということである．50% のラセミ体には，プラス体とマイナス体が等モルずつ含まれているため，旋光度が打ち消し合い比旋光度はゼロとなる．したがって純粋なエナンチオマーは 100% ee となり，ラセミ体は 0% ee である．

7-5　ジアステレオマーとメソ体

立体異性体のうちエナンチオマーについて学んできたが，いずれの分子もキラル中心を1つだけしかもっていなかった．それでは，1分子中に2つ以上のキラル中心がある場合には，どうなるのだろうか？

7-5-1　キラル中心を2個以上もつ分子

ある化合物の立体異性体の数は，キラル中心の数に依存しており，次の規則が成り立つ．

立体異性体の数は，キラル中心の数を n とすると，最大 2^n 個存在する．すなわち，1つの分子中に多くのキラル中心を有する場合，指数関数的に立体異性体の数が増える可能性がある．しかし，じっくり分子の対称性等を考えて，それぞれの立体化学をよく吟味する必要がある．

はじめに例として，3-chlorobutan-2-ol を考える．キラル中心が2つあるので，図 7-15 の4つの立体異性体が考えられる．2R,3R と 2S,3S は，2つの立体配置が反転したエナンチオマーであり，また 2R,3S と 2S,3R もエナンチオマーである．その他の構造は，1つの立体配置が異なるだけであるので鏡像にはならず，すべてジアステレオマーになる．

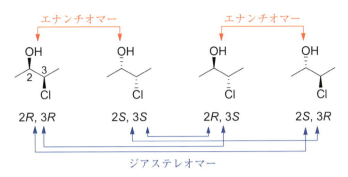

図 7-15　3-クロロ-2-ブタノールの立体異性体

エナンチオマーは，偏光の方向以外で同一の物理的および化学的性質を示すが，ジアステレオマーでは，沸点，融点，比旋光度など異なる物理的な性質を示す．

7-5-2　メソ体

次に酒石酸を例にする．2R, 3R と 2S, 3S はエナンチオマーであるが，2R, 3S と 2S, 3R は同一物質である（図 7-16）．これはキラル中心の 2 位と 3 位に結合している置換基が同じであるため，2 位と 3 位の区別がつかないため交換しても同じである．このように複数のキラル中心をもつが，分子内に対象面を含むため光学不活性（アキラル）な分子を**メソ体**（meso compound）という（ギリシャ語の *mesos*：真ん中）．したがって酒石酸の場合，立体異性体は 3 つしか存在しない．わかりにくいと感じた人は，分子模型を使えばわかりやすい．

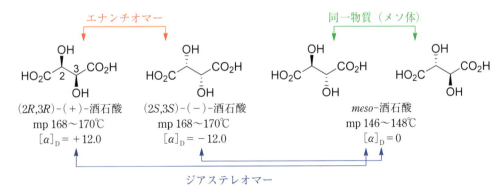

図 7-16　酒石酸の立体異性体

メソ体の名称には接頭語に斜体で *meso* をつける．酒石酸のメソ体は C2-C3 の結合を回転させて書き方を変えると対称面の存在がわかるであろう（図 7-17）．キシリトールの場合，2 位と 4 位はキラル炭素であるが，3 位はキラル炭素ではなく分子内に対称面を有することからアキラルである．

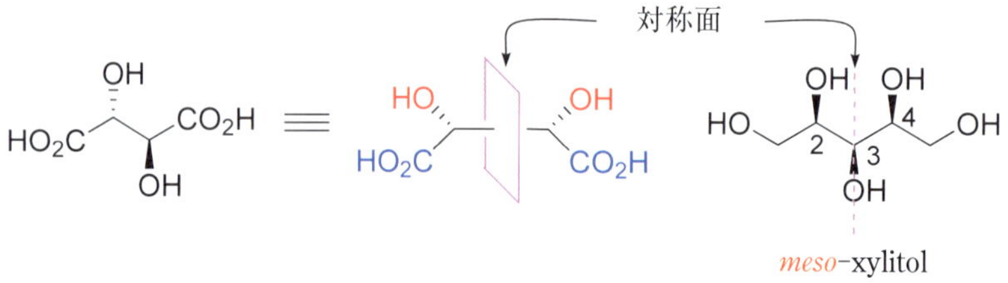

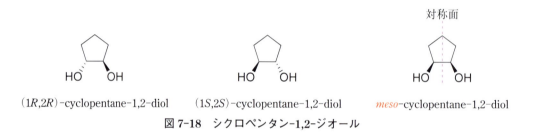

図 7-17 メソ体の対称面

7-5-3 シクロアルカンの立体異性

シクロペンタンに同じ官能基が結合したシクロペンタン-1,2-ジオールではキラル中心が2つあり，置換基の立体配置がトランスの 1R,2R 体と 1S,2S 体のエナンチオマーと，分子内に対称面をもつシスの meso 体の3つの立体異性体がある（図 7-18）．

図 7-18 シクロペンタン-1,2-ジオール

次にシクロヘキサン-1,4-ジオールについてしっかりみてみると，キラル中心がないことに気がつくだろう（図 7-19）．分子内に対称面をもつシス体とトランス体のジアステレオマーであり，どちらもアキラルである．対称面をもつと光学不活性であり，この場合2つの立体異性体しか存在しない．

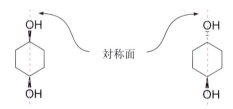

図 7-19 シクロヘキサン-1,4-ジオール

第7章　アルカンの化学Ⅱ　　**101**

■ 7-5-4　絶対配置と相対配置

絶対配置はキラル中心の立体配置が，R 配置あるいは S 配置と R-S 規則ではっきりと決まったものであるが，**相対配置**は2つ以上のキラル中心をもつ分子の相対的な立体関係を示す．*trans*-シクロヘキサン-1,3-ジオールを例にして説明すると，$1R$,$3R$ 体と $1S$,$3S$ 体はエナンチオマーであり絶対配置が決定していると左と中央のように書くことができる（図7-20）．一方，トランス体であることはわかっているが，$1R$,$3R$ 体あるいは $1S$,$3S$ 体であるか決まっていないとき，相対配置として2つのキラル中心の立体関係を便宜上，アスタリスク（*）を用いて右のように表す．すなわち，$1R$,$3R$ 体あるいは $1S$,$3S$ 体のどちらかである，という意味である．

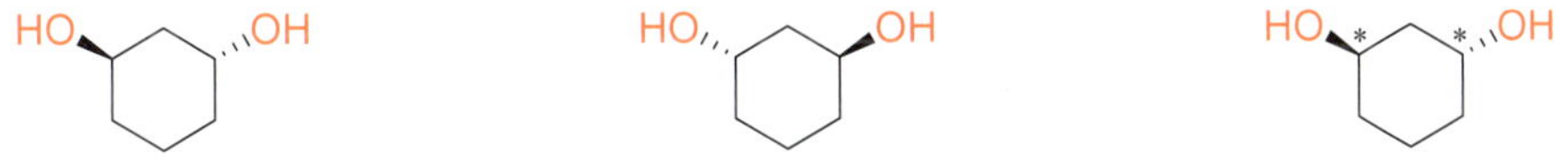

($1R$,$3R$)-cyclohexane-1,3-diol　　($1S$,$3S$)-cyclohexane-1,3-diol　　($1R^*$,$3R^*$)-cyclohexane-1,3-diol

図7-20　*trans*-シクロヘキサン-1,3-ジオール

■ 7-5-5　フィッシャー投影式

フィッシャー投影式（Fischer projection）は置換基が多く，炭素鎖が長い分子を二次元的に書き表すことに優れた方法である．この表示法は長い炭素鎖を縦方向にとり，炭素に結合している置換基を横方向にして，横の結合は紙面より手前，縦の結合は紙面より奥に向かう立体配置を示す．

例えば，メソ酒石酸を破線-くさび式で書かれた化学構造式は，図7-21のように変換するとすっきりとしたフィッシャー投影式に変換できる．すなわち C2-C3 結合を縦にして，C1 と C4 の炭素を縦の破線になるように回転させる．この形になったら破線-くさびを実線に直せばフィッシャー投影式の完成である．また C2-C3 結合を中心としたニューマン投影式にも簡単に書き換

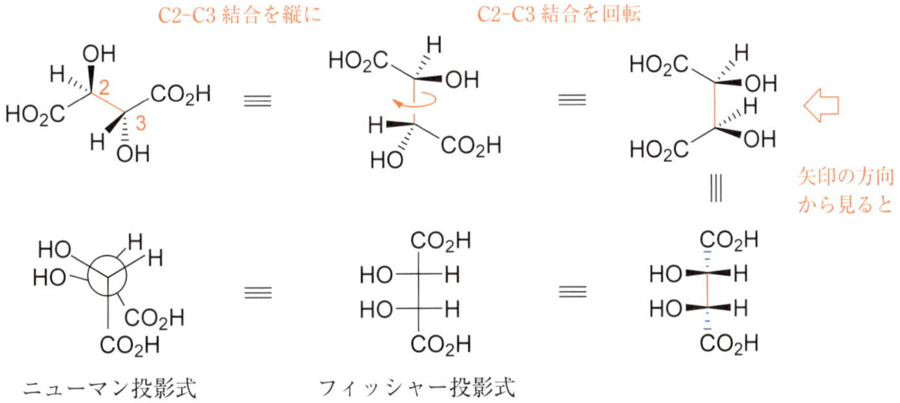

C2-C3 結合を縦に　　　　　C2-C3 結合を回転

矢印の方向
から見ると

ニューマン投影式　　　　　フィッシャー投影式

図7-21　メソ酒石酸のいろいろな書き方

えられる.

このフィッシャー投影式は糖類の表記によく使われ，簡単な表記であるがしっかりと立体配置を表している．このように重要な立体化学を含む化合物をいろいろな表記に変換できるように，頭の中を3次元的に鍛えることが必要である．この部分が苦手な人は，分子模型の助けをかりて訓練することが克服の早道である．

7-5-6 D/L 表示法と dl 表示法

D/L 表示法は天然物質で種類が豊富な糖類やアミノ酸を簡単に表すことができる．図7-22はグリセルアルデヒド，糖のグルコースとアミノ酸のセリンをフィッシャー投影式で示したものである．グリセルアルデヒドのキラル中心は1つであり，R 配置であるものを D 体，S 配置のものを L 体という．グルコースの場合，カルボニルより一番遠いキラル中心が，グリセルアルデヒドと同じ R 配置であるものは D 体である．天然の糖類は D 体が多く，D 糖とも呼ばれる．また天然のアミノ酸は S 配置であり L 体である．

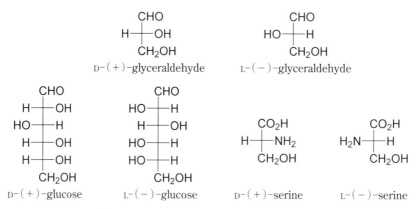

図 7-22　グリセルアルデヒド，グルコース，セリンの化学構造式

dl 表示法は D/L 表示法と全く異なり，立体配置とは無関係である．すなわち，光学活性体の旋光が右旋性（dextrotatory）であるときに d，左旋性（levorotatory）は l となり，旋光度の符号のことである．紛らわしいが，しっかりと区別できるように！

7-6　キラル中心をもたないキラル分子

キラル分子のなかではキラル中心をもたないキラル分子があるので，2つの種類について説明する．

(1) 軸キラリティー

連続した炭素二重結合の分子をアレンと呼び，2 つの π 結合の面は互いに直行している．このように回転できない 2 つの二重結合の軸を中心にキラルとなっているため，**軸不斉**あるいは**軸キラリティー**という．1,3-ジクロロアレンを例にみてみると，3 つの炭素が直線に並び π 結合は直交しているため，軸の方から構造をみると上下左右に置換基を配置している．2 つの構造は互いに重なり合わないので，キラルである（図 7-23）．

1,3-ジクロロアレンのエナンチオマー

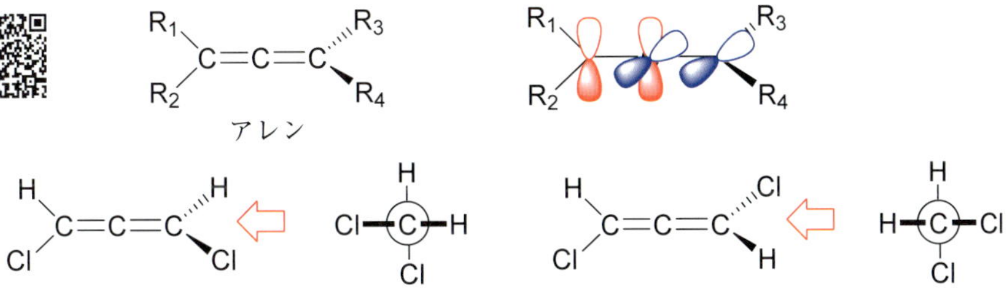

図 7-23　アレンと 1,3-ジクロロアレンの構造式

(2) アトロプ異性

ベンゼンが 2 つ繋がったものをビフェニルと呼び，その結合は自由に回転できるが，オルト位に置換基があると，立体障害のために回転は制限され 1 回転はできない．同様に 2 つのナフタレン環が炭素単結合で結ばれた 1,1'-ビナフタレンの誘導体である BINAP（**バイナップ**，IUPAC 名：2,2'-ビス(ジフェニルホスフィノ)-1,1'-ビナフチル：(2,2'-bis(diphenylphosphino)-1,1'-**binap**hthyl) も，立体障害のために回転に制限がかかるので，安定に単離できる配座異性体である（図 7-24）．このような配座異性体を**アトロプ異性体**と呼び，近年 BINAP を用いた数多くのキラル触媒が開発され，現在では立体選択的反応に欠かすことができない化合物となっている．

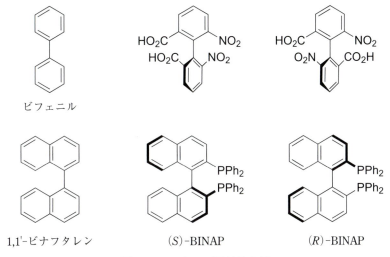

図 7-24　アトロプ異性体の例

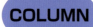

処方箋応需時の出来事

薬局に勤務しているS薬剤師のもとに,消化性潰瘍の治療のため内科を受診しているJさんが処方箋をもって訪れました.今回から処方薬が変更になっていたためJさんに確認すると,「薬の効き目があまり出ていない.効果が悪いのは遺伝子と関係しているかもしれないので,新しい薬に変更※しましょう」と先生にいわれたそうです.
※今回より,オメプラゾール(ラセミ体)→エソメプラゾール(S体)に処方変更

さて,オメプラゾールとエソメプラゾールは何が違うのでしょうか?

エソメプラゾールはラセミ体であるオメプラゾールの一方の鏡像異性体です.オメプラゾールは,肝薬物代謝酵素シトクロムP450(CYP)のうち,CYP2C19およびCYP3A4によって代謝されますが,CYP2C19には遺伝子多型が存在し,その代謝能力には個人差が大きいことが知られています.一方でエソメプラゾールは,代謝にCYP2C19の寄与が低く個人差が少ない(=効果が安定する)と考えられています.

オメプラゾール　　　　　　　　エソメプラゾール

近年,鏡像異性体(エナンチオマー)を分離する技術(光学分割)が発達したことから,従来ラセミ体として使用されてきた医薬品を,単一の鏡像異性体のみを有効成分とした医薬品(キラルスイッチ製剤)にする開発例が増えてきています.

ラセミ体とは,鏡像関係にある化合物の等量混合物のことですが,鏡像異性体の物理化学的特徴はほぼ同じでも生理活性が異なることが知られています.

では,なぜエメプラゾールはラセミ体とは異なる生理活性を有しているのでしょうか?

薬と受容体や酵素との関係を「ボルトとナット」に例えてみましょう.ボルトとナットは見た目や大きさが同じでも,空間的な形状が一致しなければ締めることができません.同じようなことが,薬と受容体や酵素が作用するときにも起こっているのです.

つまり,光学分割の技術を用いることでより有用な異性体のみを選択でき,結果として少ない服用量での効果発現,副作用や個人差の軽減などが期待できるのです.

以下に,光学分割成分が医薬品として承認された医薬品の一例を示します.

第7章 アルカンの化学Ⅱ **105**

光学異性体医薬品

分　類	医薬品名	鏡像異性体	光学分割によるメリット
抗菌薬	**レボ**フロキサシン	*S*	抗菌力の増強，副作用の軽減
	オフロキサシン	*S* + *R*	
抗アレルギー薬	**レボ**セチリジン	*R*	効果の増強，服用量の減少
	セチリジン	*S* + *R*	
消化性潰瘍治療薬	**エソ**メプラゾール	*S*	特定の薬物代謝酵素が遺伝的に欠損している患者でも効果が安定（個人差の軽減）
	オメプラゾール	*S* + *R*	
睡眠障害改善薬	**エス**ゾピクロン	*S*	効果の増強，服用量の減少
	ゾピクロン	*S* + *R*	
局所麻酔薬	**レボ**ブピバカイン	*S*	心毒性の軽減（*R* 体は心毒性が強い）
	ブピバカイン	*S* + *R*	

レボフロキサシン

レボセチリジン

エスゾピクロン

レボブピバカイン

7-7 練習問題

7.1 次に示すそれぞれの組合せの化合物の関係がエナンチオマー，ジアステレオマー，構造異性体，同一化合物のいずれかであるか述べよ．

7.2 次に示す化合物がキラルかアキラルかを示せ．

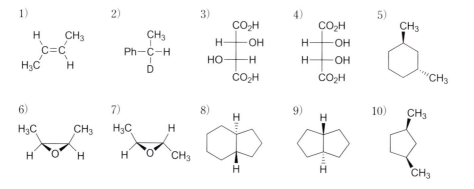

7.3 次に示す化合物のキラル中心の立体配置を（R-S）表記で示せ．

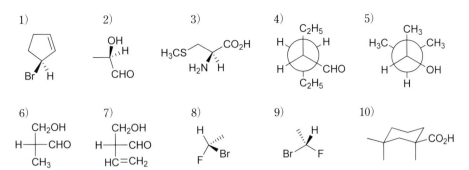

7.4 次に示す化合物（A，B，C）について以下の問いに答えよ．
1) 化合物（A，B，C）をフィッシャー投影式で書け．
2) 化合物（A，B，C）の中心の立体配置を（R-S）表記で示せ．
3) どの化合物がメソ化合物化を示せ．

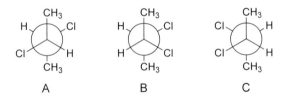

7.5 2-ブタノールのある試料は，+10.8 の比旋光度を示した．この試料のエナンチオマー過剰率を求めよ．またこの試料に含まれる（R）と（S）のエナンチオマーの比率を答えよ．

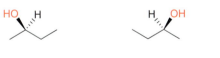

(R)-(−)-butan-2-ol   (S)-(+)-butan-2-ol
$[\alpha]_D^{25} = -13.5$ $[\alpha]_D^{25} = +13.5$

第8章 反応式を学ぶ（電子で理解する）

　高校の化学で水素や水などの分子が共有結合を形成していることを学んだ．電子式を用いることで，それぞれの原子が電子を出し合い，互いに共有してつくる結合（**共有結合**）を理解した．元素の周囲に最外殻電子を点・で表した式（**電子式**）を用いて，原子間で電子の対により共有する化学結合を見出したのは，米国の物理化学者ルイスであった（図8-1）．さらに，ルイスは多くの分子が8個の電子により安定に存在することに気づいた．ちなみに，第2章で紹介された酸塩基の定義のうち，電子対に着目した定義はルイス酸・塩基として知られている．

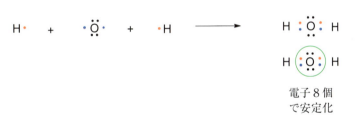

電子8個で安定化　　G. N. Lewis（1875-1946）

図 8-1　電子式（ルイス構造式）

　ルイスの電子式を用いて分子構造を表したものを**ルイス構造式**という．ルイス構造式は化学結合を単純に理解できることから，本章では，この表記法を学ぶとともに，化学反応を電子の移動で理解するために，矢印のルールを学ぼう．

Key Word

ルイス構造式（8-1-1）	共有電子対（8-1-1）
非共有電子対（8-1-1）	オクテット則（8-1-1）
形式電荷（8-1-2）	配位結合（8-1-2）
共鳴（8-2-1）	ケクレ構造式（8-2-1）
極限構造式（8-2-1）	共鳴混成体（8-2-1）
両頭矢印（8-2-1）	曲がった矢印（8-2-1）
置換反応（8-3）	付加反応（8-3）
脱離反応（8-3）	転位反応（8-3）
求核試薬（8-3-1）	求電子試薬（8-3-1）
カチオン（8-3-1）	アニオン（8-3-1）

8-1 分子の表記法

分子構造の表記法には，ルイス構造式，ケクレ構造式，さらに混成軌道を用いた方法などいくつもあるが（図8-2），ルイス構造式を正しく書くことは，有機化学を理解する第一歩といえる．

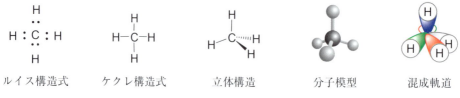

図8-2 メタンの表記法

8-1-1 ルイス構造式の書き方

ルイスの構造式は，原子の最外殻の電子である**価電子**を共有して結合をつくる．結合形成に使われる2つの電子を**共有電子対**と呼ぶ．1組の共有電子対がつくる**共有結合**を**単結合**といい，共有電子対が2組，3組ある場合は，それぞれ**二重結合**，**三重結合**となる（図8-3）．なお，結合に用いられていない電子対を**非共有電子対**（孤立電子対）という．

これから学ぶ共鳴や化学反応を理解する際には，電子の動きが大切であるので，ケクレ構造式に非共有電子対を表示する構造式も有用である．

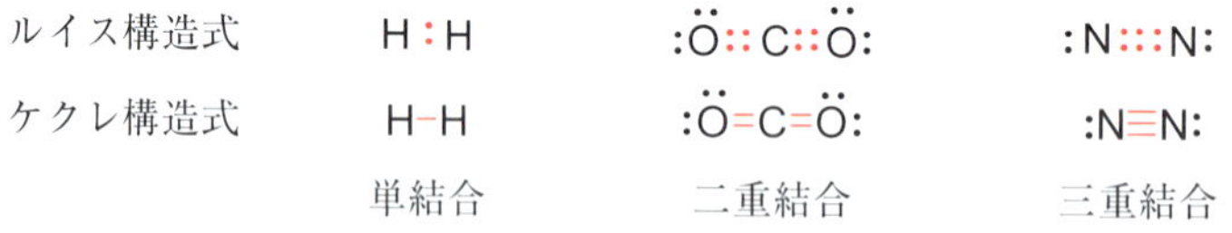

ルイス構造式	H:H	:Ö:C:Ö:	:N:::N:
ケクレ構造式	H–H	:Ö=C=Ö:	:N≡N:
	単結合	二重結合	三重結合

図8-3 各種結合様式

原子は希ガスであるヘリウムやネオンのような**閉殻構造**をもつと安定となる．したがって，水素原子はヘリウムと同じ閉殻構造となるためにはもう1つの電子を共有する必要がある．一方，炭素，窒素や酸素原子などの第2周期の原子では，ネオンと同じ閉殻構造となるために，ほかの原子との間で価電子を共有し，合計8個となることで閉殻構造となることができる（図8-4）．

族	1	2	3	14	15	16	17	18
	Li	Be·	·B·	·C·	·N·	·Ö:	·F:	:Ne:
価電子	1	2	3	4	5	6	7	0
原子価	1	2	3	4	3	2	1	0

図8-4 第2周期元素の価電子

このように原子の価電子の数が8個あると化合物やイオンが安定に存在できる経験則を**オクテット則**（八電子則）という．価電子数は，周期表の族番号の下一桁と同じである．

ルイス構造を書く際にまず行うことは，構成している原子の価電子の総数を数える．次に，原子を配置し，原子間に電子対を置く．できるだけ多くの原子についてオクテット則を満たすように電子を並べる．必要があれば，オクテット則を満たすように**多重結合**をつくる．ただし，3d軌道をもつリンやイオウ原子にはオクテット則が適用できないことがあるので注意する．なお，陰イオンの場合には，価電子数に負電荷数を加え，陽イオンの場合，価電子数から正電荷数を引く．

まず，アンモニア（NH$_3$）を例にしてみよう．窒素原子は価電子を5個もっている．水素原子が3つなので，価電子の総数は8個となる．窒素原子から考えると，オクテット則を満たすには3個の電子があればよい．すなわち，窒素は3個の水素と電子を1個ずつ出し合って共有することでオクテット則を満たす（図8-5 a）．

次はホルムアルデヒド（HCHO）をみてみよう．価電子総数は12個となる．炭素原子はオクテット則を満たすためには4個の電子が必要であり，酸素原子は2個の電子が必要である．炭素原子と2つの水素原子，さらに酸素原子との間で電子をそれぞれ1個ずつ共有し合い，単結合をつくった場合，炭素と酸素原子はともにオクテット則が満たされない．そこで，炭素と酸素原子間でもう1個ずつ電子を出し合い，二重結合をつくることでともにオクテット則を満たすことができる（図8-5 b）．

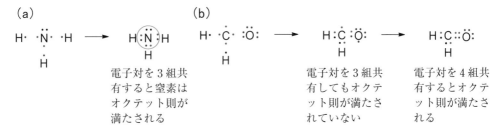

図8-5　アンモニア（a）とホルムアルデヒド（b）のルイス構造

8-1-2　形式電荷の求め方

分子やイオンをルイス構造式で書き，共有結合に使われている電子を両方の原子に均等に割り振ると，原子はもともとその原子がもっている本来の価電子数と異なるときがある．原子がもとの価電子数よりも多ければ負の電荷，少なければ正の電荷をもつことになる．このように形式的に算出した電荷を**形式電荷**という．構成するすべての原子について，次式により形式電荷を求めることができる．

形式電荷 =（中性原子の価電子数）−（分子やイオン中の原子のもつ価電子数）
　　　　　 =（価電子数）− 1/2 ×（共有結合電子数）−（非共有電子数）

まず，中性の原子と分子中の原子で価電子数が変わっていない例として，メタンの炭素原子と

アンモニアの窒素原子をみてみよう（図8-6）．メタンの場合は，4つの共有結合があるので分子中の炭素原子は4個の価電子を有しており，中性の炭素原子の価電子数と変わらない．アンモニアでは，3つの共有結合で3個の価電子をもち，さらに非共有電子対があるので2個の価電子をもっており，合計5個となる．

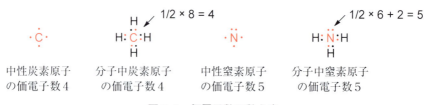

図8-6　価電子数の数え方

オゾン（O_3）を例にしてそのルイス構造式と形式電荷を考えよう．価電子総数は18個となる．酸素原子は価電子6個をもつので，オクテット則を満たすには2個ずつ出し合うことになる．赤と青の酸素原子との間で二重結合をつくることで2つの原子はオクテット則を満足する．緑の酸素原子は青の酸素原子から電子対を受け入れることでオクテット則を満たすことになる．この結合は，青の酸素原子の非共有電子対を緑の酸素原子に貸し出しているようにもみえることから，**配位結合**と呼ばれる（図8-7）．それでは赤，青，そして緑の酸素原子の形式電荷を計算してみよう．

　赤の酸素原子：$6 - 1/2 \times 4 - 4 = 0$　赤の酸素原子は，形式的には6個の電子をもっている．
　青の酸素原子：$6 - 1/2 \times 6 - 2 = +1$　青の酸素原子は，5個の電子をもっている．
　緑の酸素原子：$6 - 1/2 \times 2 - 6 = -1$　緑の酸素原子は，7個の電子をもっている．

すなわち，青の酸素原子が+1，緑の酸素原子が-1の形式電荷をもつことになり，分子全体としては中性（0）である．

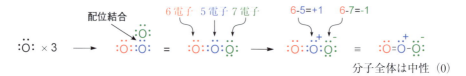

図8-7　オゾンのルイス構造と形式電荷

ルイス構造式は，単結合や多重結合などの結合の種類を示すとともに，形式電荷から分子内の電荷の分布も予想できることに注意しよう．

8-2　共　鳴

分子の表記法には様々な方法があるが，これらの表記法は実際の分子構造を近似して表示した

ものである．例えば，分子のもつ性質を構造式で表す試みの 1 つが共鳴である．共鳴は，有機化学を学ぶ際に多くの場面で利用されるので，是非，共鳴の概念を理解するとともに共鳴に寄与する構造式を書けるようになろう．

8-2-1 共　鳴

共鳴を学ぶ上で身近な例の 1 つは，第 2 章で学んだ“ベンゼンのかたち”である．今から 150 年ほど前に，ドイツの有機化学者ケクレは，夢の中でヘビが自らの尻尾を噛んでクルクル回る様子をヒントにしてベンゼンの**ケクレ構造式**を思いついた．二置換ベンゼンの異性体の数を説明するためにベンゼンは 2 つのケクレ構造式の間を振動していると提唱した（図 8-8）．実際には，ベンゼンの本当の構造は，2 つのケクレ構造式が合わさった構造と考える**共鳴**の概念が生まれた．共鳴に寄与するケクレ構造式は，**極限構造式**と呼ばれ，これら極限構造式の平均として表された構造を**共鳴混成体**という．なお，共鳴は極限構造式を「↔（**両頭矢印**）」で結んだ極限構造式で表す．「⇄」は平衡を表す矢印であるので使えない．

ベンゼンのケクレ構造式
（ベンゼンの極限構造式）

F. A. Kekulé
（1829–1896）

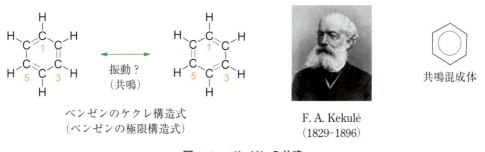

図 8-8　ベンゼンの共鳴

2 つの極限構造式の間にはどのような関係があるのであろうか．2 つの構造をルイス構造式で比べてみると，共有結合に使用されている赤の電子対が環内で 1 組ずつ移動していることがわかる（図 8-9）．「**曲がった矢印**」で示される電子対の移動により，もう一方の極限構造式を書き表すことができる．はじめはルイス構造式で理解し，慣れたところでケクレ構造式を用いるとよい．

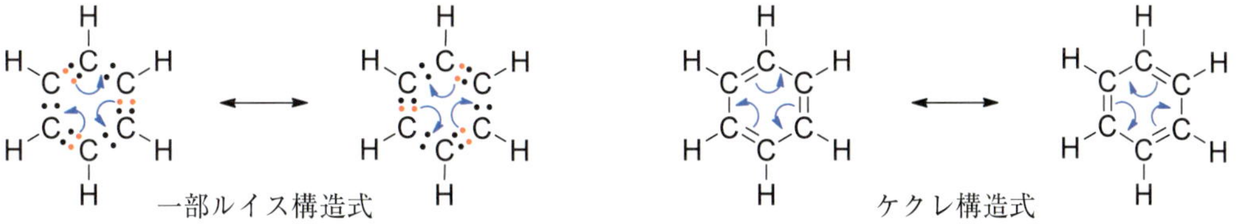

図 8-9　電子移動を含めた極限構造式

曲がった矢印はどの結合が生じ，また切断されるかを示している．曲がった矢印には決まりごとがある（図 8-10）．矢印の出発点（矢の尾部）には必ず 2 つの電子があり，それらは共有結合の電子対や非共有電子対である．一方，電子対の移動先となる矢印の終点（矢の頭部）は原子や

単結合（σ結合）となる．終点が原子の場合には非共有電子対となり，単結合の場合には新たに結合が付加され二重結合（π結合）となる．アセトンを例にしてみると，カルボニル基の共有結合電子対が電気陰性度の高い酸素原子側に移動した場合と酸素原子上の非共有電子対が炭素-酸素原子間の単結合（σ結合）上に移動したことが理解される．

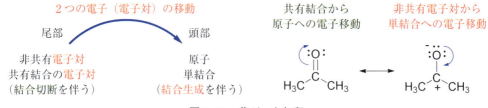

図 8-10　曲がった矢印

極限構造式において曲がった矢印を使用する際に注意すべき点は，まず**単結合を切ってはいけない**ことである．第2の注意点は，矢印の終点である頭部には電子が移動してくるので，終点原子や結合電子の数が収容できる電子の数を超えないようにする．第2周期の原子では**オクテットを超えてはならない**（図 8-11）．

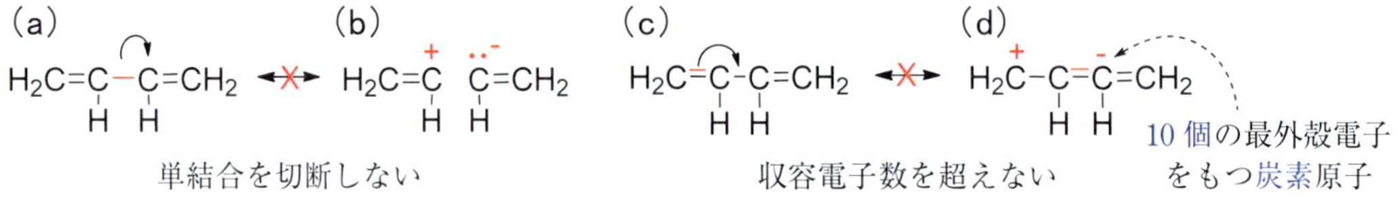

図 8-11　曲がった矢印の注意点

オゾンのルイス構造式は既に学んだので，オゾンの共鳴をみてみよう（図 8-12 a）．2つの極限構造式を書くことができ，電子移動を曲がった矢印で示すことができる．分子全体としては電荷をもたないが，2つの酸素原子上の形式電荷に注意をしよう．酢酸イオンも同じように書ける（図 8-12 b）．注意をしたいのは，もし電子移動を1回で止めてしまうと，かっこ内に示すようにオゾンの真ん中の酸素原子や酢酸イオンのカルボニル炭素原子が価電子数を超えるとともに，オクテット則を超えて10個の電子をもつことになる．

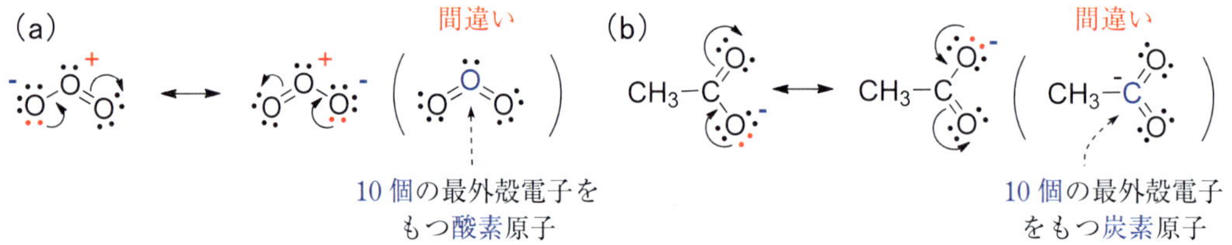

図 8-12　オゾン（a）と酢酸イオン（b）の共鳴

8-2-2 極限構造式の共鳴への寄与

極限構造式は実際には存在しない構造であり，共鳴混成体は複数の極限構造式が合わさった構造である．複数ある極限構造式では，共鳴に寄与する度合いも異なる．一般に，**可能な極限構造式の数が多ければ多いほど，共鳴に対する安定化エネルギーが大きい**．

極限構造式の**共鳴に対する寄与の度合い**を判断する際は，以下の点を確認するとよい．

1. 電荷をもつ極限構造式は電荷をもたないものより共鳴に対する寄与は小さい．
2. 電気陰性度の大きい原子の方に電子が移動するような極限構造式の方が，逆のものより共鳴に対する寄与は大きい．
3. それぞれの原子の価電子がその電子殻に収容できる電子の数（炭素，窒素，酸素はいずれも8電子）を満足していない極限構造式は，共鳴に対する寄与が小さい．

オゾンの極限構造式を図8-12 aのように2つ示したが，これ以外にも可能であり，3つの酸素原子が鎖状に単結合で連結した構造式も書ける（図8-13 c）．極限構造式（c）は電荷の分離の度合いも（a）や（b）より大きく，また真ん中の酸素原子の正電荷が高い．さらに，真ん中の酸素原子は6個の電子しかもっておらず，オクテット則を満たしていない．したがって，共鳴に対する寄与が小さいものと判断される．

オゾンの共鳴混成体は（a）と（b）の中間的な構造（d）となる．真ん中に位置する酸素原子と両端の炭素原子との結合距離は等しく，両端の酸素原子は部分的に負電荷（1/2−）を帯びるのに対して真ん中の酸素は正電荷を帯びている．

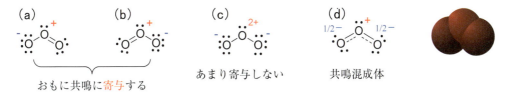

図 8-13　オゾンの極限構造式と共鳴への寄与

アクリルアルデヒド（2-プロペナール）の共鳴を考えてみよう（図8-14）．極限構造式（b）〜（d）は電荷が分離していることから，共鳴に対する寄与は小さいものの，これらの共鳴からアクリルアルデヒドの化学反応性を予測することができる．すなわち，極限構造式中の電荷の位置からカルボニル基の炭素原子が**部分的に正電荷（δ^+）**，さらに酸素原子が**部分的に負電荷（δ^-）**を帯びているばかりでなく，カルボニル基の隣の炭素（α炭素という）はδ^-，そしてその隣の炭素（β炭素）はδ^+に帯びていることが予測される（図8-14 e）．このように，共鳴を考えることで化学的な反応性が予測できる．

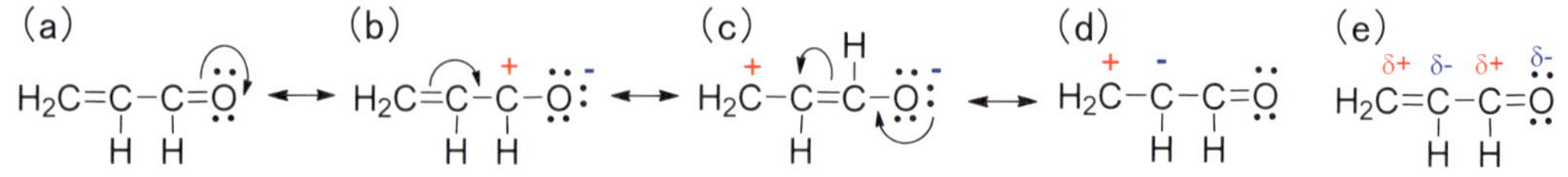

図 8-14　アクリルアルデヒドの共鳴

8-3　基本的化学反応

　第2章においてベンゼンのニトロ化反応，第3章ではアルケンへの付加反応，そして第4章で脱水反応を通して置換反応と脱離反応をみてきた．有機反応は大別すると，置換反応，付加反応，脱離反応，そして転位反応の4つに分類される．

置換反応：炭素に結合する水素またはほかの置換基を，必要とする置換基と交換する反応
　　　　　　第2章でのベンゼンのニトロ化反応では，ベンゼンの水素原子（H）をニトロ基（NO_2）に置き換えている（図 8-15 a）．

付加反応：不飽和結合に原子または原子団が結合して不飽和度の低い化合物を生成する反応
　　　　　　2つの化合物が1つの化合物となる．
　　　　　　第3章においてシクロヘキセンに臭素（Br_2）を付加して，1,2-ジブロモシクロヘキサンが形成されている（図 8-15 b）．

脱離反応：有機分子から2個の原子または原子団が除去されて多重結合を形成する反応
　　　　　　付加反応の逆反応であり，1つの化合物が2つの化合物となる．
　　　　　　第4章においてエタノールから水（H_2O）を除去して，エチレンが形成されている（図 8-15 c）．

転位反応：有機分子中の原子または原子団が分子内を移動して結合位置を変える反応
　　　　　　2-メチル-3-ブテン-2-オールの水酸基（OH）が移動し，3-メチル-2-ブテン-1-オールに変換されている（図 8-15 d）．この際，二重結合も移動していることに注意しよう．

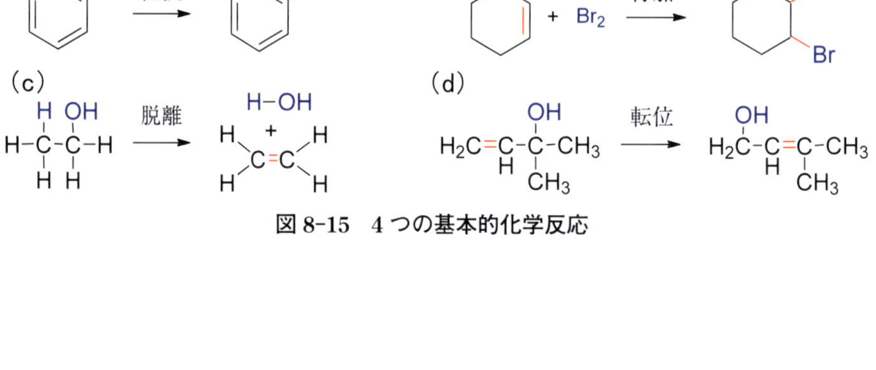

図 8-15　4つの基本的化学反応

第 8 章 反応式を学ぶ **117**

　これら 4 つの有機反応の詳細は，次章以降で学ぶことになる．これらの反応のほとんどは，イオン（極性）反応に分類される．イオン反応は，正電荷あるいは部分的な正電荷（δ⁺）が負電荷あるいは部分的な負電荷（δ⁻）との間での静電的な引力が駆動力となって進行する．電子が豊富な部位が電子不足の部位と反応し，結合の形成あるいは切断を行う．すなわち，イオン反応は電子の移動を通して理解することができる．共鳴を学ぶ際に電子対の移動を曲がった矢印を用いて理解した．イオン反応においても，曲がった矢印を用いて反応の道筋を理解することができる．

■ 8-3-1　反応における矢印

　化学反応が進行する際，電子配置がどのように変化をするかを電子の移動を示す曲がった矢印で表すことができる．既に，共鳴において曲がった矢印の動かし方を学んできたが，反応における曲がった矢印は**分子間での電子の移動**を含む点が異なる．共鳴においては，同一分子内で電子の配置のみが異なるが，原子の位置はすべて同じでなければならなかった．そのため，単結合を切ることはなかった．これに対して，反応においては，単結合が切れることはよく起こりうる．分子内および分子間での**結合の切断と形成**を通して**新たな結合の再構築**を行うことこそが化学反応の本質といえる．

　8-2-1 で曲がった矢印の決まりごとを学んだとおり，矢印の尾部は共有結合電子対や非共有電子対であり，尾部は新たに共有結合を生成するか非共有電子対となることがポイントである．とりわけ，共有結合形成反応における電子豊富な化学種を求核試薬と呼び，電子不足の化学種を求電子試薬という．

　　求核試薬（nucleophile）：「核を好む」試薬で電子過剰の部位をもつ

　　　　例：OH⁻，CH₃⁻，CN⁻，H_2O，ルイス塩基（電子対の供与体）

　　求電子試薬（electrophile）：「電子を好む」試薬で電子不足の部位をもつ

　　　　例：H⁺，Br⁺，(CH₃)₃C⁺，ルイス酸（電子対の受容体）

　非共有電子対から電子移動が始まり，**新たに結合を形成**する例をみてみよう．メタノールの酸素原子上の非共有電子対からの矢印がプロトン（H⁺）に達している（図 8-16 a）．酸素原子とプロトンとの間で電子対を共有することで新たに単結合を形成することになる．次の例では，臭化物イオンの非共有電子対から電子不足な *tert*-ブチル陽イオン（**カチオン**）に向けて矢印が到達している（図 8-16 b）．臭化物イオンからの電子対を炭素原子との間で共有し結合を形成することで臭化 *tert*-ブチルが生成する．注意してほしいのは，反応の前後で反応系全体での電荷の変化はないことである．

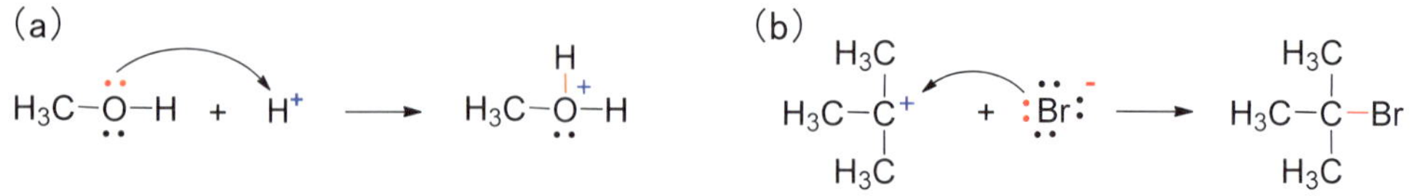

図 8-16　非共有電子対からの反応矢印

　類似の共有結合形成反応には，**二重結合（π結合）の共有結合電子対から**プロトン等の**求電子試薬への反応**がある．エチレンの二重結合（π結合）からプロトン（H^+）に矢印が向いており，エチレンの一方の炭素原子と水素との間で新たに単結合が生成する（図8-17 a）．ベンゼンの二重結合も電子不足な化学種であるニトロニウムイオン（NO_2^+）と反応し，ベンゼンの炭素原子とニトロ基の窒素原子との間に単結合を生成する（図8-17 b）．

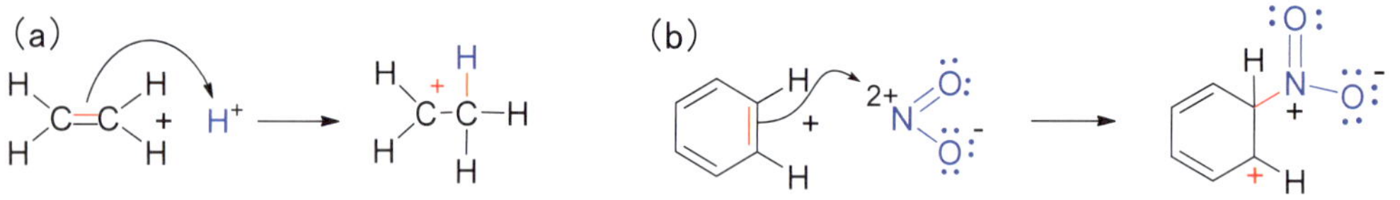

図 8-17　共有結合電子対からの反応矢印

　次に，**共有結合の開裂**とそれに伴う**非共有電子対の生成**の例をみよう（図8-18）．（a）の反応は図8-15 bの反応の逆反応である．炭素-臭素の共有結合の開裂により，*tert*-ブチルカチオンと臭化物イオンが生成する．一方，（b）の反応ではプロトン化された2-プロパノールの炭素-酸素結合の開裂によりイソプロピルカチオンと水が生成する．

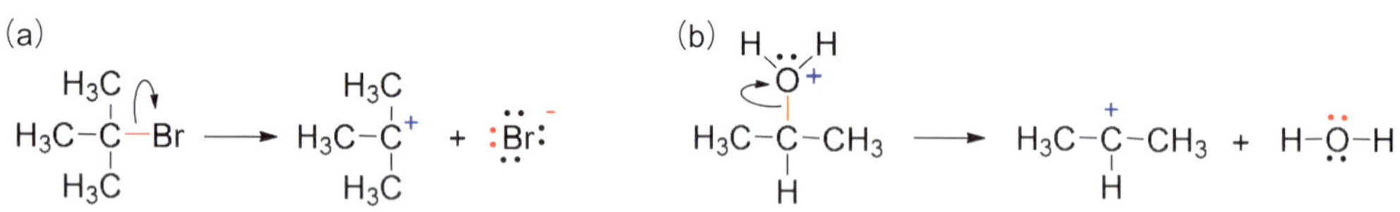

図 8-18　結合電子対の開裂に伴う矢印

　ここまでの例は，共有結合の形成や切断が1個の矢印，つまり1回の電子対の移動で起こる反応例であった．実際の反応では，**結合の形成と切断が同時に起こる**こともあり，このような反応を理解する場合には，数個の矢印が必要となる．オゾンや酢酸イオンの共鳴（図8-12）においても2つの矢印により結合の形成と切断が示されている．

　最も基本的な置換反応の例として，臭化メチルからメタノールが得られる反応をみてみよう（図8-19）．非共有電子対をもつ水酸化物イオンから臭化メチルの炭素原子に向けて矢印が達すると同時に，炭素-臭素結合からの矢印が臭素原子上に向かっている．つまり，水酸基の酸素原子と炭素原子の間に新たに結合が形成されるとともに，炭素原子と臭素原子間の結合が切断されることを意味している．もし，水酸化物イオンから炭素原子への矢印のみの場合，生成するのは5価の炭素であり，10個の電子をもつことになり，オクテット則を超えてしまう．

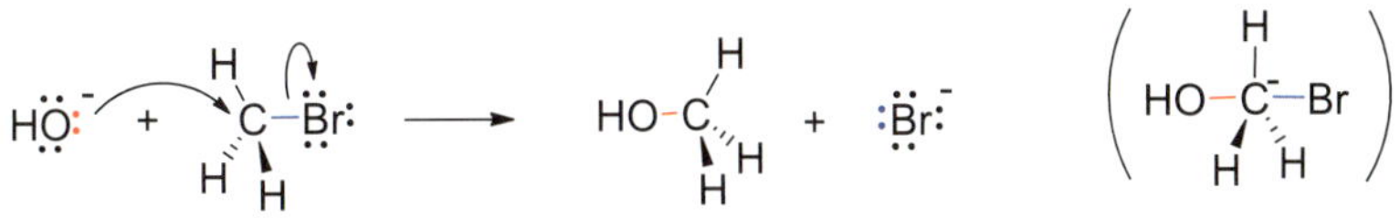

第 8 章　反応式を学ぶ　119

炭素原子は 5 価となり
10 個の電子をもつ

図 8-19　置換反応における矢印

　カルボニル化合物への付加反応の例もみてみよう．アセトアルデヒドは水素の陰イオン（**アニオン**）である水素化物イオン（H:⁻）により還元されてエタノールが得られる（図 8-20）．水素化物イオンからカルボニル基の炭素原子に向かって矢印が向かい，カルボニル基の二重結合（π結合）から酸素原子に矢印が達している．さらに，アルコキシドイオンからプロトンへの矢印の移動によりエタノールが生成する．この例でも，水素化物イオンからカルボニル基の炭素原子への矢印のみでは炭素原子が 5 価となり，さらに 10 個の電子をもつことになる．

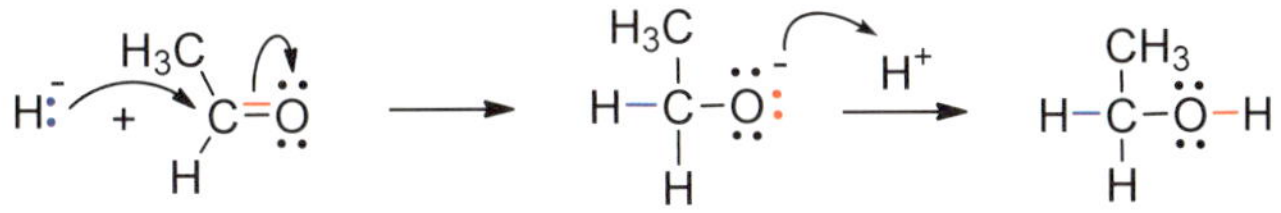

図 8-20　付加反応における矢印

TOPICS　曲がった矢印

　本章では，化学反応を電子の移動で理解することを中心に説明した．電子の移動を曲がった矢印を用いることで定性的に化学反応を理解することができる．有機化合物の反応性や反応経路を電荷の静電相互作用と価電子とにより説明する理論を**有機電子論**という．

　有機電子論では，電子の移動に着目することから，曲がった矢印を利用して電子の移動の軌跡を明示した．初めて化学反応の理解に曲がった矢印を用いたのは，アルカロイドの合成で有名な，英国のノーベル化学賞受賞者であるロビンソンであった．さらに，有機電子論と曲がった矢印の有用性を広めたのは，反応速度論を確立することで S$_N$1 と S$_N$2 の置換反応（第 11 章参照）を識別した，英国のインゴールドであった．

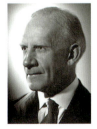

Sir R. Robinson
（1886–1975）

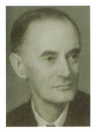

C. K. Ingold
（1893–1970）

有機化学を理解する上で有機電子論と曲がった矢印は避けては通れないものであり，暗記で対応するのではなく，実際に自分の手で曲がった矢印を書きながら反応を理解することが大切である．

8-4 練習問題

8.1 次の化合物のルイス構造式を書け．

1) CH_3NH_2　　2) CCl_4　　3) HCN　　4) $POCl_3$　　5) BF_3

8.2 次の構造式のうち，1），2）には形式電荷，3），4）には非共有電子対をつけよ．

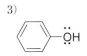
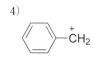

8.3 次の分子種のルイス構造式を書け．必要があれば形式電荷も計算せよ．

1) H_3O^+　　2) OH^-　　3) NH_4^+　　4) NH_2^-　　5) CH_3^+
6) CH_3^-　　7) CH_3NO_2　　8) N_3^-　　9) CO　　10) BH_4^-

8.4 次の化学種の極限構造式を書け．

1) $H_2C=C-\ddot{O}CH_3$　　2) $H_3C-C-\ddot{C}-\ddot{C}-\ddot{O}CH_3$　　3) フェノール　　4) ベンジルカチオン
　　　　　　H　　　　　　　　　：Ö：H：Ö：

8.5 次の反応式のうち，1），2）には生成物を，3），4），5）には矢印を書き入れよ．

1) $Cl-\ddot{C}-Cl + H^+ \longrightarrow$
　　　　|
　　　 Cl

2) $OH^- + H_2C-C-CH_3 \longrightarrow$
　　　　　　　　|
　　　　　　　 ：Ö：

第 8 章 反応式を学ぶ **121**

3)

$$H\text{-}\overset{\overset{\displaystyle H}{|}}{\underset{\underset{\displaystyle H}{|}}{\overset{+}{N}}}\text{-}H \;+\; :\ddot{\overset{..}{O}}H^- \;\longrightarrow\; H\text{-}\overset{\overset{\displaystyle ..}{N}}{\underset{\underset{\displaystyle H}{|}}{}}\text{-}H \;+\; H_2\ddot{\overset{..}{O}}$$

4)

$$\text{(bromonium ion, } H_3C, H_3C, CH_3, CH_3\text{)} \;+\; :\ddot{\overset{..}{Br}}:^- \;\longrightarrow\; \text{(} H_3C, H_3C, Br, Br, CH_3, CH_3\text{)}$$

5)

$$\text{(} H, H_3C, H_3C, CH_3, CH_3, Br\text{)} \;+\; Na^+ \; :\ddot{\overset{..}{O}}CH_3 \;\longrightarrow\; \text{(} H_3C, H_3C, C{=}C, CH_3, CH_3\text{)} \;+\; CH_3OH \;+\; Na^+Br^-$$

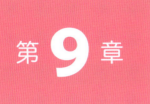

ベンゼンの化学 II

　第2章ではベンゼンの化学構造や性質などの基本的事項について学んだ．本章では，ベンゼンの安定性や反応性に関連する最も重要な性質である"芳香族性"を中心に学んでいく．

Key Word

ベンゼンの安定性（9-1-3）
芳香族性（9-2-1）
非芳香族化合物（9-2-2）
芳香族イオン（9-3-1）
シクロヘプタトリエニルカチオン（9-3-1）
ピリジン，ピリミジン（9-3-2）
フラン，チオフェン（9-3-2）
ナフタレン（9-3-3）

ヒュッケル則（$4n+2$ 則）（9-2-1）
反芳香族化合物（9-2-2）
アヌレン（9-2-2）
シクロペンタジエニルアニオン（9-3-1）
複素環式芳香族化合物（9-3-2）
ピロール，イミダゾール（9-3-2）
多環式芳香族化合物（9-3-3）
アズレン（9-3-3）

9-1 ベンゼンの構造と安定性

9-1-1 ベンゼンの構造

ベンゼンは，6個の炭素原子と6個の水素原子で構成されている分子で，すべての炭素原子と水素原子は同一平面上にあり，正六角形の環状構造をしていることを第2章で学んだ．第8章では，共鳴の概念からベンゼンが共鳴混成体として存在することを学んだ．すなわち，ベンゼンを構成している6個の炭素原子はすべて sp^2 混成軌道をもち，これらの炭素の3つの sp^2 軌道のうち，2つは隣の炭素の sp^2 軌道と C–C の σ 結合を，残りの1つは水素の 1s 軌道と C–H の σ 結合を形成する．この sp^2 混成炭素は6員環平面に対して垂直方向に，もう1つの p 軌道をもっており（図 9-1 a），それぞれの p 軌道は両隣の炭素の p 軌道と"等しく"重なり合って，環平面の上下にドーナツ型の電子軌道を形成している（図 9-1 b）．この軌道のなかには各炭素のもつ計6個の π 電子が特定の炭素に帰属することなく非局在化した状態で収容されていることから，ベンゼンの6個の C–C 結合は等価であり，結合距離もエネルギーもともに単結合でも二重結合でもなく，その中間の性質を有している（図 9-1 c）．

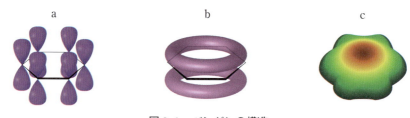

図 9-1　ベンゼンの構造

9-1-2 ベンゼンの反応

ベンゼンは，二重結合をもった環状化合物であるが，シクロヘキセンのように速やかな付加反応が起こらないことを第3章で学んだ．しかしながら，実は $FeBr_3$ 触媒存在下で臭素とゆるやかに反応してブロモベンゼンを与える．このときの反応は，ベンゼンの水素と臭素が置き換わる置

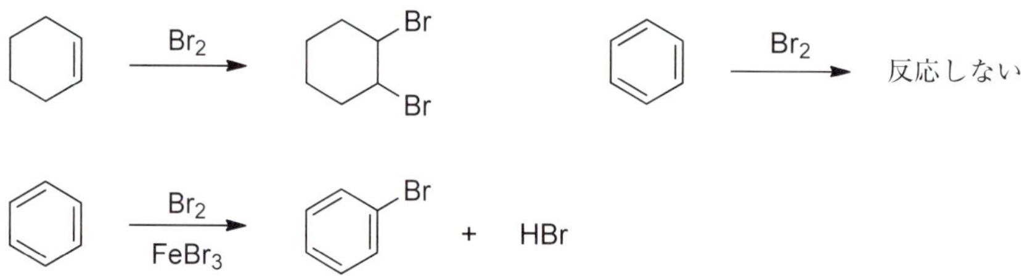

図 9-2　シクロヘキセンおよびベンゼンに対する臭素の反応

換反応である.

　同じ環状化合物の二重結合に対する臭素の反応性の違いは，共鳴による安定性に起因する．すなわち，ベンゼンの場合，二重結合が切れて共鳴による安定性を失う付加反応ではなく，安定性を崩さないで進行する置換反応のほうが起こりやすくなる（図 9-2）．次の項で，ベンゼンの安定性について，二重結合に対する水素化熱から考えてみよう．

■ 9-1-3　ベンゼンの安定性

　シクロヘキセンは，1つの二重結合をもつ環状化合物である．この化合物の水素化で発生するエネルギー（水素化熱）は 118 kJ mol^{-1}（実験値）である（図 9-3 A）．また，2つの二重結合をもつシクロヘキサ-1,3-ジエンの水素化熱は 230 kJ mol^{-1}（実験値）である（図 9-3 B）．

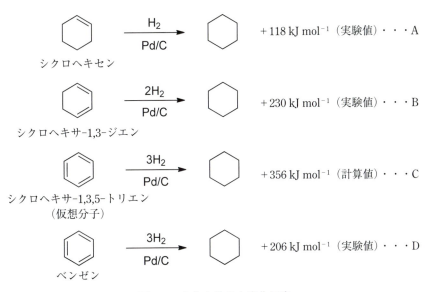

図 9-3　各化合物の水素化反応

　これらの実験値から，3つの二重結合が局在化している**仮想分子**シクロヘキサ-1,3,5-トリエン（ベンゼンの場合は，3つの二重結合が非局在化している）の水素化熱を計算すると 356 kJ mol^{-1} と予想される（図 9-3 C）．しかし，**実在する**ベンゼンの水素化熱を測定すると 206 kJ mol^{-1} であり（図 9-3 D），仮想分子シクロヘキサ-1,3,5-トリエンの計算値より約 150 kJ mol^{-1} 小さく，このエネルギー差分だけベンゼンが仮想分子シクロヘキサ-1,3,5-トリエンより安定であることを示している（図 9-4）．このエネルギー差がベンゼンの安定性の正体であり，このエネルギー差を**非局在化エネルギー**あるいは**共鳴エネルギー**と呼ぶ．

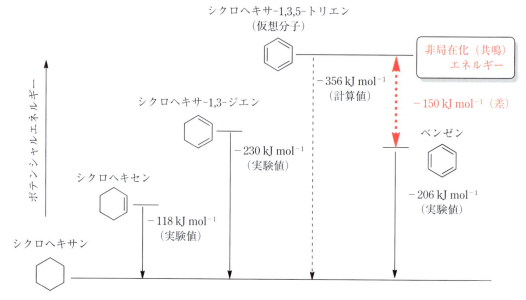

図 9-4 シクロヘキセン，シクロヘキサ-1,3-ジエン，シクロヘキサ-1,3,5-トリエン（仮想分子）および
ベンゼンの水素化熱による相対的安定性

9-2 ヒュッケル (Hückel) 則 (4n+2 則) と芳香族性

　ベンゼンは，環状共役（共鳴）系をもち，非局在化エネルギーにより単純なアルケンでの共役以上に安定な性質をもつことがわかった．では，ベンゼン以外にこのような性質をもつ化合物は存在するのであろうか？答えはイエスである．一般に，ベンゼンがもつ安定な性質を"芳香族性"と呼び，芳香族性をもち，特別に安定化された環状共役化合物を芳香族化合物という．

　環状共役化合物の芳香族性については，1931 年ドイツの物理化学者ヒュッケル（Hückel 1896–1980）によって提唱された理論で知ることができる．本節では，ヒュッケル則（4n＋2 則）について学んでいく．

9-2-1 ヒュッケル則 (4n+2 則)

　ヒュッケル則によれば，以下の 1)～3) の条件をすべて同時に満たす性質を**芳香族性**といい，芳香族性をもつ化合物を**芳香族化合物**とする．

1) 平面構造をもつ環状共役分子であること．
2) 環を構成する全原子が sp^2 混成軌道をとり，p 軌道をもっている．
3) 環状の π 電子系に含まれる電子の数が **4n＋2**（$n = 0, 1, 2, 3, \cdots : n$ ＝整数）個であること．

特に 3) は，重要な条件であることから，ヒュッケル則は別名 $4n+2$ 則とも呼ばれている.

ここで，ベンゼンについて考えてみよう．ベンゼンは環状平面構造を有し，環を構成する 6 つの炭素原子はすべて sp^2 混成軌道をとり，p 軌道をもっている．また，環状 π 電子系に含まれる電子の数，すなわち p 軌道にある π 電子の総数は 6 個であり，$4n+2$ ($n=1$) 個を満たしているため，ベンゼンは芳香族である（図 9-5）.

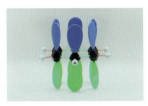 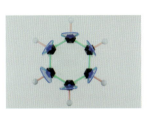

横からみた図（平面である） ベンゼン 分子式 C_6H_6 上からみた図

図 9-5　ベンゼンの分子模型図

9-2-2　反芳香族化合物，非芳香族化合物

ヒュッケル則で，芳香族性には 3) の条件，すなわち環状の π 電子系に含まれる電子の数が $4n+2$ 個であることが重要と学んだ．つまり，$4n$ 個の π 電子をもつ分子は，たとえ環状かつ平面な構造で明らかに共役系をもつ分子であっても，芳香族性は示さない．

ここでは，シクロブタジエンとシクロオクタテトラエンを例にして考えていこう．

(1) シクロブタジエン

シクロブタジエンは，2 つの二重結合をもつ完全共役した環状の平面分子であるが，含まれる π 電子数が $4n$ ($n=1$) つまり 4 個であり，ヒュッケル則を満たす $4n+2$ 個ではない．また，π 電子は環内で非局在化しておらず，2 つの二重結合に局在化している（図 9-6）．そのため，シクロブタジエンは芳香族性に関する性質は示さない非常に反応性に富んだ不安定な分子である．このように π 電子が局在化して不安定になる平面共役分子を**反芳香族化合物**という．

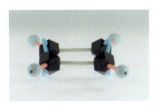 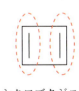 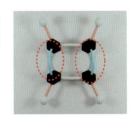

横からみた図 （平面である） シクロブタジエン 分子式 C_4H_4 上からみた図 （C-C 結合の長さに注意）

図 9-6　シクロブタジエンの分子模型図
4 個の π 電子は二重結合上に局在化しているので，シクロブタジエンは芳香族性を示さない．

(2) シクロオクタテトラエン

シクロオクタテトラエンに含まれるπ電子数は $4n$ ($n=2$) つまり8個であり，ヒュッケル則を満たさない．この分子は，平面構造をとっても安定化が得られないので，浴槽形をしている（図9-7）．このときπ電子は環内で非局在化せず，4つの二重結合は局在化するため，ベンゼンのような安定性（芳香族性）もシクロブタジエンのような不安定性（反芳香族性）もなく，4つの独立した普通のアルケンのような性質を示す．このような環状共役分子を**非芳香族化合物**という．

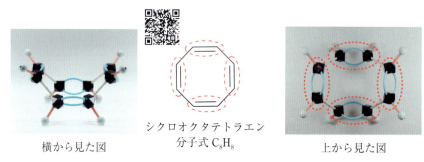

横から見た図　　シクロオクタテトラエン　　上から見た図
　　　　　　　　分子式 C_8H_8

図 9-7　シクロオクタテトラエンの分子模型図
8個のπ電子は二重結合上に局在化している．シクロオクタテトラエンは芳香族性を示さない．

シクロブタジエンやシクロオクタテトラエンのように単結合と二重結合を交互にもっている単環状化合物は**アヌレン**（annulene）と総称され，"[環を構成する炭素数]アヌレン"で表される．例えば，シクロブタジエンは"[4]アヌレン"であり，シクロオクタテトラエンは"[8]アヌレン"である（図9-8）．

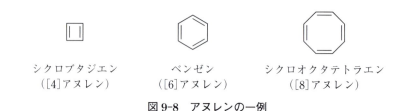

シクロブタジエン　　　ベンゼン　　　シクロオクタテトラエン
（[4]アヌレン）　　　（[6]アヌレン）　　　（[8]アヌレン）

図 9-8　アヌレンの一例

第9章 ベンゼンの化学II　　**129**

　その他の芳香族化合物

この節では，色々な芳香族化合物について学んでいこう．

9-3-1 芳香族イオン

これまで中性分子について，ヒュッケル則を適用してきたが，本規則は負電荷あるいは正電荷を帯びたイオン分子にも有用である．シクロペンタジエニルアニオンとシクロヘプタトリエニルカチオンを例に考えてみよう．

(1) シクロペンタジエニルアニオン

シクロペンタジエンを塩基処理すると非常に安定なシクロペンタジエニルアニオンが生成する（図 9-9）．

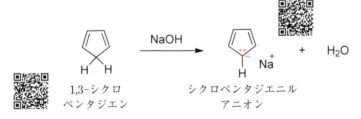

図 9-9 シクロペンタジエンからシクロペンタジエニルアニオンへの反応

このアニオンの安定性は，ヒュッケル則で説明できる．シクロペンタジエニルアニオンは図 9-10 に示すように一連の共鳴構造式を書くことができることから，完全共役した環状の平面構造をもつアニオンであることがわかる．

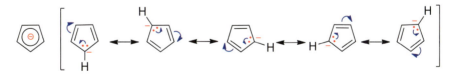

図 9-10 シクロペンタジエニルアニオンの共鳴混成体と共鳴構造式

また，シクロペンタジエンのメチレン炭素がプロトン（H^+）を放出し，sp^2 混成になると残った 2 個の電子が新しくできた p 軌道に入る．この p 軌道は両側の炭素の p 軌道と重なり合うことができるため，結果として 6 個の π 電子が環内を非局在化することになる（図 9-11）．この π 電子数はヒュッケル則の $4n+2$ 個の電子数を満たすことから，シクロペンタジエニルアニオンは芳香族性をもつ**芳香族アニオン**である．

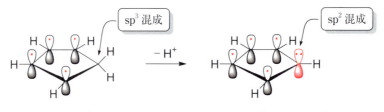

図9-11 シクロペンタジエンとシクロペンタジエニルアニオンのp軌道の模式図

(2) シクロヘプタトリエニルカチオン

シクロヘプタトリエンは環内に6個のπ電子をもち，ヒュッケル則の $4n+2$ 個の電子数を満たしているが，シクロヘプタトリエンはp軌道をもたないメチレン炭素（sp^3 混成）があるため，環全体に非局在化していない．しかし，メチレン炭素からヒドリドイオン（H:⁻）を放出すると，メチレン炭素は空のp軌道をもつ sp^2 混成になり，シクロヘプタトリエニルカチオン（トロピニウムカチオンともいう）を生成する（図9-12）．

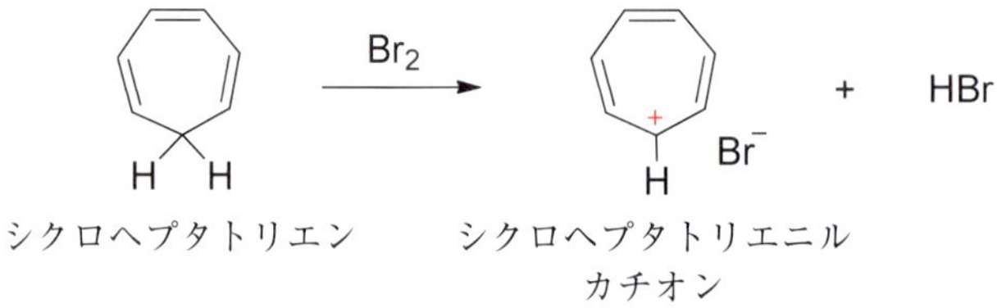

図9-12 シクロヘプタトリエンからシクロヘプタトリエニルカチオンへの反応

このカチオンは，シクロペンタジエニルアニオンと同様に一連の共鳴構造式を書くことができることから，環状の平面構造をもつ安定なカチオンである（図9-13）．

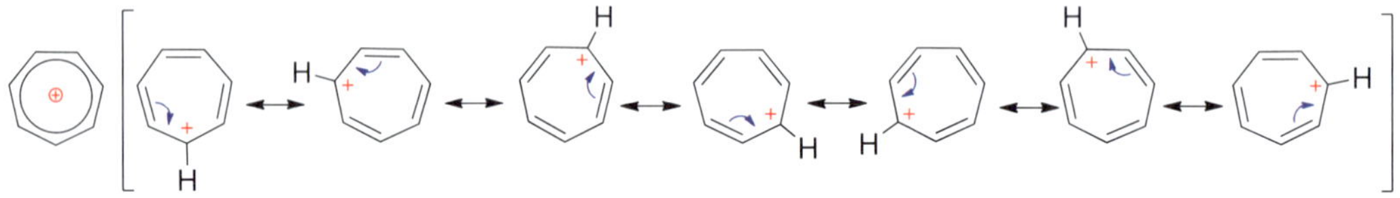

図9-13 シクロヘプタトリエニルカチオンの共鳴構造式と共鳴混成体

このカチオンは，7つのp軌道に6個のπ電子をもつことになり，結果として6個のπ電子が環内を非局在化することになる（図9-14）．したがってシクロヘプタトリエニルカチオンは，芳香族性をもつ**芳香族カチオン**となる．

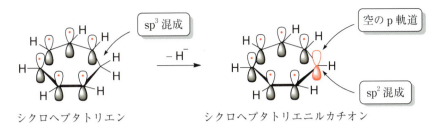

図 9-14 シクロヘプタトリエンとシクロヘプタトリエニルカチオンの p 軌道の模式図

9-3-2 複素環式芳香族化合物

これまで学んできた芳香族化合物は，その環を構成する原子はすべて炭素原子であった．しかし，芳香族性の定義には，環を構成する原子は炭素原子でなければならないといった制限はない．事実，環のなかに炭素以外の原子をもつ環状化合物のなかにも芳香族性を示すものもある．環のなかに炭素以外の原子をもつ環状化合物は複素環式化合物あるいは複素環化合物と呼ばれ，芳香族性を示すものを**複素環式芳香族化合物**あるいは**複素環芳香族化合物**という（図 9-15）．

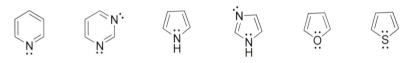

図 9-15 代表的な複素環式芳香族化合物

(1) ピリジンとピリミジン

ピリジンとピリミジンの π 電子構造はベンゼンとよく似ている．ピリジンの場合，分子中の 5 つの sp^2 混成炭素は環に垂直な p 軌道をもっており，それぞれ 1 個の π 電子を供与している．窒素原子も sp^2 混成で環に垂直な p 軌道をもっており，1 個の π 電子を供与することでベンゼンと同様な 6π 電子系を形成し，芳香族性を示す．窒素原子の非共有電子対は環平面の sp^2 軌道上にあり，芳香族性には関与しない．ピリミジンは環内に 2 つの sp^2 混成窒素原子を有した 6 員環状複素環化合物で，2 つの窒素原子は p 軌道にそれぞれ 1 個の π 電子を供与し，ベンゼンと同様の 6π 電子系を形成して，芳香族性を示す．窒素原子の非共有電子対はピリジンの窒素原子と同様に環平面の sp^2 軌道上にあって，芳香族性には関与しない（図 9-16）．

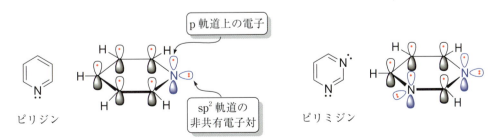

図 9-16 ピリジンとピリミジンの p 軌道の模式図

(2) ピロールとイミダゾール

ピロールとイミダゾールは，窒素を含む5員環状複素環化合物であり，シクロペンタジエニルアニオンとよく似た6π電子系配置をしている（図9-11参照）．ピロールの場合，4つのsp^2混成炭素がそれぞれ1個のπ電子を供与し，窒素原子はsp^2混成で環に垂直なp軌道内に非共有電子対をもっており，2個のπ電子を供与することで，6π電子系を形成して，芳香族性を示す．イミダゾールは2つのsp^2混成窒素を含む5員環状複素環化合物であり，1つの窒素原子はp軌道に1個のπ電子を供与し，もう1つの窒素原子はp軌道に非共有電子対の2個の電子を供与している．その結果，芳香族6π電子系となり，芳香族性を示す（図9-17）．

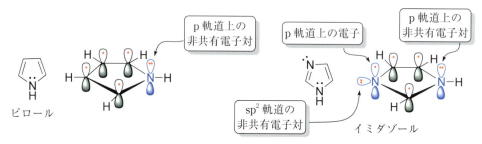

図9-17　ピロールとイミダゾールのp軌道の模式図

(3) フランとチオフェン

フランとチオフェンは構造的にはピロールと似ている．ピロールの窒素原子の代わりにフランはsp^2酸素原子を，チオフェンはsp^2硫黄原子で環状構造を構成している．フランの酸素原子およびチオフェンの硫黄原子はともに2つの非共有電子対をもっており，1つの非共有電子対は環に垂直なp軌道に2個の電子を供与することで，ピロールとよく似た6π電子系を形成する．また，もう1つの非共有電子対は環と同じ平面上にあるsp^2軌道に2個の電子をそれぞれ提供している（図9-18）．

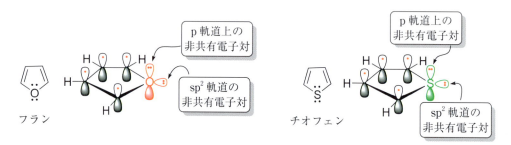

図9-18　フランとチオフェンのp軌道の模式図

■ 9-3-3　多環式芳香族化合物

これまで芳香族性とヒュッケル則について単環式化合物を中心に学んできたが，ヒュッケル則の一般概念は**多環式芳香族化合物**にも拡張することができる．ここでは，多環式化合物のなかで，

ベンゼノイド芳香族化合物としてナフタレンを，非ベンゼノイド芳香族化合物としてアズレンを例に学ぶ.

(1) ベンゼノイド芳香族化合物

ベンゼノイド芳香族化合物は，ヘテロ原子や置換基を含まない 2 つ以上のベンゼン環が縮合してできた芳香族化合物の総称である．その性状についてナフタレンを例に考えていこう.

1）ナフタレンの芳香族性

ナフタレン（分子式 $C_{10}H_8$）は平面構造を有しており，環を構成する 10 個の炭素原子はすべて sp^2 混成軌道をとり，p 軌道に 1 個の π 電子 1 個をそれぞれ供与している（図 9-19）．したがって，ナフタレンの環状 π 電子系に含まれる電子数は 10 であり，ヒュッケル則を満たしている.

横からみた図　ナフタレン 分子式 $C_{10}H_8$　上からみた図

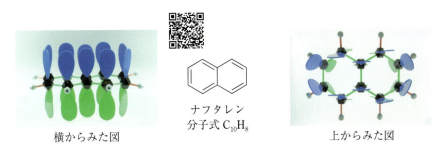

図 9-19　ナフタレンの分子模型図

π 電子が 10 個あり，ヒュッケル則を満たしているので，芳香族性を示す.

2）ナフタレンの安定性

ナフタレンは 3 つの共鳴構造式で表すことができることから，より安定な化合物であることが予測される（図 9-20）．実際にナフタレンに Br_2 を反応させると得られる生成物は二重結合への付加体ではなく，置換生成体が得られる（図 9-21）.

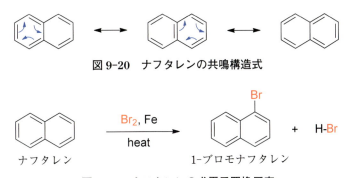

図 9-20　ナフタレンの共鳴構造式

ナフタレン　1-ブロモナフタレン

図 9-21　ナフタレンの求電子置換反応

3）ほかのベンゼノイド芳香族化合物

ナフタレン以外のベンゼノイド芳香族化合物についても前述したナフタレンと同様の性質をも

つ．図9-22に代表的なベンゼノイド芳香族化合物を示した．

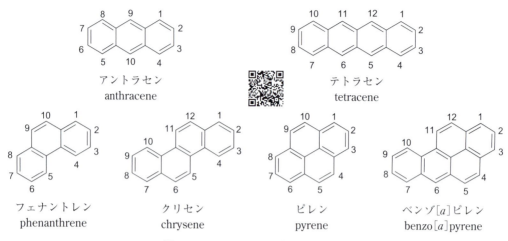

図9-22　ベンゼノイド芳香族化合物

(2) 非ベンゼノイド芳香族化合物

非ベンゼノイド芳香族化合物には，芳香族イオンであるシクロペンタジエニルアニオンとシクロヘプタトリエニルカチオンやベンゼンを除く芳香族アヌレンなども含まれるが，多環式の非ベンゼノイド芳香族化合物の代表的な例はアズレンがある．

1) アズレンの芳香族性

アズレンは分子式 $C_{10}H_8$ の7員環と5員環が縮環した構造をもつ炭化水素であり，ナフタレンの構造異性体である．アズレンはナフタレンと同様に平面構造を有しており，炭素原子はすべて sp^2 混成軌道をとり，10個のπ電子を含む共鳴構造をもつことからヒュッケル則を満たしている（図9-23）．

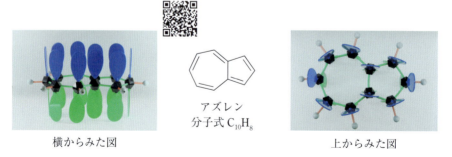

図9-23　アズレンの分子模型図

π電子が10個あり，ヒュッケル則を満たしているので，芳香族性を示す．

2) アズレンの安定性

ナフタレンが2つのベンゼン環が縮合してできた構造にみなすことができるように，アズレン

は芳香族性を有する6π電子構造の7員環芳香族カチオン（シクロヘプタトリエニルカチオン）と5員環芳香族カチオン（シクロペンタジエニルアニオン）が縮環した構造と考えることもできる（図9-24）．

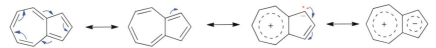

図9-24　アズレンの共鳴構造式と共鳴混成体

9-4　生化学で重要な芳香族化合物

芳香族あるいは芳香環を有する化合物は，生体内でも重要な位置を占めており，また医薬品等においても重要である．ここでは，その一部の例を挙げておく．もっと知りたい学生は副読本である構造式集やほかの参考書を参照されたい．

9-4-1　生体内で重要な芳香族化合物

タンパク質の合成に必要なアミノ酸のうち，芳香環を有するアミノ酸を芳香族アミノ酸という．ベンゼンを有するフェニルアラニンやチロシン，イミダゾールを有するヒスチジン，インドールを有するトリプトファンなどがある（図9-25）．

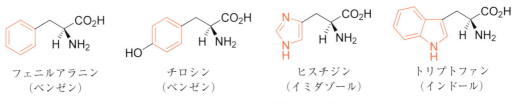

フェニルアラニン　　　チロシン　　　ヒスチジン　　　トリプトファン
（ベンゼン）　　　（ベンゼン）　　（イミダゾール）　　（インドール）

図9-25　おもな芳香族アミノ酸

9-4-2　医薬品

芳香環を有する医薬品は数多く存在して，すべてを紹介することは不可能である．ここでは，まだ学んでなかった芳香環キノリンおよびイソキノリンとその構造を有する医薬品を紹介するに留める．

キノリンおよびイソキノリンはナフタレンに対応する複素環式芳香族化合物で，どちらもベンゼンとピリジンが縮環した構造である．キニーネはキナの樹皮から発見された抗マラリア薬であり，構造内にキノリンを有している．パパベリンは，ケシ属の植物に含まれるイソキノリン系の

アルカロイドであり，鎮けい剤として用いられる（図9-26）．

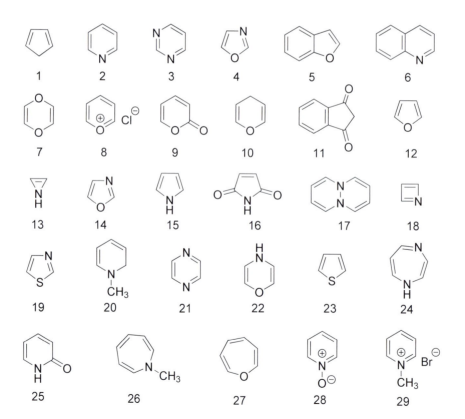

図 9-26 キニーネとパパベリンの構造

9-5 練習問題

9.1 次の化合物またはイオンが芳香族性を示すかどうか判定せよ．

30   31   32   33   34   35

36   37   38   39

9. 2 ピリジンとピロールの共鳴構造を書け.

9. 3 ピリジンとピロールの性質について答えよ.
1) 塩基性について
2) 求電子試薬との反応性

9. 4 ピロールとピロリジンの性質について答えよ.
1) 塩酸との反応
2) 金属カリウムとの反応

9. 5 イミダゾールの性質について, ピリジンおよびピロールと比較して, 以下の問いに答えよ.
（ヒント：電子状態から考察せよ）
1) イミダゾールの塩基性は, ピリジンおよびピロールと比べて強いか, 弱いか？
2) イミダゾールの求電子試薬との反応性は, ピリジンおよびピロールと比べて高いか, 低いか？

第10章 アルケンの化学Ⅱ（付加反応）

　第3章ではアルケンの付加反応について学んだ．付加反応とはアルケンのπ電子が求電子剤であるXYと反応して炭素とX，炭素とYの2種類の原子が新たに結合する反応である．置換反応とは原子が置き換わるという点で大きく異なる．一般的に，電子豊富なアルケンは，電子不足の試薬と反応しやすい．一方，電子不足のアルケンは，電子豊富な試薬と反応しやすい．本章ではアルケンの性質および反応性についてさらに学ぶ．

Key Word

アルケンの安定性（10-1）
・多置換アルケン，トランスとシス
マルコフニコフ則（10-3）
ハロゲンのアルケンへの付加（10-3-2）
速度論支配と熱力学支配（10-3-3）

カルベンのアルケンへの付加（10-5）
・α脱離，シン付加

カルボカチオンの安定性（10-2）
・超共役，共鳴
ハロゲン化水素のアルケンへの付加（10-3-1）
ハロゲンのジエンへの付加（10-3-3）
過酸のアルケンへの付加（10-4）
・エポキシ化，シン付加，立体特異的反応
カルボン酸のアルケンへの付加（発展）（10-5-1）

10-1 アルケンの安定性

アルケンは炭素-炭素結合に比べると電子豊富な化合物である．先の章で述べたように，油脂などの不飽和脂肪酸が酸素と反応するのはアルケン部分を有しているためである．では四置換アルケン，三置換アルケン，二置換アルケン，一置換アルケンのうち，どのアルケンが最も安定であろうか．一般的に，アルケンの安定性はPd（パラジウム）触媒を使った接触還元で，水素の付加しやすさと一致する（図10-1）．

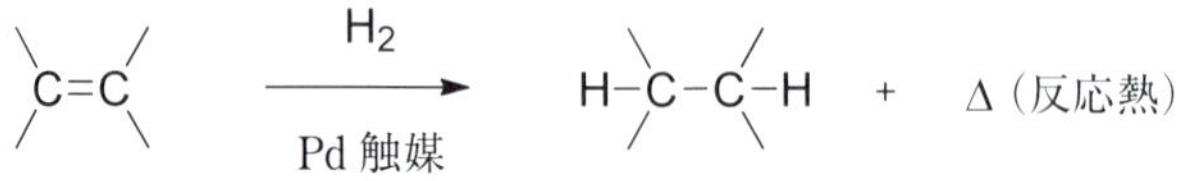

$$\underset{\text{Pd 触媒}}{\overset{H_2}{\longrightarrow}}$$

図10-1 アルケンの水素化反応

接触還元は発熱反応であるため，アルケンが安定であるほど反応熱は低くなる．その結果，アルケンの相対的な安定性を図10-2のように決めている．

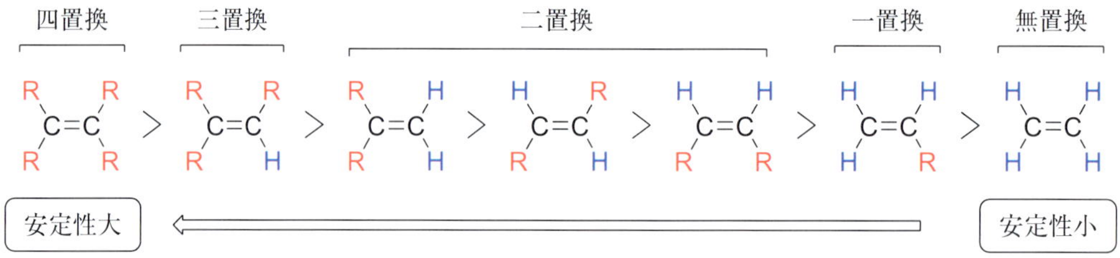

図10-2 アルケンの相対的安定性

安定性の順番をみてみると，アルケンにアルキル基（Rで表記）が多く置換している方が安定である．ここで1つ注意しておかなければならないのは，水素化による生成物は同じでないと正確に比較できない．したがって，同一炭素上に2つの置換基があるアルケンの安定性はトランス（*trans*）体より安定であったり，シス（*cis*）体よりも不安定であったり，教科書によって異なっている．しかし，多置換アルケンの方が安定であることには変わりはない．また，トランス体とシス体があった場合は，トランス体のアルケンの方が安定である．その理由として，シス体は置換基どうしが近く，立体ひずみが生じ，トランス体よりも不安定になるからと考えられている（図10-3）．

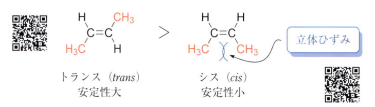

図10-3 トランスとシスのアルケンの比較

10-2　カルボカチオンの構造と性質

　不活性ガスであるアルゴンやネオンなどは安定な分子である．したがって，安定な分子はアルゴンなどと同じような電子配置をとる傾向にある．すわなち，炭素原子や窒素原子の周囲に8個の価電子を配置する方が安定である（オクテット則）．オクテット則や形式電荷を忘れている人は第8章に戻って復習することを強く勧める．

　オクテット則を満たした炭素原子は8個の電子（赤色＋青色）をもっているが，炭素原子の価電子は4個（赤色）であり，残りの4個はほかの原子から提供された価電子（青色）である．例えば，メタンの場合では炭素原子から4個の価電子（赤色），4個の水素原子（青色）から1個ずつの価電子を共有している．中性分子の炭素原子は4個の価電子をもっており，これが基準となる（図10-4）．

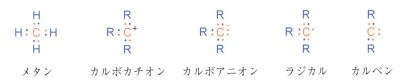

図10-4　炭素分子種の種類

　カルボカチオンは炭素原子の電子は6個（赤色＋青色）しかない．また，炭素原子の価電子は3個しかないことになる．したがって，中性分子の炭素原子と比べると価電子が1つ少ない．電子は負電荷であるため，正電荷をもつことになる．カルボカチオンはオクテット則を満たしてはいないが，存在しないわけではなく，不安定な分子種として理解してほしい．カルボは炭素原子，カチオンは陽イオンを示す．カルボアニオンはオクテット則を満たしているが，炭素原子の価電子は5個（赤色）あるため，基準となる炭素原子（価電子4個）と比べると1個価電子が多いため，負電荷をもつ．

　ラジカルとは1個の不対電子をもつ原子を含む化学種である．炭素原子の電子は7個（赤色＋青色）であるため，炭素原子の価電子は4個（赤色）であり形式電荷は0となる．カルベンは特殊な分子種であり，炭素原子の電子は6個（赤色＋青色）であり，オクテット則を満たしていない．しかし，先と同様に炭素原子の価電子は4個（赤色）であるため，形式電荷は0となる．

　メタンはルイス構造式で書くと平面に見えるが，実際には立体的である．分子模型を組み立ててみると明らかではあるが，各々の水素原子が互いに適度な距離をとるように配置する．その角度はおおよそ109.5°であり，すべての炭素-水素結合は等価である（図10-5）．

　カルボカチオンは1つ置換基がないため，互いに適度な距離をとるように配置すると平面になる．分子模型を組み立てるときには，先ほどとは異なりsp^2の炭素原子を使う．sp^3とは4方向に同じ角度（約109.5°）で結合が伸びている．一方，sp^2は3方向に同じ角度（約120°）で結合が伸びている．カルボカチオンは平面であり，その平面に対して上下にp軌道（アレイ型：分子

模型で青色，緑色）が配置している．カルボカチオンのp軌道には電子がなく，空軌道と呼ばれる．そこは電子豊富な試薬が反応しやすい部分になっている（図10-6）．

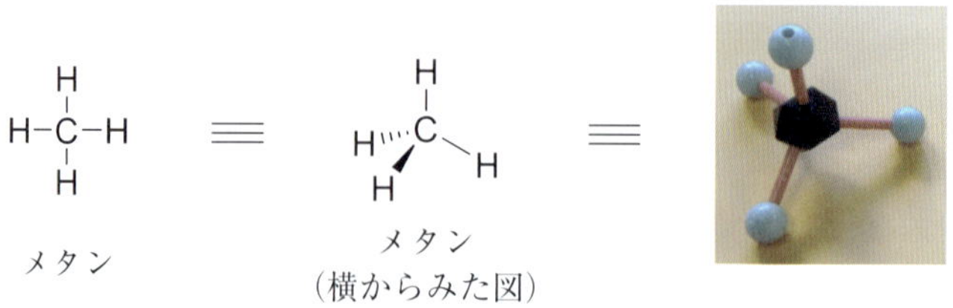

図10-5　メタンの構造

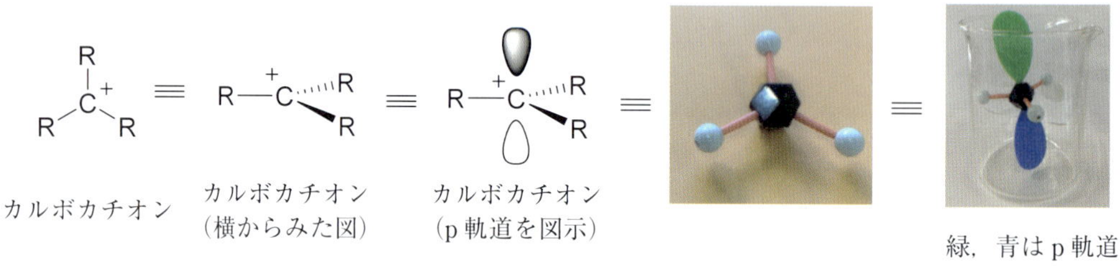

緑，青はp軌道

図10-6　カルボカチオンの構造

　カルボカチオンのなかでも3個の置換基（R）があるカルボカチオンは第三級カルボカチオンであり，このなかで最も安定な中間体として知られている．続いて，第二級カルボカチオン，第一級カルボカチオン，メチルカチオンの順番で安定性が小さくなる．その理由として一般的には超共役で説明されている（図10-7）．

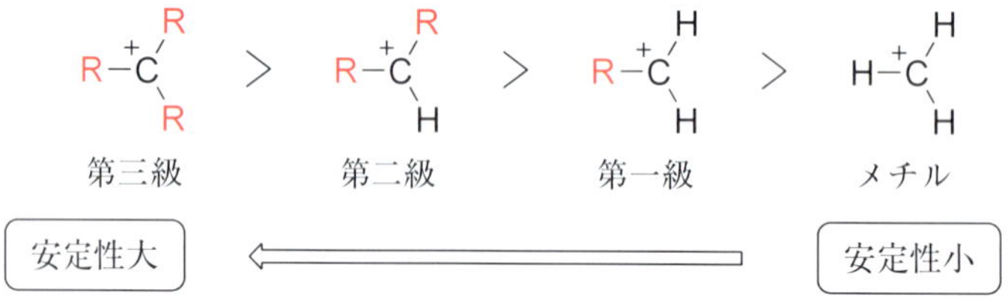

図10-7　カルボカチオンの相対的安定性

　超共役とはσ結合の軌道（炭素-水素結合）とそれに隣接した炭素上の空軌道との重なりによる電子の非局在化である．すなわち，σ結合（単結合）の電子が電子の不足しているカルボカチオンを安定化している．分子は電荷を分子全体に分散化（**非局在化**）した方が安定なので，この考えは分子の安定性を考える上で重要である．専門書などには，充填された炭素-水素結合のσ結合の軌道と空のp軌道との相互作用により安定化されていると記載されている．したがって，電子を与える炭素-水素結合が多くあれば，それだけカルボカチオンを安定化することになる．したがって，置換基が最も多い第三級カルボカチオンが最も安定である（図10-8）．

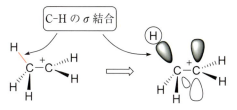

δ結合の軌道とp軌道を図示

図10-8 超共役

　第三級カルボカチオンのほかに安定なカルボカチオンとしてベンジルカチオン，アリルカチオンが挙げられる．アリル（allyl）は炭素3個で二重結合が1つある単位をいう．例えば，アリルカチオン，アリルアルコール，ヨウ化アリル，などが挙げられる．ベンジル（benzyl：Bn）はベンゼンに CH_2 が結合している単位をいう．例えば，ベンジルアルコールや臭化ベンジルなどが挙げられる（図10-9）．

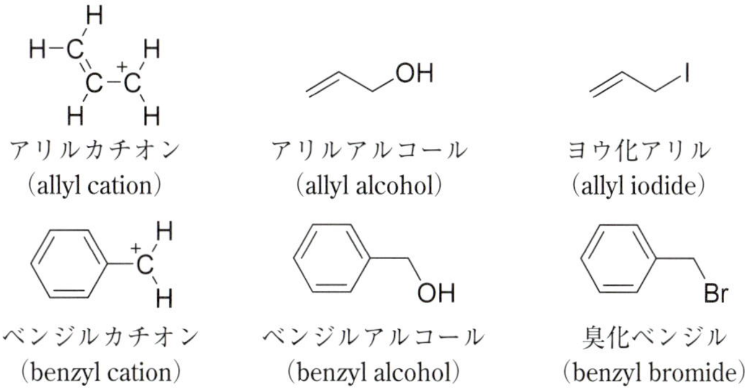

アリルカチオン　　　　アリルアルコール　　　ヨウ化アリル
(allyl cation)　　　　(allyl alcohol)　　　(allyl iodide)

ベンジルカチオン　　　ベンジルアルコール　　臭化ベンジル
(benzyl cation)　　　(benzyl alcohol)　　(benzyl bromide)

図10-9 アリルカチオンとベンジルカチオン

　アリルカチオンおよびベンジルカチオンが安定な要因は共鳴異性体が存在し，非局在化することができることに起因している．アリルカチオンだけでなく，ベンジルカチオンも同様に共鳴異性体を書くことができる．図10-10中の赤色で書かれた部分をみてみると，アリルカチオンに類

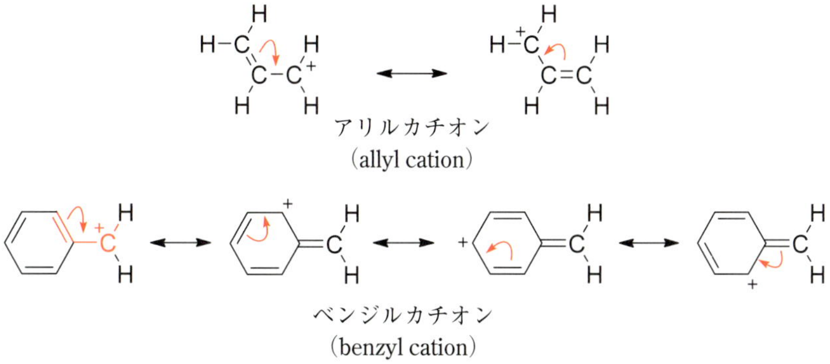

アリルカチオン
(allyl cation)

ベンジルカチオン
(benzyl cation)

図10-10 アリルカチオンとベンジルカチオンの共鳴構造式

144

似していることがわかる．また，ベンジルカチオンはさらに 4 個の共鳴異性体を書くことができる．

以上のようにアリルカチオンやベンジルカチオンは安定であるため，ヨウ化アリルや臭化ベンジルなどのハロゲン化物の反応性は通常のハロゲン化アルキルと比べるとはるかに高い．

10-3 マルコフニコフ則

非対称アルケンを臭素化した際には臭化水素の水素原子は，水素を多くもつ炭素の方に付加する．ロシアの化学者であるマルコフニコフ（Markovnikov 1838-1904）がこのような規則性のある反応を精力的に研究した．現在ではこのような規則を**マルコフニコフ則**（Markovnikov 則）と呼んでいる（図 10-11）．それではこの規則性はどのように説明できるのか．今まで得られた知識に基づいてよく考えてほしい．

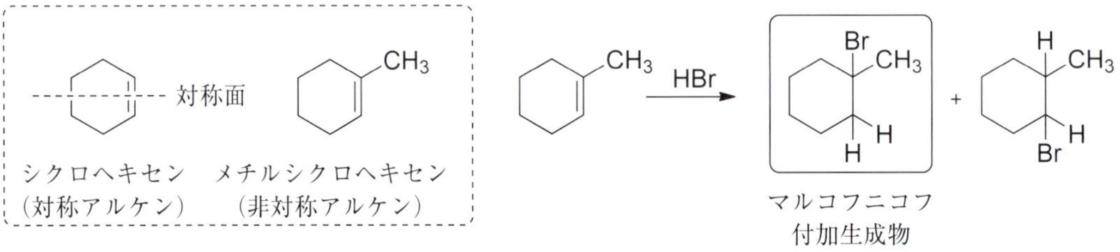

図 10-11　非対称アルケンの臭化水素の付加

■ 10-3-1　ハロゲン化水素のアルケンへの付加

アルケンを臭素化すると HBr の水素原子は，水素をより多くもつ炭素の方に付加した生成物が多く得られる．得られた主生成物をマルコフニコフ付加生成物という（図 10-12）．

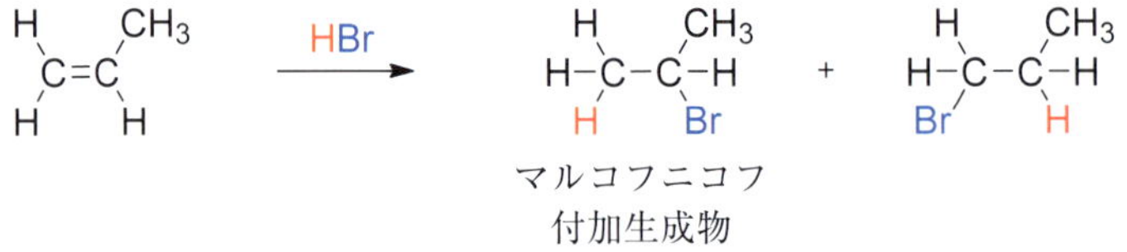

図 10-12　マルコフニコフ付加生成物

反応する試薬に注目すると，HBr は相手にプロトンを与える（酸：**プロトン供与体**）．HBr がアルケンにプロトンを与えると，中間体は 2 種類考えられる．1 つは第二級カルボカチオン，もう一方は第一級カルボカチオンである．まずはどのようにカルボカチオンができるのか矢印を書いてみよう．

第10章　アルケンの化学Ⅱ　**145**

　第二級カルボカチオンが生成する場合の矢印の書き方と第一級カルボカチオンが生成する場合の矢印の書き方をよく理解してほしい．最低限必要な知識は，矢印は電子の動きということである．これらのカルボカチオンのうち，どちらが安定かといえば，第二級カルボカチオンである．その理由は超共役の項目で既に述べた（図10-13）．

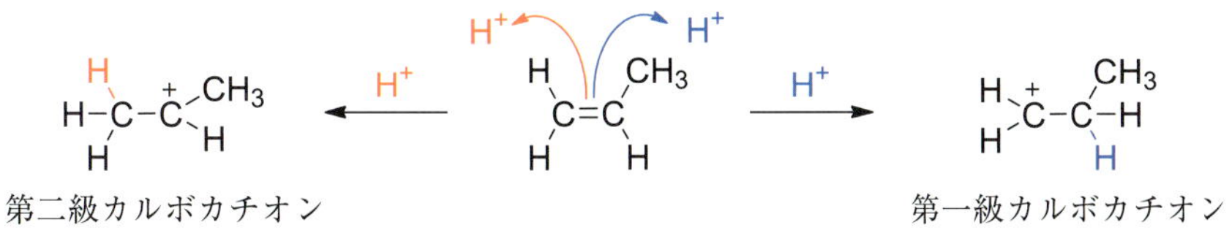

第二級カルボカチオン　　　　　　　　　　　　　　　　　　　第一級カルボカチオン

図 10-13　アルケンのプロトン化

　アルケンがプロトンを受けとり，カルボカチオンができると，次に臭化物イオン（Br^-）と反応する．この Br^- がカルボカチオンと反応すると臭素化された生成物が得られる．したがって，マルコフニコフ則はカルボカチオンの安定性を理解していれば，どのような生成物が主生成物になるのか予測することができる（図10-14）．

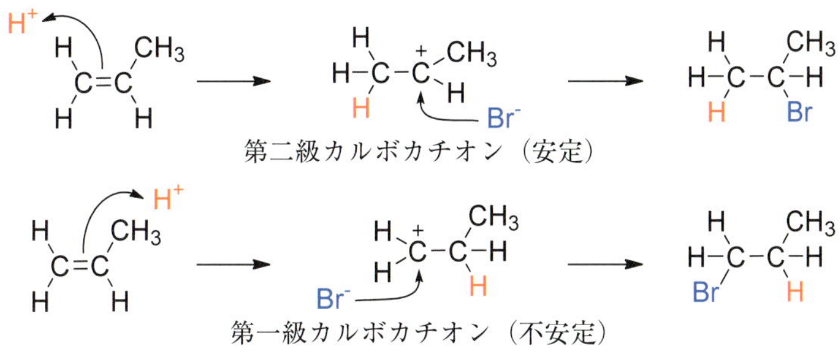

第二級カルボカチオン（安定）

第一級カルボカチオン（不安定）

図 10-14　アルケンの臭化水素の付加の選択性

■ 10-3-2　ハロゲンのアルケンへの付加

　分子模型を組み立てるとよくわかるがアルケンは平面性の化合物である．図10-15の写真で示しているエチレンをみてみると炭素と水素が同じ平面の上にある．さらにp軌道を図示するとその平面に対して，垂直にp軌道（アレイ型：分子模型で青色，緑色）が配置している．先に示し

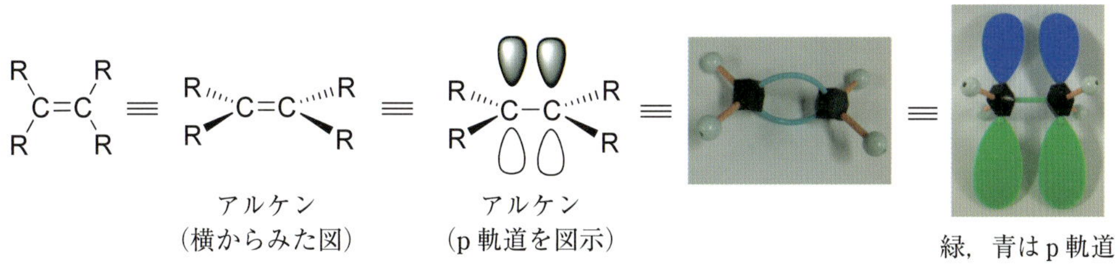

アルケン　　　　　　アルケン　　　　　　　　　　　　　　　　　　緑，青はp軌道
（横からみた図）　　（p軌道を図示）

図 10-15　アルケンの構造

たカルボカチオンのときにはp軌道には電子がない．今回はアルケンなのでp軌道に電子があり，それが二重結合（π結合）を形成している．この二重結合を形成している電子のことをπ電子と呼ぶ．

シクロヘキセンを例にして，ハロゲンのアルケンへの付加を説明する．ここで注目してほしいのは臭素の相対配置がトランスになっていることである．アルケンは炭素と水素が同じ平面上にあり，上下にp軌道が配置している．したがって，臭素はアルケンの上側あるいは下側から近づき，新たにσ結合が生じる（図10-16）．臭素がどちらから近づくかは各々50%の確率であるため，生成物はラセミ体として得られる．

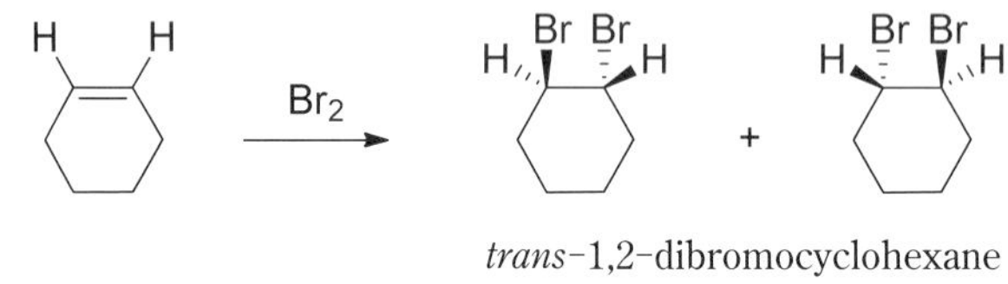

図 10-16　アルケンの臭素化

図10-17の左の図はアルケンを横からみた図であり，便宜上臭素が上から近づいた様子を書いた．これは下から近づいても構わない．大事なのはシン付加していることである．アルケンが臭素に攻撃すると同時に臭化物イオンの脱離とさらに炭素-臭素結合ができる．ここで臭素がアルケンの上あるいは下から付加するのはp軌道がアルケンの平面に対して垂直に配置しているからである．

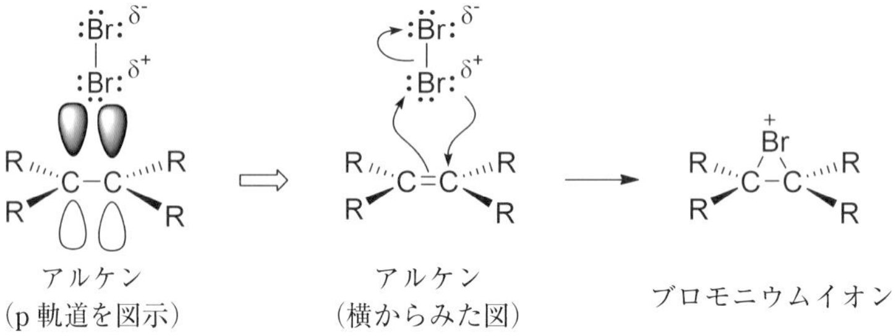

図 10-17　ブロモニウムイオンを経たアルケンの臭素化

アルケンに臭素が付加すると中間体としてブロモニウムイオンを経由する．ブロモニウムイオンは正電荷をもち，3員環（原子3個で構成された環）を形成しているため，非常に活性の高い化合物である．続いて，Br^- がブロモニウムイオンを攻撃し，環が開裂する．その際にブロモニウムイオンが上から付加していると Br^- は下から攻撃することになる．したがって，付加する2つの臭素原子は位置関係が互い違いになっており，トランス体が得られる（図10-18）．求核試薬として H_2O が攻撃した場合には，トランスのブロモヒドリンが生成する．

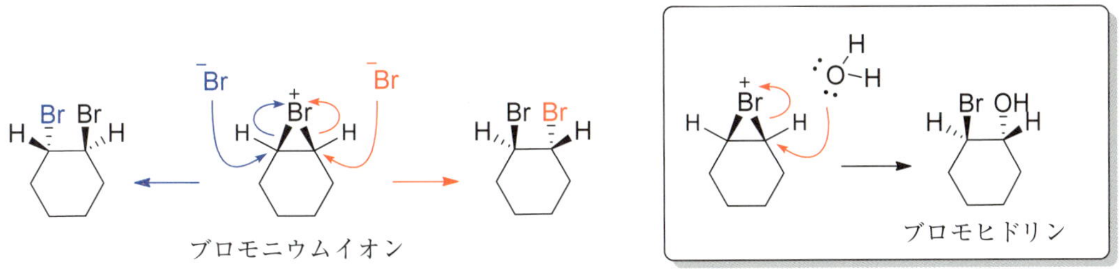

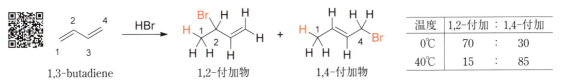

図 10-18　ブロモニウムイオン

問題 1
1. トランス-2-ブテンに臭素が付加してできる化合物を答えよ．
2. シス-2-ブテンに臭素が付加してできる化合物を答えよ．

10-3-3　ハロゲンの 1,3-ブタジエンへの付加

π 結合が 2 つあるジエンの場合にはどのような挙動を示すのかみてみる．カルボカチオンの安定性を考えれば，第二級カルボカチオンができ，1,2-付加物が優先してできると考えられる．実際，実験を行ってみると，反応温度を 0℃ にすると 1,2-付加物が優先してできる．しかし，40℃ で反応させると 1,4-付加物が優先して得られる（図 10-19）．

温度	1,2-付加	:	1,4-付加
0℃	70	:	30
40℃	15	:	85

図 10-19　1,3-ブタジエンへの臭化水素の付加

まず，1,2-付加物が優先する 0℃ の条件からみてみる．まず HBr とアルケンが反応すると 2 種類のカチオンが生じる．ここでカチオンの安定性を考えると第二級カルボカチオンが安定なので，第二級カルボカチオンに Br⁻ が付加した生成物が優先してとれてくる．反応するための活性化エネルギーが低いため，このような生成物を速度論支配生成物と呼ぶ（図 10-20）．

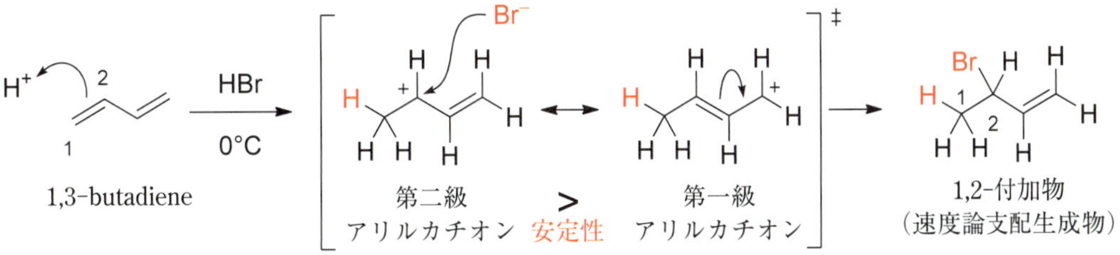

図 10-20　速度論支配生成物

続いて，1,4-付加物が優先する 40℃ の条件をみてみる．先ほどと同様 2 種類のカルボカチオン

が得られてくる．しかし，1,4-付加物と1,2-付加物を比べると1,4-付加物の方が安定である．このような生成物を熱力学支配生成物と呼ぶ（図10-21）．

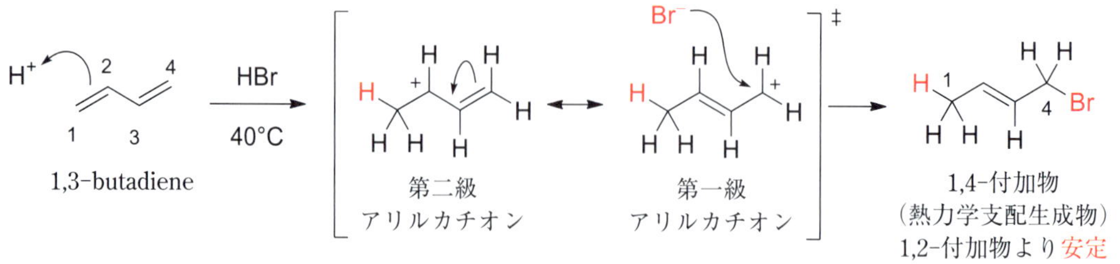

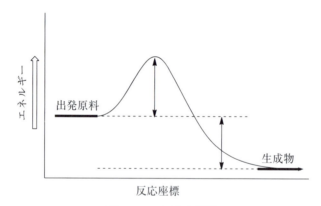

図10-21　熱力学支配生成物

反応座標図をみて確認してみると，速度支配生成物が優先する場合，出発原料から生成物ができる過程で一番重要となるのは，エネルギーの山をどのくらい楽に越えられるかである．一方，熱力学支配生成物が優先する場合，生成物が出発原料に比べてどれくらい安定かが重要となる．つまり，速度支配は一番早く反応する基質が優先し，熱力学支配は最も安定な生成物が得られる（図10-22）．

図10-22　反応座標図

10-4　過酸のアルケンへの付加（エポキシ化）

過酸は通常の酸よりも酸素原子が多い化合物である．英語だとper-acidという表現が使われる．過酸は通常の酸と比べると反応性が非常に高い．それでは過酸はアルケンに対して，どのような反応性を示し，立体選択性はどのように説明できるであろうか．

環状アルケンであるシクロヘキセンを過酸で処理すると対応する**エポキシド**（epoxide）を生成する．エポキシドの立体化学はアルケンの立体化学に依存しており，立体特異的反応である．すなわち，(Z)体のアルケンからはシン体が生じ，(E)体のアルケンからはアンチ体が生じる（図10-23）．

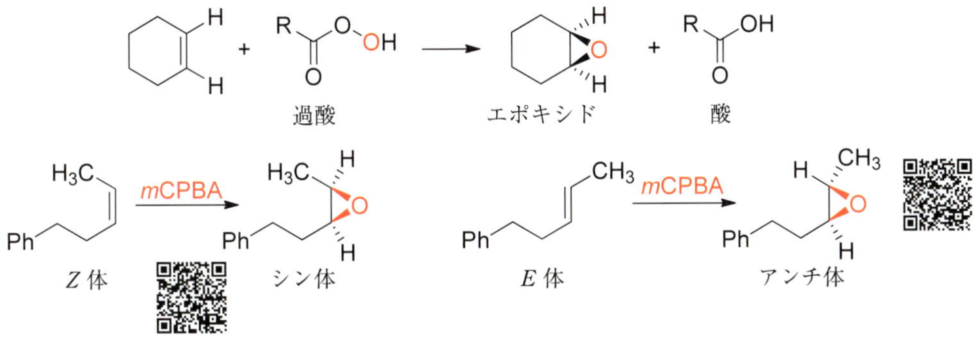

図 10-23　アルケンのエポキシ化

反応機構をみてみると，過酸の酸素原子がアルケンに攻撃し，炭素-酸素結合が同時に2つできていることがわかる．したがって，アルケンの立体化学に依存して，エポキシドの立体化学が決まる．代表的な過酸として，mCPBA（m-chloroperbenzoic acid, メタクロロ過安息香酸）などが知られており，実験室レベルの反応では最もよく使われる試薬の1つである（図10-24）．

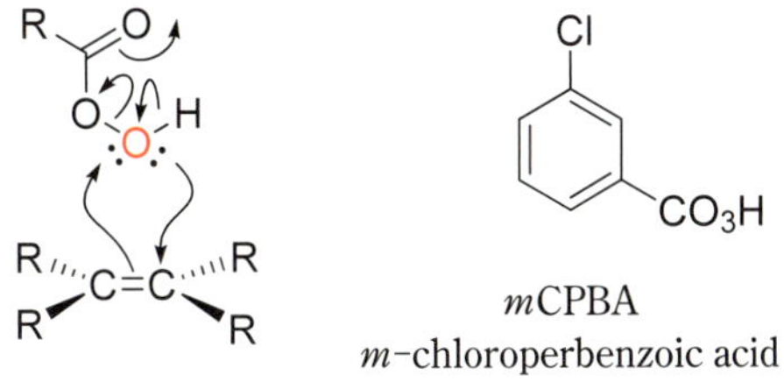

図 10-24　エポキシ化の反応機構

10-5　カルベンのアルケンへの付加（クロロホルム，ジアゾメタン）

クロロホルムは様々な反応の溶媒として使われることが多い．しかし，クロロホルムは水酸化ナトリウムが存在すると，アルケンをジクロロシクロプロパンに変換できる．それではこの反応はどのような反応機構で進行しているのだろうか（図10-25）．

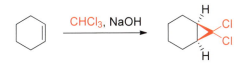

図 10-25　アルケンとカルベンの反応

カルボカチオンは正電荷をもった炭素電子，カルボアニオンは負電荷をもった炭素原子である．一方，カルベン（carbene）は2つのσ結合をもっているが，6個の電子しかもたず，オクテッ

ト則を満たしていない（図10-26）．

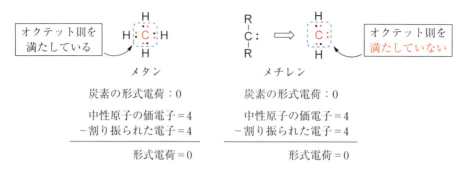

図10-26 メタンとメチレンのルイス構造式

　代表的なカルベンの合成方法はジアゾメタンの熱分解である．ジアゾメタンは加熱するとメチレンが生じる．また，先に述べたクロロホルムは塩基性条件下でジクロロカルベンが生じる．ジクロロカルベンに限らず，カルベンの炭素原子はsp^2混成であり，塩素原子と結合する電子2個（σ結合2本）と結合に関与していない電子（非共有電子対1つ）はsp^2混成軌道に電子が2個ずつ入る．分子のかたちとしてはカルボカチオン（炭素原子はsp^2混成軌道であり，σ結合は3本）に類似しており，p軌道はσ結合に対して垂直に配置している．このp軌道は空軌道であるため，求核試薬はカルベンに対して垂直方向から攻撃する（図10-27）．

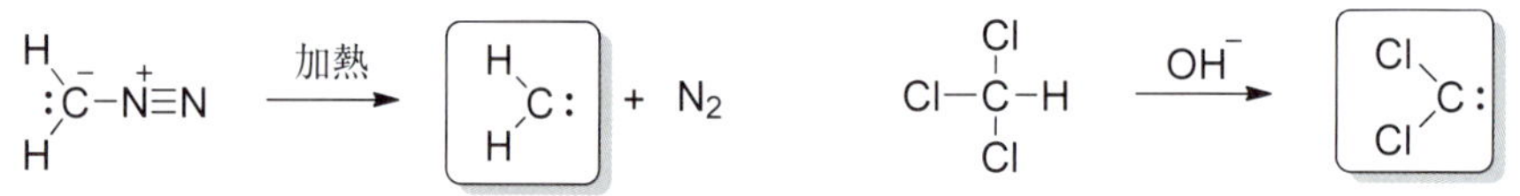

図10-27 カルベンの合成

　反応機構をみてみると，ジアゾメタンは加熱すると窒素が脱離し，メチレンを生じる．ジアゾメタンの炭素原子は負電荷，窒素原子は正電荷をもっている．窒素が炭素原子から脱離する際に，炭素原子は電子を2個失うため，炭素原子の形式電荷は0となる（図10-28）．

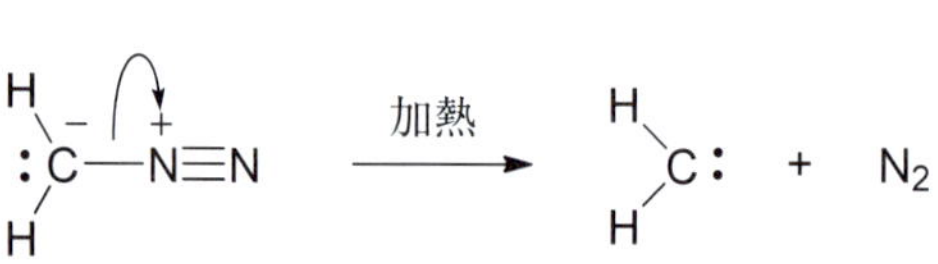

図10-28 ジアゾメタンの熱分解

　一方，クロロホルムを塩基で処理すると，まず炭素原子から水素が脱離し，カルボアニオンを生じる．続いて，塩素イオン（Cl⁻）がα脱離し，ジクロロカルベンを生じる．α脱離とはCl⁻（脱離基）と水素原子が同じ炭素原子から脱離する反応である．後の章で出てくるE2脱離は，

脱離基と水素原子が隣接する炭素原子から脱離するため，β脱離で進行する反応である（図10-29）.

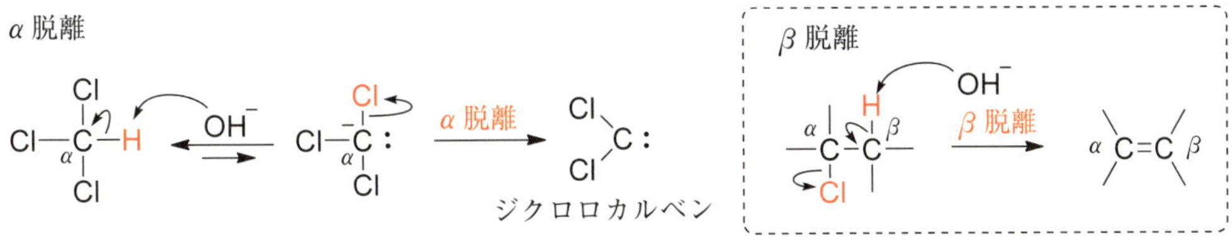

図10-29　α脱離とβ脱離

　次に，カルベンはどのようにアルケンと反応するのか反応機構をみてみる．カルベンの構造をみてみると，最初にプロトンが脱離するので負電荷をもっている．続いて，塩素イオンが脱離するので正電荷が生じる．正味で形式電荷は0となっているが，実際には正電荷と負電荷を併せもっているような状態である．したがって，求核攻撃する部分と求核攻撃を受ける部分があるとみなすことができる．アルケンは電子豊富な官能基なので，カルベンはアルケンからの電子を共有し，σ結合ができる．それと同時にアルケンはカルベンからの電子を共有する．したがって，同時にσ結合ができるため，立体特異的にシン付加が進行する（図10-30）.

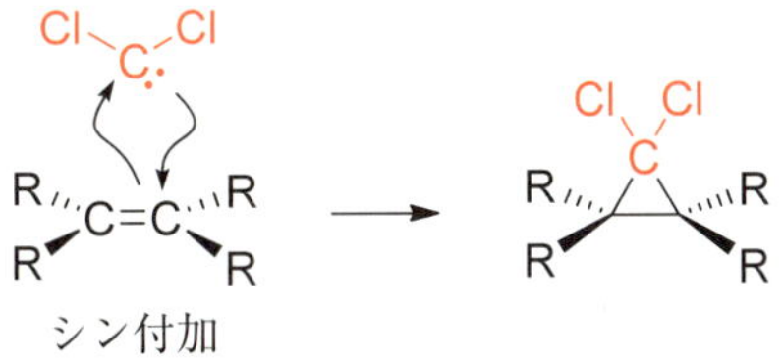

図10-30　カルベンのシン付加

　E体とZ体の化合物を各々原料としてカルベンと反応させると，シクロプロパン体が各々対応したアルケンから得られる．先に示した過酸のエポキシ化と類似している（図10-31）.

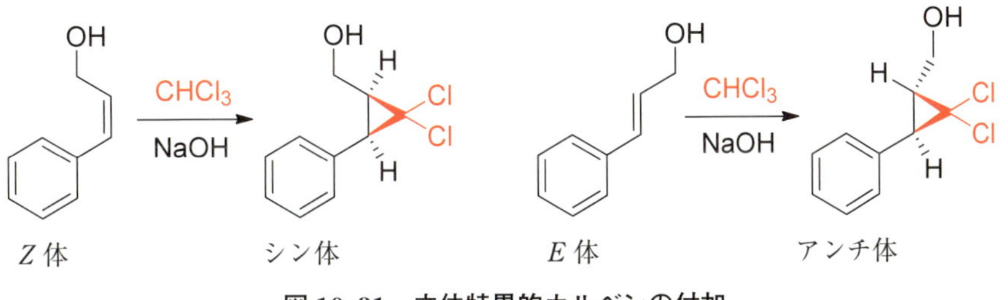

図10-31　立体特異的カルベンの付加

10-5-1　カルボン酸のアルケンへの付加（ヨードラクトン化）（発展）

　アルケンは電子豊富な置換基であるため，求電子試薬であるヨウ素や臭素などと反応し，ハロニウムイオンを中間体として形成する．ヨウ素であればヨードニウムイオンと呼ぶ．これらの中

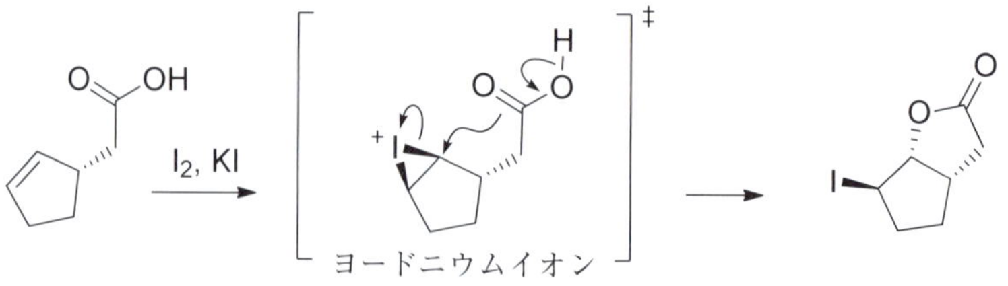

図 10-32　ヨードラクトン化

間体はカチオン性の3員環であるため，求核攻撃を非常に受けやすい（図10-32）．

　反応機構をみてみると，今までと同様にアルケンとハロゲン原子が反応し，そこに求核試薬が攻撃することによって，新たに結合ができる．これまでの反応は，分子と分子の反応だったので分子間反応（intermolecular reaction）である．一方，今回のヨードラクトン化はアルケンと求核試薬が同一分子中にあるため，分子内反応（intramolecular reaction）と呼ぶ．

ＴＯＰＩＣＳ　　　　　　　　スクアレンの生合成

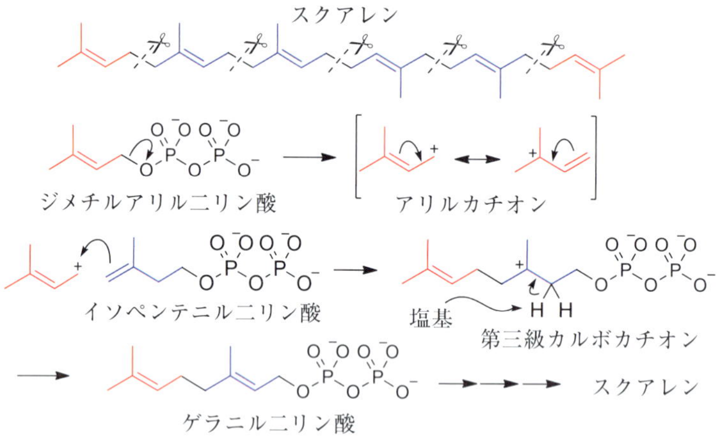

　スクアレンの構造をよくみてみると炭素5個の単位が繰り返していることに気づく．〆で書いたところで小さい分子に分けることができる．スクアレンの生合成をみてみると，ジメチルアリル二リン酸の二リン酸はプロトン化されるとよい脱離基である．二リン酸が脱離すると安定なアリルカチオンを生じる．次にアリルカチオンはイソペンテニル二リン酸と反応し，第三級カルボカチオンを経由して，ゲラニル二リン酸となる．反応を繰り返すことによって，最終的にはスクアレンが生じる．ここで基礎となるのはカルボカチオンの安定性と共鳴の考え方である．

10-6 練習問題

10. 1 次の反応で予想される主生成物の構造とその IUPAC 名を記せ．

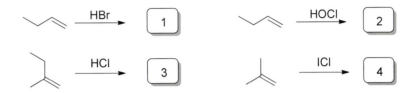

10. 2 次の反応の反応機構を曲がった矢印を使って記せ．

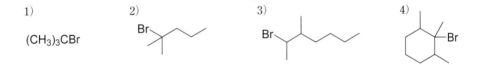

10. 3 アルケンへの HBr 付加反応（イオン反応）により次に示した臭化アルキルが生成した．原料となるアルケンを予想し，その構造と IUPAC 名を記せ．

1) (CH$_3$)$_3$CBr 2) [構造式] 3) [構造式] 4) [構造式]

10. 4 次に示したアルケンへの 1,2- および 1,4-付加反応で得られる主たる生成物を記せ．
1) シクロヘキサ-1,3-ジエンへの Br$_2$ 付加
2) シクロペンタジエンへの HCl 付加

10. 5 2-メチル-1,3-ブタジエン（イソプレン）に塩化水素が 1,4-付加するとき，主生成物は 1-クロロ-3-メチル-2-ブテンであり，1-クロロ-2-メチル-2-ブテンはほとんど生成しない．この理由について反応機構から説明せよ．

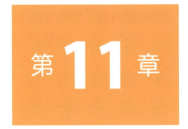

第11章 ハロアルカンの化学 I（置換反応）

　有機ハロゲン化合物と聞くと，毒性が高いダイオキシンやポリクロロビフェニル（PCB）など，環境汚染による生態系への影響が懸念された化合物が思い浮かぶ．また，オゾン層の破壊をもたらすとされる一部のフロンガスなども代表的な有機ハロゲン化合物である．しかし，イソフルラン（麻酔薬），クロラムフェニコール（抗生物質），フルボキサミン（抗うつ薬）のように，有機ハロゲン化合物のなかには重要な医薬品も多く（図11-1），さらに，ポリ塩化ビニル（プラスチック）など，我々が生活していく上でなくてはならない化合物群でもある．

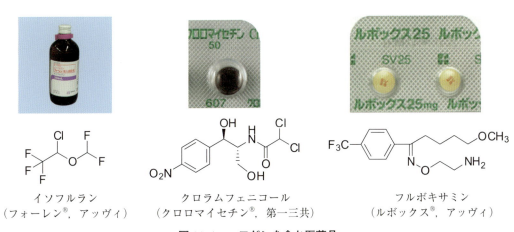

イソフルラン
（フォーレン®，アッヴィ）

クロラムフェニコール
（クロロマイセチン®，第一三共）

フルボキサミン
（ルボックス®，アッヴィ）

図11-1　ハロゲンを含む医薬品

　本章では，有機ハロゲン化合物のうち，アルカンの水素をハロゲンで置き換えた化合物である，ハロアルカンについて，その物理的性質に由来する代表的な反応としての置換反応について解説する．なお，置換反応については，既に第4章にて高校の化学で学習したエタノールの脱水反応を例にして学んだが，ここではより詳しく学ぶ．すなわち，どのように置換反応が進行するのか，また，置換反応の進行により立体化学はどのように変化するのか，さらに，用いる試薬や溶媒が反応にどのように影響するのか，などである．

置換反応は有機化学のなかで最も基本的な反応の１つであり，様々な医薬品を合成する際に必ず登場する重要な反応である．本章を学ぶにあたっては，「取りあえず暗記」ではなく「なぜこうなるのか」という言葉を心の中にもって学んでほしい．反応の原理を深く理解することが最も大切である．

Key Word

求核置換反応（11-1-2）

求核試薬（11-1-2）

S_N2 反応（11-2-1）

協奏反応（11-2-1）

ワルデン反転（11-2-2）

律速段階（11-3-1）

ラセミ化（11-3-2）

メタノリシス（11-3-3）

プロトン性溶媒（11-4-3）

溶媒効果（11-4-3）

比誘電率（11-4-3）

脱離反応（11-1-2）

脱離基（11-1-2）

遷移状態（11-2-1）

立体反転（11-2-2）

S_N1 反応（11-3-1）

カルボカチオン中間体（11-3-1）

加溶媒分解，加水分解（11-3-3）

立体効果（11-4-1）

溶媒和（11-4-3）

非プロトン性極性溶媒（11-4-3）

官能基変換（11-5-1）

ハロアルカン

11-1-1 ハロアルカンの物理的性質

　ハロアルカンは，sp³混成炭素に結合したハロゲン原子を含む有機分子であり，炭素-ハロゲン結合は，炭素原子とハロゲン原子間の電気陰性度の大きな差により，結合電子がハロゲン側に引きつけられて大きく分極している特徴がある（図11-2）．

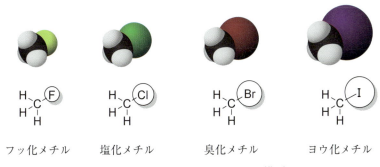

図 11-2　各種ハロメタンの分子模型

表 11-1　ハロアルカンの分類

	結合の長さ (Å)		結合の強さ (kJ mol⁻¹)		双極子モーメント (D)	ハロゲンの電気陰性度	ハロゲンのイオン半径 (Å)
CH₃-F	短い	1.39	強い	472	1.85	4.0	1.33
CH₃-Cl	↑	1.78	↑	350	1.87	3.0	1.81
CH₃-Br	↓	1.93	↓	293	1.81	2.8	1.95
CH₃-I	長い	2.14	弱い	239	1.62	2.5	2.16

　皆さんには，表11-1から炭素-ハロゲン結合の特徴が，1．周期表の下のハロゲンほど炭素-ハロゲン結合が長く，2．周期表の下のハロゲンほど炭素-ハロゲン結合が弱く，3．炭素原子がδ⁺に，ハロゲン原子がδ⁻に分極していることに気づいてほしい．この特徴が，後に述べるハロアルカンの反応性に大きく関与するのである．さらに，ハロゲンの結合する炭素にいくつ炭素が結合しているかによって，第一級（primary, 1°），第二級（secondary, 2°），第三級（tertiary, 3°）に

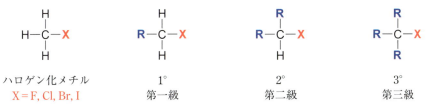

図 11-3　ハロアルカンの分類

分類されるが，これも，ハロアルカンの反応性を決定する重要な因子となっている．

表11-2に，本章に登場する代表的なハロゲン化合物の融点・沸点を示すが，同一のアルキル鎖をもつ化合物では，周期表の下のハロゲンが置換した化合物ほど，融点・沸点がともに高くなっていることに注意しよう．また，炭素数4個のアルキル鎖に，同じハロゲンが置換した化合物では，枝分かれの様子によって大きく融点・沸点が変化し，なかでも*tert*-butyl基にハロゲンが置換した化合物では，融点と沸点の差がほかの化合物に比較して小さいことに注目してほしい．

表11-2 代表的なハロゲン化合物の物理的性質

ハロアルカン	フッ化物 (F) mp, bp (℃)		塩化物 (Cl) mp, bp (℃)		臭化物 (Br) mp, bp (℃)		ヨウ化物 (I) mp, bp (℃)	
CH$_3$-X	−141	−78	−98	−24	−94	4	−67	42
CH$_3$CH$_2$-X	−143	−38	−139	12	−119	38	−108	72
CH$_3$CH$_2$CH$_2$-X	−159	−3	−123	47	−110	71	−101	103
(CH$_3$)$_2$CH-X	−133	−10	−117	36	−89	59	−90	90
CH$_3$CH$_2$CH$_2$CH$_2$-X	−134	33	−123	79	−112	101	−103	131
CH$_3$CH$_2$(CH$_3$)CH-X	−121	25	−140	68	−112	91	−104	120
(CH$_3$)$_2$CHCH$_2$-X	—	—	−131	69	−119	91	−93	121
(CH$_3$)$_3$C-X	−77	12	−26	51	−16	73	−38	100
CH$_2$=CH-X	−161	−72	−154	−13	−138	16	—	56
CH$_2$=CHCH$_2$-X	—	−3	−135	45	−119	71	−99	103
C$_6$H$_5$-X	−42	85	−46	132	−31	156	−31	188
C$_6$H$_5$CH$_2$-X	−35	140	−45	179	−3	201	25	93[a]

a) 10 mmHg の値

11-1-2 ハロアルカンで起こる反応

前述したようにハロアルカンの特徴は，ハロゲンの結合している炭素がδ^+ハロゲンがδ^-に分極しているところにある．では，このようなハロアルカンではどんな反応が起こるのだろうか．答えは「おもに置換反応と脱離反応の2種類の反応が起こる」である．すなわち，ハロアルカンは，電子が不足している炭素をもつので，電子を豊富にもつ試薬（Nu$^-$）の攻撃を受け，**求核置換反応**（nucleophilic substitution reaction）あるいは第12章で述べる**脱離反応**（elimination reaction）を起こすのである（図11-4）．

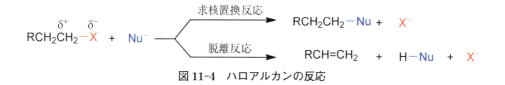

図11-4 ハロアルカンの反応

求核置換反応では，マイナスの電荷をもつ試薬（Nu$^-$）がハロアルカンのハロゲン（X）と置

き換わる反応であり，このときの Nu⁻ は**求核試薬**（nucleophile）と呼ばれる．求核試薬は分極した δ^+ の中心(核)を求める試薬であって，負のイオンか，あるいは少なくとも 1 組の非共有電子対もっている中性の分子である．例えば水酸化物イオンや水分子は求核試薬としてハロアルカンと反応してアルコールを生成する（図 11-5）．

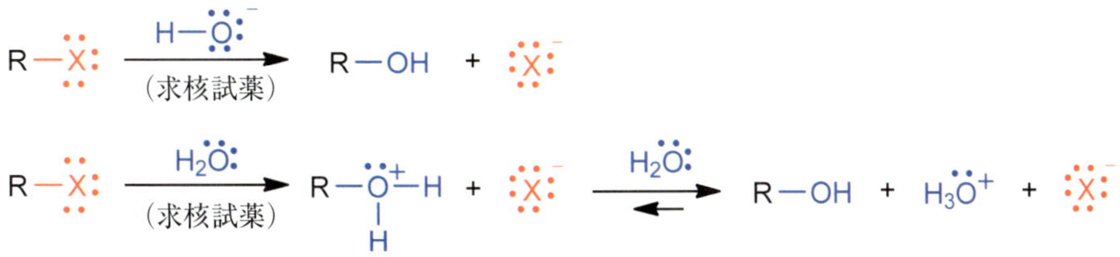

図 11-5　ハロアルカンと水酸化物イオンおよび水の反応

　一方，後述する脱離反応においては，マイナス電荷をもつ試薬（Nu⁻）は**塩基**（base）と呼ばれ，ハロアルカンは塩基の攻撃を受けてアルケンを生じる．さらに，いずれの反応においてもハロアルカンに置換したハロゲン（X）はイオンとして脱離しており，このときの X は**脱離基**（leaving group）と呼ばれる．ハロゲンは，典型的な脱離基であるが，ハロゲン以外にも多くの脱離基がある．詳しくは後に学ぶ．では次に，この置換反応はどのように進行しているかを考えてみよう．実はこの反応には 2 つの重要な反応機構がある．

1. 求核試薬が部分的に正電荷を帯びている炭素原子に引き寄せられて近づき，新しい結合を形成するにつれて，炭素-ハロゲン結合の結合電子がハロゲン側に移りながら開裂する機構（図 11-6）．

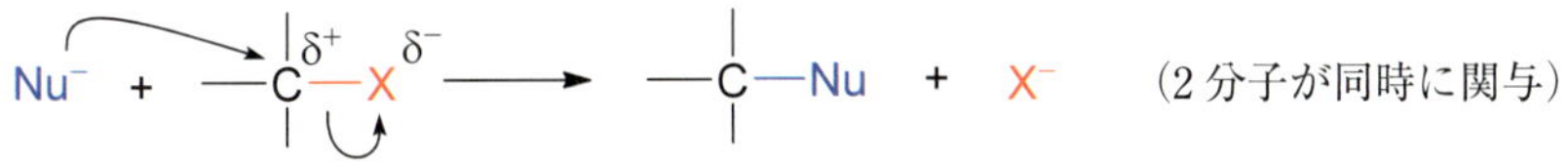

図 11-6　求核置換反応（S_N2 反応）

2. 求核試薬が関与することなく，炭素-ハロゲン結合が開裂してカルボカチオンが生成し，次に，カルボカチオンと求核試薬が反応して生成物を与える機構（図 11-7）．

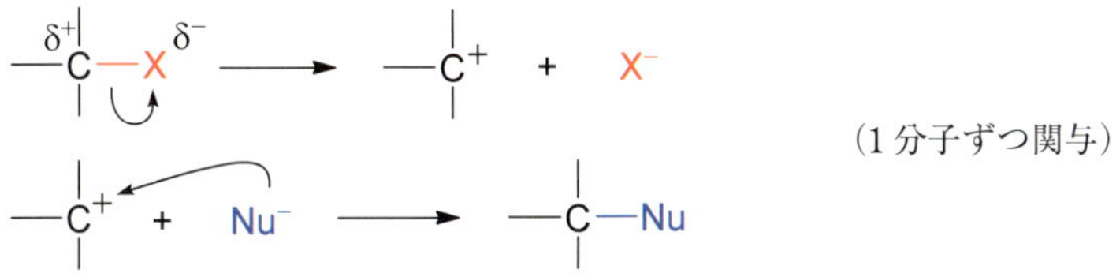

図 11-7　求核置換反応（S_N1 反応）

　求核置換反応は，上記の 1，2 に示す異なった反応機構でおもに進行するが，このうち，図

160

11-6 に示す反応は S_N2 反応(bimolecular nucleophilic substitution reaction)と呼ばれる置換反応である．その呼び名の「S, N, 2」は，置換（substitution），求核（nucleophilic），2分子（bimolecular）を意味しており，S_N2 反応は2分子の関与する求核置換反応となる．

一方，図 11-7 に示す反応は S_N1 反応（unimolecular nucleophilic substitution reaction）と呼ばれる置換反応で，unimolecular は1分子を意味しているので，S_N1 反応は1分子の関与する求核置換反応となる．

これからこの2つの置換反応について解説するが，どちらの反応が優先的に進行するのかは，ハロアルカンの構造，求核試薬の反応性，反応溶媒などにより変化し，さらに，これに脱離反応が競争的に起こるので話が複雑になる．皆さんはこれら反応の特徴を十分に理解してほしい．

11-2 求核置換反応（S_N2 反応）

11-2-1 S_N2 反応の反応機構

S_N2 反応の最大の特徴は，求核試薬が脱離基の背面から攻撃するところにある．すなわち，図 11-8 に示すように，求核試薬として導入される水酸化物イオンは，脱離していく塩素原子の後ろ側から中心炭素原子を攻撃して，求核試薬と脱離基が中心炭素原子を挟んで結合した**遷移状態**（transition state）を経て，ここから脱離基が抜けることで反応が終了するのである．すなわち，S_N2 反応では，求核試薬の結合と脱離基の開裂が同時に起こる1段階の反応（**協奏反応** concerted reaction）なのである．

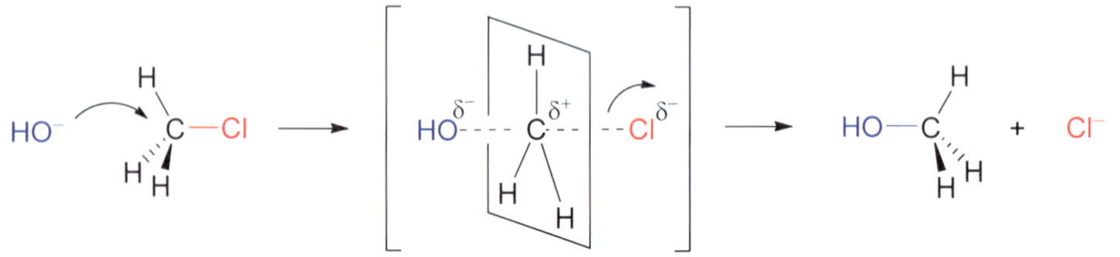

遷移状態

図 11-8　S_N2 反応の反応機構

さてここで，皆さんは S_N2 反応の2分子（bimolecular）の意味を思い出してほしい．S_N2 反応は，2分子の関与する求核置換反応であったが，図 11-8 に示した遷移状態では，求核試薬と反応基質の塩化メチルが部分的に結合している．すなわち，遷移状態において2分子が関与している．これは，反応速度の研究から導かれた結論であり，本反応は，水酸化物イオンの濃度を2倍にすると反応速度が2倍になり，同様に塩化メチルの濃度を2倍にしても反応速度は2倍になる．さらに，水酸化物イオンと塩化メチルの両方の濃度を2倍にすると反応速度が4倍になる．した

がって，この反応の速度式は，以下で表す二次式であり，水酸化物イオンと塩化メチルが衝突して進行すると結論できる．

$$\text{反応速度} = k\,[\text{CH}_3\text{Cl}]\,[\text{HO}^-]\ \text{mol L}^{-1}\,\text{s}^{-1}$$

k：速度定数，[ ]：濃度

図 11-9 に，塩化メチルと水酸化物イオンの反応の自由エネルギー図を示すが，反応物と生成物の間にエネルギー障壁の山が横たわっていることがわかる．この障壁の高さが活性化自由エネルギーであり，山の頂点が遷移状態にあたる．また，反応物と生成物の自由エネルギー差から，この反応は発熱反応であることがわかる．

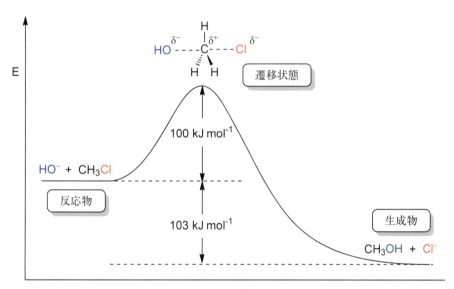

図 11-9　S_N2 反応の自由エネルギー図

11-2-2　S_N2 反応の立体化学

S_N2 反応の特徴は求核試薬が脱離基の背面から攻撃するところにある．そこで次に，キラル中心で起こる S_N2 反応について，立体化学の観点から考えてみよう．

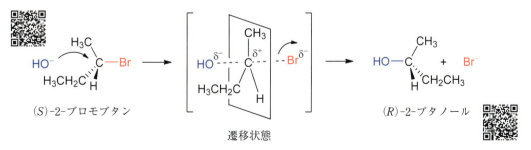

図 11-10　S_N2 反応の立体化学

図 11-10 にキラル中心で起こる，S_N2 反応の様子を示したが，求核試薬は脱離していく原子の後ろ側から攻撃する．そして最も重要なことは，この反応が完全な**立体反転**をともなって進行することである．このことは決して忘れてはならない S_N2 反応の重要な特徴の 1 つである．なお，この立体反転は，S_N2 反応の機構解明に重要な貢献をした，ラトビアの化学者であるワルデンにちなんで**ワルデン反転**（Walden inversion）と呼ばれている．

再度，皆さんは S_N2 反応の様子をイメージしてほしい．求核試薬が脱離基の真後ろから近づいてきて，中央の炭素原子を挟んで，求核試薬と脱離基が一直線上に配置した遷移状態を通り，求核試薬と炭素の間に新たな結合が形成され始める．すると，徐々に炭素と脱離基の結合距離が伸びて脱離基が離れていく．そしてこのとき，炭素に結合していたほかの置換基は傘を開くように後方に曲がり，最終的には立体反転を起こして生成物を与えるのである．当然この S_N2 反応における立体反転は，鎖状化合物ばかりではなく，環状化合物でも起こるのである（図 11-11）．

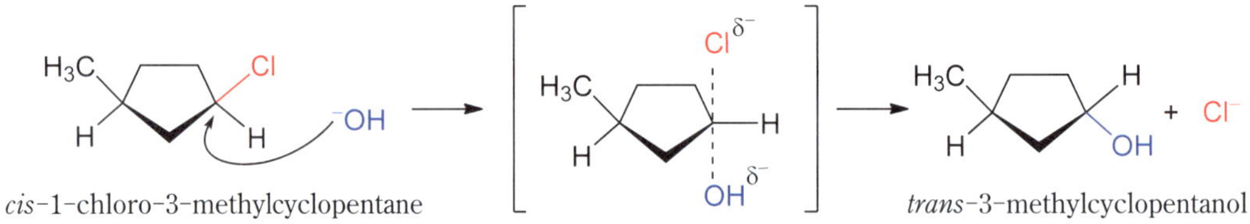
H3C
Cl
H
H
⁻OH
Clδ⁻
H3C
H
H
OHδ⁻
H3C
H
H
OH
+ Cl⁻
cis-1-chloro-3-methylcyclopentane
trans-3-methylcyclopentanol

図 11-11　S_N2 反応における立体配置の反転

11-3 求核置換反応（S_N1 反応）

11-3-1 S_N1 反応の反応機構

求核置換反応のもう 1 つの反応機構，すなわち，図 11-7 に示した反応機構は S_N1 反応と呼ばれる置換反応である．次に S_N1 反応について考察しよう．

S_N1 反応で進行する典型的な求核置換反応の例として，図 11-12 に示す塩化 *tert*-ブチルと水の反応が挙げられる．塩化 *tert*-ブチルは，水と反応して *tert*-ブチルアルコールを与えるが，この反応は先に解説した S_N2 反応とは全く様子が異なる．すなわち，この反応では *tert*-ブチルアルコールの生成速度は塩化 *tert*-ブチルの濃度を 2 倍にすると 2 倍になるが，水酸化物イオンを様々な濃度で添加しても反応速度にさほどの影響はないのである．したがって，この置換反応は，全体の反応速度を決める段階に水酸化物イオンは関与しておらず，速度式は塩化 *tert*-ブチルのみが関与している一次式で表されることになる．

$$反応速度 = k\,[(CH_3)_3CCl]\ \mathrm{mol\ L^{-1}\ s^{-1}}$$

k：速度定数，［　］：濃度

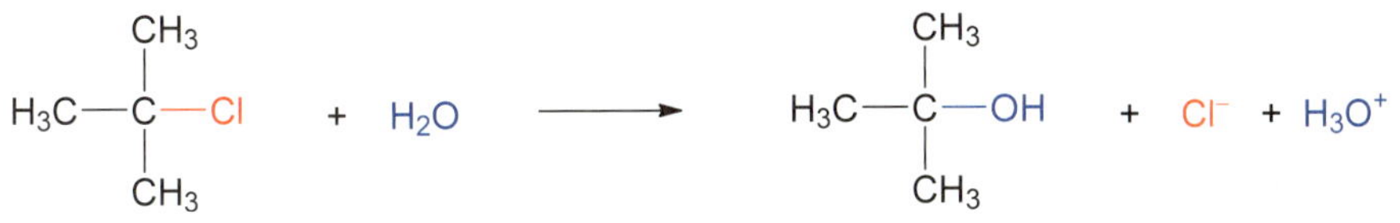

第 11 章　ハロアルカンの化学 I　　**163**

$$H_3C-\underset{\underset{CH_3}{|}}{\overset{\overset{CH_3}{|}}{C}}-Cl \;+\; H_2O \;\longrightarrow\; H_3C-\underset{\underset{CH_3}{|}}{\overset{\overset{CH_3}{|}}{C}}-OH \;+\; Cl^- \;+\; H_3O^+$$

図 11-12　塩化 *tert*-ブチルと水の反応

　このタイプの反応は S_N1 反応と呼ばれる求核置換反応であり，その呼び名は置換（substitution），求核（nucleophilic），1分子（unimolecular）に由来し，S_N1 反応とは1分子のみ関与する求核置換反応である．では，S_N1 反応の反応機構を考えてみよう．

　S_N1 反応は，図 11-13 に示すように明らかに3段階からなり，2つの**中間体**（intermediate）が存在する．このうち1段階目が遅い反応段階で，**律速段階**（rate-determining step）にあたる．

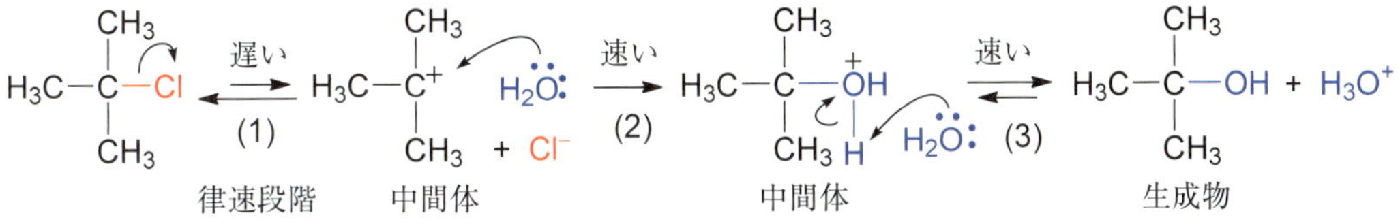

図 11-13　S_N1 反応の反応機構

　律速段階とは，その名の通り「速度」を「律する」「段階」のことで，数段階で起こる反応のうち最も反応速度の遅い段階をさし，全体の反応速度はこの段階が制御している．理解しやすくするために，図 11-14 に S_N1 反応の自由エネルギー図を示す．

　皆さんは，この図を注意深く眺めることで，S_N1 反応が3段階からなることが容易に理解できると思う．すなわち，1段階目が最も高い山の律速段階であり，反応基質から結合電子をもってハロゲンが脱離し，**カルボカチオン中間体**が生成する段階である．2段階目は，生成したカルボカチオンに水が反応して，オキソニウム中間体を生成する段階であり，この段階の山は低く反応速度は速い．最後の段階も速い反応速度の段階で，プロトンが抜けてアルコールを生成する段階である．

　以上，S_N1 反応で重要なことは，反応が3段階からなり，最も反応速度の遅い律速段階は，カルボカチオンを生成する段階であること，そしてこの段階には反応基質1分子しか関与しておらず，この段階が反応全体の速度を決めていることある．

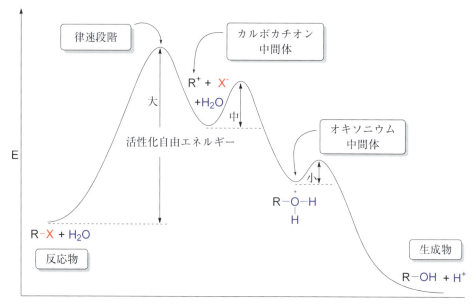

図11-14　S$_N$1反応の自由エネルギー図

11-3-2　S$_N$1反応の立体化学

S$_N$1反応の特徴はカルボカチオン中間体を生成するところにある．では次に，キラル中心でS$_N$1反応が起こった場合の立体化学の変化について考察しよう．

図11-15にキラル中心で起こるS$_N$1反応を図示したが，中間体として生じるカルボカチオンの構造から立体化学の変化が容易に理解できる．すなわち，既に学んだように，カルボカチオンの構造は平面三角形であるので，水の攻撃は，前面，背面の両面から同じ速度で起こる．よって，生成するアルコールは2つのエナンチオマーの等量混合物（**ラセミ体**）となる．このように，光学活性な化合物がラセミ体に変化する反応は，**ラセミ化**（racemization）をともなって進行する反応といわれ，キラル中心で起こるS$_N$1反応はその典型例である．

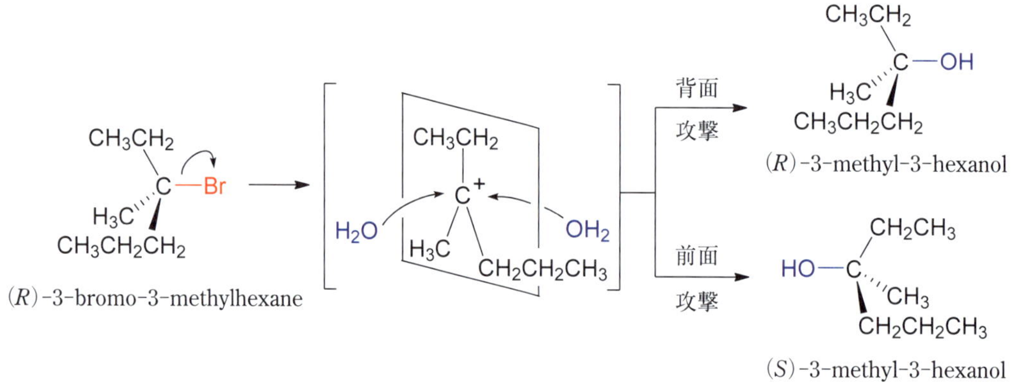

図11-15　S$_N$1反応の立体化学

■ 11-3-3 加溶媒分解

図 11-15 の反応のように，ハロアルカンと水による S_N1 反応は，**加溶媒分解**（solvolysis）の一例である．加溶媒分解とは，反応溶媒が求核試薬となって進行する求核置換反応のことで，反応溶媒が水のときには，特に**加水分解**（hydrolysis）といい，メタノールを溶媒とした加溶媒分解は，**メタノリシス**（methanolysis）とも呼ばれる（図 11-16）．

$$(CH_3)_3C-Br + H_2O \longrightarrow (CH_3)_3C-OH + HBr$$
$$(CH_3)_3C-Cl + CH_3OH \longrightarrow (CH_3)_3C-OCH_3 + HCl$$

図 11-16　加溶媒分解の例

ここで，忘れてはならないことは，これらの加溶媒分解はすべて S_N1 反応であるので，最初にカルボカチオン中間体を生成してからそれぞれの溶媒と反応することである．

COLUMN

病棟での出来事

　病院実習中の薬学部 5 年生 T さん．本日から担当することになった大腸がん患者の服薬指導に向かいます．そこで処方された薬を電子カルテで確認していると，あることに気づきました．フルオロウラシル注（抗がん薬），フルルビプロフェン注（鎮痛薬），フルニトラゼパム錠（抗不安薬）….あれ，薬品名にフルってつく薬がたくさん出ている！

　上記の薬はいずれも，フッ素を含む医薬品でした．さて，皆さんはフッ素の特徴と聞いて頭に浮かぶことは何でしょうか？ハロゲン，電気陰性度が最も強い，原子半径が小さい，フッ素原子と炭素原子の結合は分解されにくいことなどを学習したと思います．
　では，構造中にフッ素を導入するメリットは何でしょうか？おもにフッ素原子の強い電子求引性による薬物代謝酵素に対する安定性の向上（＝作用時間の延長），フッ素原子の導入による脂溶性の向上（＝薬物の吸収促進），水素結合等による酵素との親和性の増大（＝より少量での効果発現）などを期待して導入されています．
　実際，構造式にフッ素を含んでいる医薬品は増えており，フルオキセチン（抗うつ薬），セボフルラン（麻酔薬），レボフロキサシン（抗菌薬），フルチカゾン（副腎皮質ステロイド），リスペリドン（抗精神病薬），シタグリプチン（糖尿病治療薬），アトルバスタチン（高脂血症治療薬），ランソプラゾール（消化性潰瘍治療薬），エファビレンツ（抗 HIV 薬），クアゼパム（睡眠障害改善薬）など，各領域において代表的な医薬品にフッ素が含まれています．
　今後，医薬品の構造式をみるときはフッ素を探してみましょう．合成に携わった研究者の考えに思いを馳せることができるはずです．

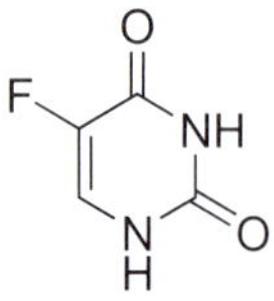

フルオロウラシル
（抗がん薬）

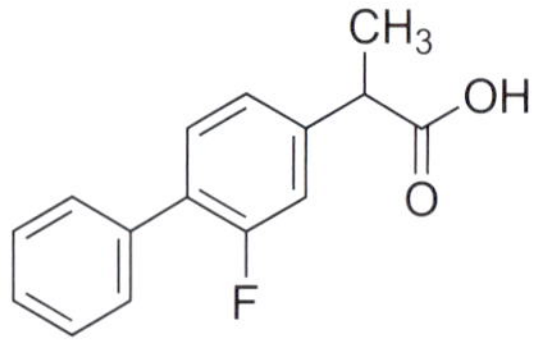

フルルビプロフェン
（鎮痛薬）

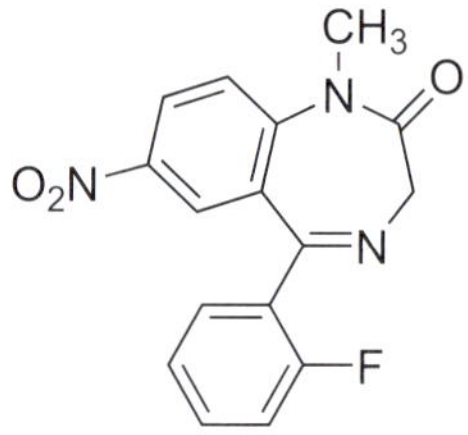

フルニトラゼパム
（抗不安薬）

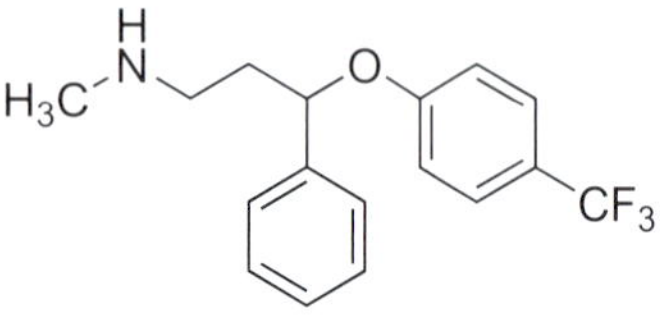

フルオキセチン
（抗うつ薬）

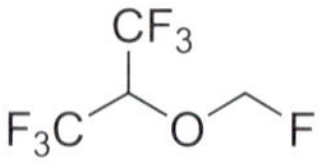

セボフルラン
（麻酔薬）

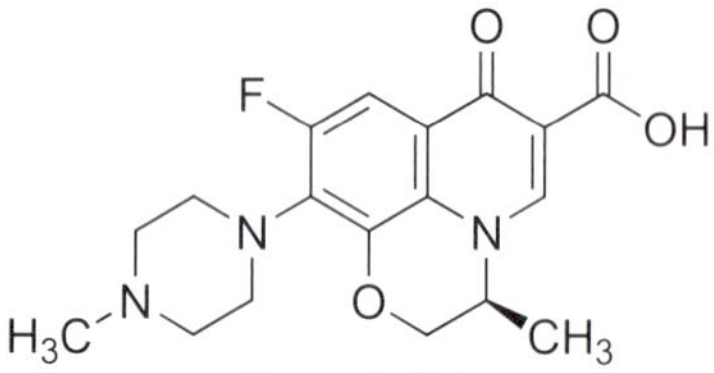

レボフロキサシン
（抗菌薬）

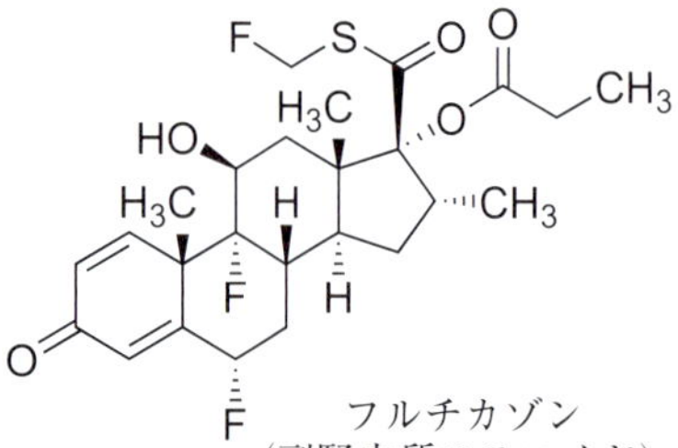

フルチカゾン
（副腎皮質ステロイド）

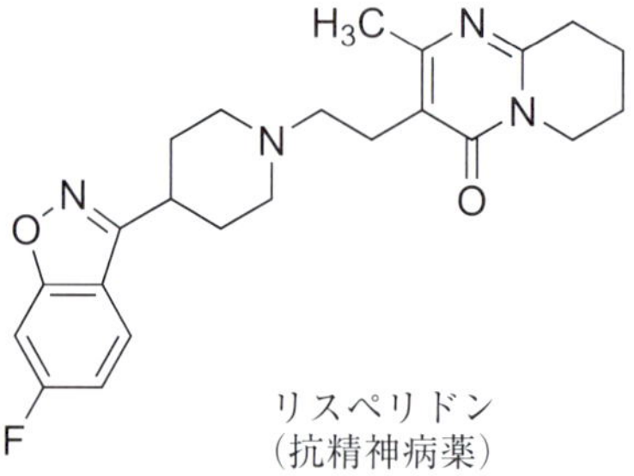

リスペリドン
（抗精神病薬）

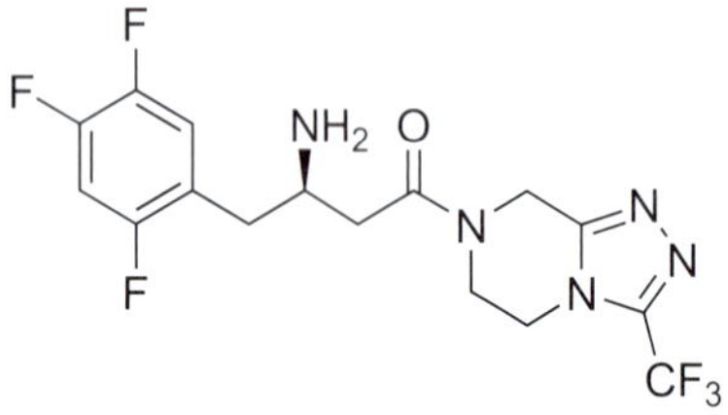

シタグリプチン
（糖尿病治療薬）

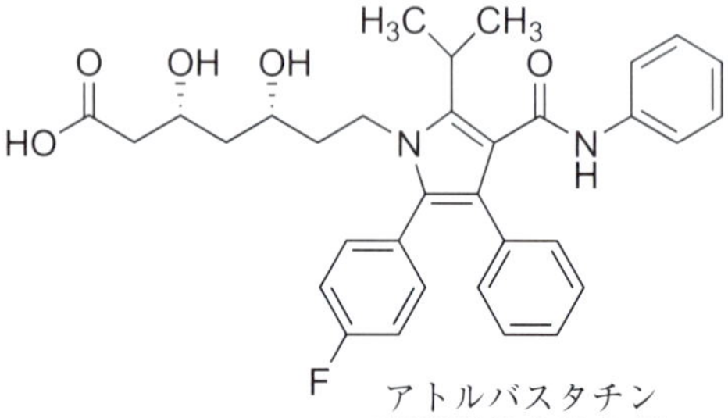

アトルバスタチン
（脂質異常症治療薬）

11-4 求核置換反応の反応速度に影響する因子

これまでに，S_N2 反応と S_N1 反応の機構について学んできた．そこで次に我々が目指すのは，様々な反応条件下，S_N2 反応と S_N1 反応のどちらが優先的に進行するのかを予測できることである．しかし，この命題はハロアルカンの構造，求核試薬の反応性，反応溶媒の性質などが関与するためにかなり複雑になる．皆さんは S_N2 反応と S_N1 反応の速度に影響する要因についてしっかりと整理し，理解してほしい．

11-4-1 ハロアルカンの構造による影響

(1) S_N2 反応

ハロアルカンが S_N2 機構で反応するときは，ハロアルカンのアルキル部分の立体的な大きさが反応速度に大きく影響する．例として，図 11-17 に簡単なハロアルカンの S_N2 反応の反応速度比を示す．

ここで重要なのは，S_N2 反応はハロゲン化メチル，第一級ハロアルカン，第二級ハロアルカンの場合には進行するが，第三級ハロアルカンの場合には進行しないことである．さらに詳しくみると，ハロゲン化メチル＞第一級ハロアルカン＞第二級ハロアルカンの順に反応速度が遅くなっていることに気づく．この反応速度の順序は，ハロゲンの結合した炭素上にアルキル基が数多く置換しているほど置換反応を受ける炭素原子の背面側が混み合い，求核試薬の攻撃を受けにくくなるからである．すなわち，S_N2 反応の反応性を決める重要な因子は**立体効果**（steric effect）である．

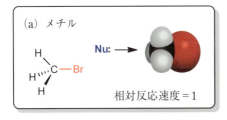
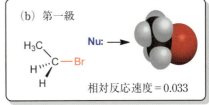
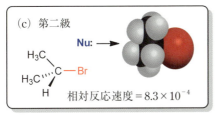
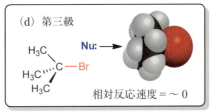

図 11-17 S_N2 反応における相対的な反応速度比

反応速度（S$_N$2）= ハロゲン化メチル ＞ 第一級ハロアルカン ＞ 第二級ハロアルカン
第三級ハロアルカンはS$_N$2反応をしない

(2) S$_N$1反応

　様々なハロアルカンを用いた場合の水とのS$_N$1反応における相対反応速度比を表11-3に示した．S$_N$1反応の反応速度は第三級ハロアルカンが極めて大きな速度を有しており，第一級ハロアルカンやハロゲン化メチルはほとんどS$_N$1反応を起こさない．また，第二級のハロアルカンも第三級に比較するとかなりS$_N$1反応を起こしにくいことから，第三級ハロアルカンのみがS$_N$1反応をすると考えてよい．

$$R-Br + H_2O \longrightarrow R-OH + HBr$$

表11-3　S$_N$1反応における相対的な反応速度比

ハロアルカン	メチル	第一級	第二級	第三級
構造式	CH$_3$-Br	CH$_3$CH$_2$-Br	(CH$_3$)$_2$CH-Br	(CH$_3$)$_3$C-Br
相対反応速度	＜1	1	12	1,200,000

　この反応速度の結果は，既に述べたS$_N$1反応の機構に基づいてうまく説明できる．つまり，S$_N$1反応はカルボカチオンの生成段階が律速段階であったので，比較的安定なカルボカチオンを生成できるハロアルカンだけがS$_N$1反応を起こすことができる．カルボカチオンの安定性については，第10章で説明したが，カチオンに隣接するC-Hσ結合が超共役によってカルボカチオンの空のp軌道に電子を供給するために安定化される（図11-18）．よって，この効果の高い第三級ハロアルカンが最も安定なカチオンとなり，容易にS$_N$1反応を起こすのである．

　ここで注意してほしいのは，ここでいう安定性は相対的な安定性であって，本質的な安定性ではないことである．カルボカチオンは，ほとんどのものが非常に不安定な化学種であり，直ちに周囲の求核種と反応してしまう．「第三級カルボカチオンが安定である」といっても，それは不安定なカルボカチオンのなかで比較的安定であるという意味である．なお，カルボカチオンの安定化をもたらすものはアルキル基ばかりでなく，ベンゼン環や二重結合が隣接すると大きな安定化をもたらすことをつけ加える．これは，アリルカチオンやベンジルカチオンが共鳴安定化して

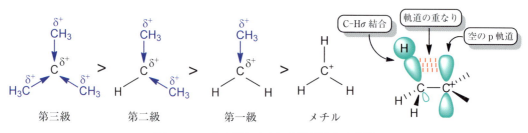

図11-18　カルボカチオンの相対的な安定性

いるためと考えられている（表11-4，図11-19）.

以上，S_N1 反応の反応性を決める重要な因子はカルボカチオンの安定性である.

表11-4　S_N1 反応における相対的な反応速度比

	構造式	相対反応速度
塩化エチル	CH_3CH_2-Cl	1 より小さい
塩化イソプロピル	$(CH_3)_2CH-Cl$	1
塩化アリル	$CH_2=CHCH_2-Cl$	74 ⎫ 反応性が高い
塩化ベンジル	$C_6H_5CH_2-Cl$	140 ⎭
塩化 *tert*-ブチル	$(CH_3)_3C-Cl$	12,000

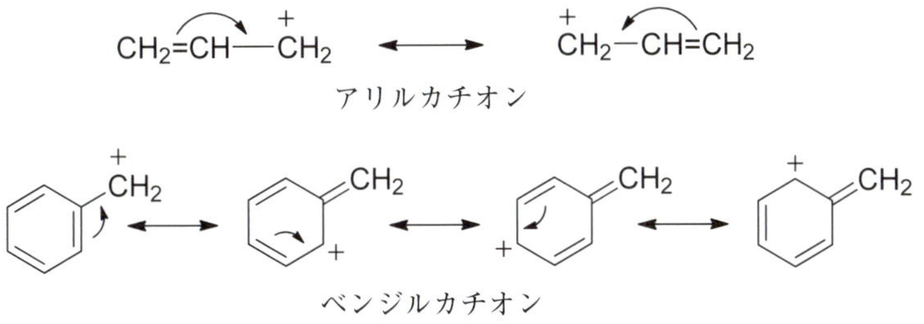

アリルカチオン

ベンジルカチオン

図11-19　アリルカチオンおよびベンジルカチオンの共鳴

11-4-2　求核試薬の反応性による影響

（1）S_N2 反応

S_N2 反応の特徴は求核試薬が脱離基の背面から攻撃するところにあった．よって，S_N2 反応の反応速度は求核試薬の濃度や性質に大きく依存することになる．求核試薬の濃度に関しては11-2-1 で述べたように濃度を高くすると反応速度は速くなる．では，求核試薬の性質とはどのように考えればよいのであろうか.

求核試薬の性質は**求核性**（nucleophilicity）で表される．求核性とは，ある反応物に対する相対的な反応速度から測定できるもので，反応速度の速い試薬が強い求核性をもった試薬である．いい換えるならば，求核性とは「電子の不足した炭素をどの程度求めるか」の度合いといえる．当然，強い求核性をもった試薬が強い求核試薬である．求核試薬の相対的強さは，次の3つの構造上の特徴と関係している（塩基性については第13章で学ぶ）.

1. 負に荷電した求核試薬は，その共役酸よりも強い求核試薬である.

　（共役酸とは，塩基がプロトンを受けとってできる分子のことである）

$$H_2N^- \; > \; H_3N \qquad\qquad HO^- \; > \; H_2O \qquad\qquad HS^- \; > \; H_2S$$

2. 求核試薬の原子が同じ場合，その求核性と塩基性の強さは相関する.

$$RO^- \; > \; HO^- \; > \; RCOO^- \; > \; ROH \; > \; H_2O$$

3. 元素の周期表で同族元素を比較した場合は，周期表の下の元素の方が強い求核試薬である．これは，塩基性の強さと相関がない．

$$H_2Se > H_2S > H_2O \qquad R_3P > R_3N \qquad I^- > Br^- > Cl^- > F^-$$

求核性と塩基性：求核性とは正電荷を帯びた炭素原子への攻撃のしやすさであり，塩基性とはプロトン（H^+）の引き抜きやすさである．一般的に求核性の高い試薬は，塩基性も高い傾向にあるが，全く相関しないものもある．例えば，上記3項目のハロゲン化物イオンの求核性は，塩基性の順序と逆になっている．これに関しては「反応溶媒による影響」の項目で詳しく触れるが，用いる溶媒や求核試薬の立体的な大きさなどが関係している．求核性は反応の相対速度から求めたものであり，塩基性は解離平衡の位置から求めたもので，同じ測定方法ではないことに注意しよう．

表11-5に様々な求核試薬の相対的な求核性の強さを示したが，この求核性の順序は用いる溶媒によって大きく変化する．表11-5は水を溶媒としたときの結果である．

表11-5　水溶液中での求核試薬の相対的な強さ

求核種	名　称	相対的求核性
	極めて強い求核試薬	
NC^-	シアン化物イオン	126,000
HS^-	チオラートイオン	126,000
I^-	ヨウ化物イオン	80,000
	強い求核試薬	
HO^-	水酸化物イオン	16,000
Br^-	臭化物イオン	10,000
N_3^-	アジドイオン	8,000
NH_3	アンモニア	8,000
	弱い求核試薬	
Cl^-	塩化物イオン	1,000
CH_3COO^-	酢酸イオン	630
F^-	フッ化物イオン	80
CH_3OH	メタノール	1
H_2O	水	1

(2) S_N1反応

S_N1反応には求核試薬の濃度や性質の影響はない．なぜなら，S_N1反応では全体の反応速度を決定する律速段階に求核試薬の関与がないからである．このことを理解しがたい学生は，ここで再度S_N1反応の反応機構を確認しておこう．

■ 11-4-3　反応溶媒による影響

求核置換反応では，反応に用いる溶媒がS_N2反応やS_N1反応の反応速度に大きく影響する．あ

る溶媒が，S_N2反応やS_N1反応を加速する仕組みを理解する前に，溶媒により有機化合物が安定化する仕組みを理解しよう．

水やアルコールのような溶媒分子は，**プロトン性溶媒**（protic solvent）と呼ばれ，電気陰性度の大きい酸素に結合した水素をもっている．そのために，これらの溶媒分子は溶液中の化学種と相互作用をして安定化をもたらす．図11-20に電荷を帯びた化学種と水との相互作用を示したが，このように溶媒分子が電荷を取り囲むことにより安定化をもたらす．この現象は**溶媒和**（solvation）と呼ばれる．当然この溶媒和は，求核置反応における負電荷を帯びた求核試薬や正電荷を帯びたカルボカチオン中間体にも起こる現象であり，S_N2反応やS_N1反応の反応速度に影響するのである．では，S_N2反応に及ぼす溶媒の影響から解説しよう．

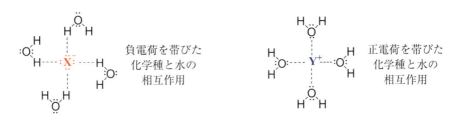

図11-20 プロトン性溶媒の水による溶媒和

（1）S_N2反応

S_N2反応の速度は，求核性の強い求核試薬ほど速くなることは既に述べた．しかし，この求核性の強さは溶媒和によって変化するのである．すなわち，求核試薬は負電荷を帯びているので，メタノールやエタノールのようなプロトン性溶媒を用いると溶媒和が起こる．よって，求核試薬が炭素原子を攻撃するとき，この溶媒分子が邪魔をすることになる．つまり，溶媒和によって求核性が弱くなるのである．これは求核反応における重要な**溶媒効果**（solvent effect）の1つである．

一方，電気陰性度の大きな原子上に水素原子をもたない**非プロトン性溶媒**（aprotic solvent）と呼ばれる一群がある．なかでも，極性を有する**非プロトン性極性溶媒**（polar aprotic solvent）はS_N2反応に適しているので広く使われるようになってきた．図11-21に代表的な溶媒を示す．

では，非プロトン性極性溶媒はなぜS_N2反応に適しているのだろうか．それは，これらの溶媒が電気陰性度の大きな原子上に水素原子をもたないことから，水素結合によって求核試薬を取り

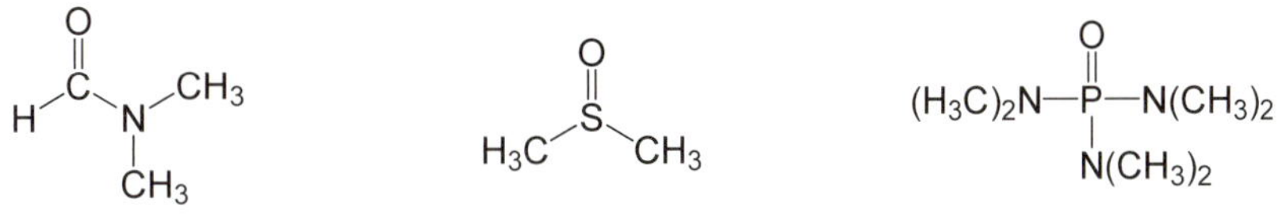

N,N-dimethylformamide
（*N,N*-ジメチルホルムアミド）
（DMF）

dimethyl sulfoxide
（ジメチルスルホキシド）
（DMSO）

hexamethylphosphoramide
（ヘキサメチルリン酸トリアミド）
（HMPA）

図11-21 非プロトン性極性溶媒の例

囲むことがないからである．さらに，図 11-22 に示すように，これらの溶媒はプロトン性溶媒が正電荷を帯びた化学種を取り囲むようにカチオン種によく溶媒和するので，カチオン種の求核試薬への接近を妨げるのである．例えば NaOH の場合，非プロトン性極性溶媒中では Na$^+$ のみが溶媒和するので，いうならば，裸の OH$^-$ が存在できることになる．よって，OH$^-$ の求核能力は高くなり，S$_N$2 反応が進行しやすくなるのである．

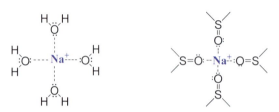

図 11-22　水およびジメチルスルホキシドによるナトリウムイオンの溶媒和

最後に，溶媒の違いによる求核能力の変化の例を示そう．それは，ハロゲン化物イオンの求核性である．第 13 章で詳しく述べるが，ハロゲン化物イオンの共役酸 HX（X = F, Cl, Br, I）から予想される各イオンの塩基性の強さは，F$^-$ > Cl$^-$ > Br$^-$ > I$^-$ の順である．しかし，表 11-5 に示したように水中での求核能力は全く逆の順序になっている．すなわち，ヨウ化物イオン I$^-$ は最も弱い塩基でありながら最も強い求核剤である．これがまさに溶媒和の効果である．フッ化物イオンのように小さな原子では，電荷がより密になっているので強く溶媒和され，一方，ヨウ素イオンは大きなイオンであるために溶媒和の度合いが最も小さい．よって，ハロゲン化物イオンのなかでヨウ化物イオンの求核性が最も強く，フッ化物イオンが最も弱くなっているのである．

プロトン性溶媒中でのハロゲン化物イオンの求核性　・・・・・　I$^-$ > Br$^-$ > Cl$^-$ > F$^-$

一方，非プロトン性極性溶媒中ではアニオン種には溶媒和ができないために，裸のイオンとして存在している．よって，DMSO のような非プロトン性極性溶媒中ではハロゲン化物イオンの求核能力は，プロトン性溶媒である水中での順序と全く逆になり，塩基性の強さの順序と同じになる．

非プロトン性溶媒中でのハロゲン化物イオンの求核性　・・・・　F$^-$ > Cl$^-$ > Br$^-$ > I$^-$

S$_N$2 反応の速度は，一般に非プロトン性極性溶媒中で行うと著しく増大する．すなわち，S$_N$2 反応は，メタノールやエタノールのようなプロトン性溶媒中よりも，DMSO のような非プロトン性極性溶媒が適しているのである．

(2) S$_N$1 反応

S$_N$1 反応は，カルボカチオンの生成が律速段階となっていた．すなわち，よりカルボカチオン

第 11 章　ハロアルカンの化学 I　　**173**

が生成しやすい環境は S_N1 反応が速く進行する．そこで，反応溶媒はカルボカチオンを効果的に溶媒和して安定化できるものが好ましく，一般に，プロトン性溶媒（水，メタノール，エタノールなど）はカチオンにもアニオンにも溶媒和できるので効果的である．

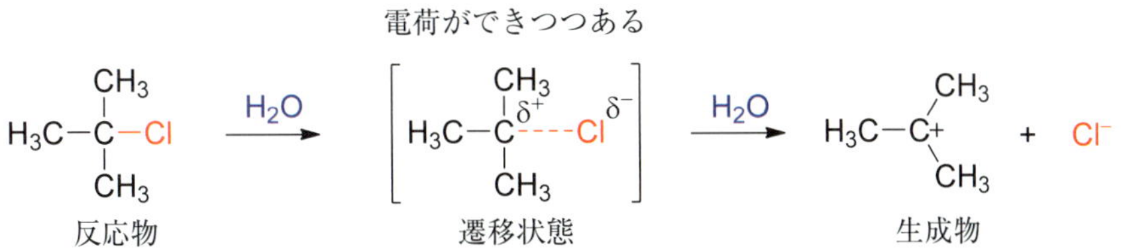

電荷ができつつある

$$H_3C-\underset{\underset{CH_3}{|}}{\overset{\overset{CH_3}{|}}{C}}-Cl \xrightarrow{H_2O} \left[H_3C-\underset{\underset{CH_3}{|}}{\overset{\overset{CH_3}{|}}{C}}\overset{\delta^+}{----}Cl\,^{\delta^-} \right] \xrightarrow{H_2O} H_3C-\underset{\underset{CH_3}{|}}{\overset{\overset{CH_3}{|}}{C}}{}^+ \;+\; Cl^-$$

反応物　　　　　　　　　遷移状態　　　　　　　　　生成物

図 11-23　S_N1 反応におけるカルボカチオンの生成段階

　ここで注意したいのは，プロトン性溶媒の使用によって S_N1 反応が速く進むのは，溶媒和によって生成したカルボカチオンを安定化するというよりは，電荷のできかかっている遷移状態を安定化して活性化自由エネルギーの山を下げるところに関与しているからである（図 11-14 を参照）．

　溶媒の極性の度合いは，**比誘電率**（dielectric constant）でおおよその傾向が示される．比誘電率とは，溶媒が正負の電荷を引き離す力の尺度であり，この値が大きいほど電解質を溶解する力が大きい傾向にある．すなわち，比誘電率の大きいプロトン性溶媒は，カチオンもアニオンも溶媒和する能力が高く S_N1 反応が進みやすいことになる．表 11-6 によく用いられる溶媒の比誘電率を示した．

表 11-6　各種溶媒の比誘電率

溶　媒	構　造	略記号	比誘電率（25℃）	沸点（℃）
プロトン性溶媒				
水	H_2O	—	79	100
ギ酸	$HCOOH$	—	59	100.6
メタノール	CH_3OH	MeOH	33	64.7
エタノール	CH_3CH_2OH	EtOH	25	78.3
酢酸	CH_3CO_2H	AcOH	6	117.9
非プロトン性溶媒				
ジメチルスルホキシド	$(CH_3)_2SO$	DMSO	47	189
アセトニトリル	CH_3CN	MeCN	38	81.6
N,N-ジメチルホルムアミド	$(CH_3)_2NCHO$	DMF	37	153
ヘキサメチルリン酸トリアミド	$[(CH_3)_2N]_3PO$	HMPA	30	233
アセトン	$(CH_3)_2CO$	Me_2CO	21	56.3
ジクロロメタン	CH_2Cl_2	DCM	9.1	40
酢酸エチル	$CH_3CO_2CH_2CH_3$	EtOAc	6	77.1
ジエチルエーテル	$CH_3CH_2OCH_2CH_3$	Et_2O	4.3	34.6
ヘキサン	$CH_3(CH_2)_4CH_3$	—	1.9	68.7

11-4-4 脱離基による影響

脱離能力の高い脱離基をもっている反応物ほど，S_N2 反応，S_N1 反応ともに反応速度が速くなるはずである．なぜなら，S_N2 反応の遷移状態は，新たな結合が生成すると同時に脱離基が離れていく過程であり，また，S_N1 反応の律速段階が，脱離基が脱離してカルボカチオン中間体を生成する段階なので，当然脱離基が離れやすいほど反応が速く進むはずである．では，脱離しやすい脱離基とはどんなものなのだろうか．

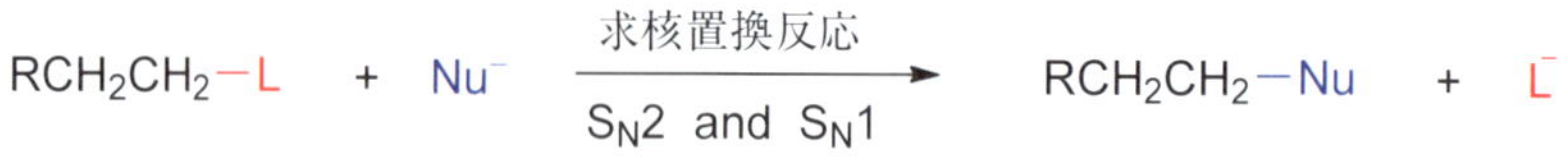

RCH2CH2−L + Nu−
求核置換反応
SN2 and SN1
RCH2CH2−Nu + L−

脱離基（L）は反応物との結合電子対をもって脱離する．したがって，脱離基はアニオン（L^-）として脱離する場合がほとんどであり，よい脱離基とは，脱離した後のアニオンが安定になるものである．一般に，アニオンの安定はその塩基性の強さと逆の関係になることから，いい換えると，よい脱離基は脱離した後，より弱い塩基となるものである．

例えば，ハロゲン化物イオンのなかでは，ヨウ化物イオンが最も弱い塩基であるので，ヨウ素が最も脱離能力の大きい脱離基となる．また逆に，フッ化物イオンは最も強い塩基であるので，脱離能力が小さく，実際にはフッ素は脱離基にならない．

離脱のしやすさ	$I^- > Br^- > Cl^- \gg F^-$
塩基性の強さ	$F^- \gg Cl^- > Br^- > I^-$

ハロゲンは，典型的な脱離基であるが，ハロゲン以外に脱離しやすい官能基がある．その代表的なものが RSO_3^- の構造をもつスルホン酸誘導体であるが，これらの官能基もまた弱い塩基である（図 11-24）．

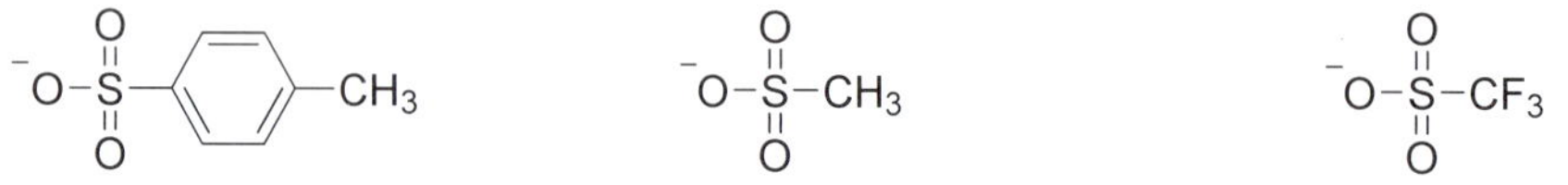
−O−S(=O)(=O)−C6H4−CH3
−O−S(=O)(=O)−CH3
−O−S(=O)(=O)−CF3

p-トルエンスルホン酸アニオン　メタンスルホン酸アニオン　トリフロロメタンスルホン酸アニオン

図 11-24　脱離しやすい官能基

弱塩基がよい脱離基となることは，裏を返せば，強塩基はほとんど脱離基にならないことになる．例えば，OH^-，H^-，C^- は強塩基であるので図 11-25 の反応は起こらないことに注意しよう．

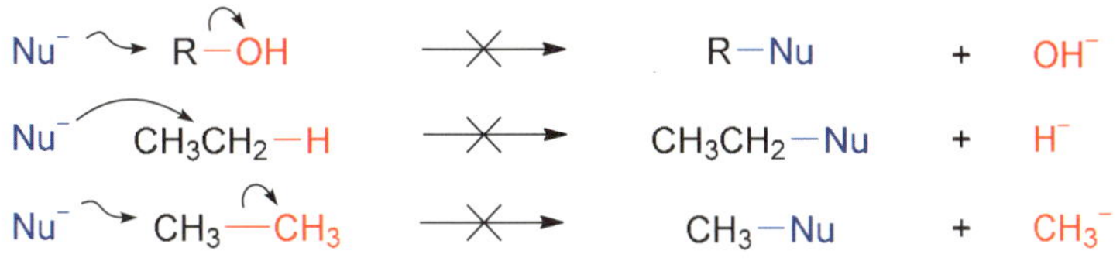

$$
\begin{aligned}
&Nu^- \curvearrowright R\!-\!OH \quad\xrightarrow{\times}\quad R\!-\!Nu \;+\; OH^- \\
&Nu^- \curvearrowright CH_3CH_2\!-\!H \quad\xrightarrow{\times}\quad CH_3CH_2\!-\!Nu \;+\; H^- \\
&Nu^- \curvearrowright CH_3\!-\!CH_3 \quad\xrightarrow{\times}\quad CH_3\!-\!Nu \;+\; CH_3^-
\end{aligned}
$$

図 11-25 脱離基が強塩基であるので脱離能力が低く，反応が起きない例

塩基性の強さについては第13章で詳しく解説するが，塩基性の強さは，その共役酸（L-H）の解離のしやすさ，すなわち，酸の強さに相関しており，強酸から生じる共役塩基（L⁻）は弱塩基であり，弱酸から生じる共役塩基（L⁻）は強塩基となる．そして，塩基性の低い官能基ほどよい脱離基となるのである．

11-5 求核置換反応を用いる官能基の変換

　求核置換反応は，ある官能基を別の官能基に変換できることから極めて重要な反応であり，様々な医薬品を合成する際によく用いられる．なかでも S_N2 反応は，立体化学がコントロールできることから特に有用であり，ここではハロアルカンを原料として，S_N2 反応を用いた様々な化合物への変換反応を示す．

11-5-1　S_N2 反応を用いる官能基の変換

　図 11-26 にハロアルカンを原料として各種の求核試薬を反応させることで，様々な誘導体に変換できる例を示した．
　皆さんはこの反応の原料となるハロアルカンが，ハロゲン化メチル，第一級および第二級ハロ

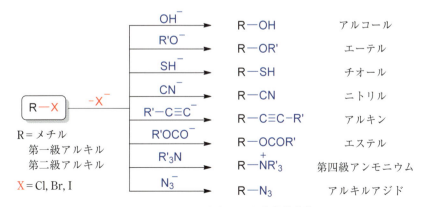

図 11-26　S_N2 反応を用いた官能基変換

アルカンに限っており，第三級ハロアルカンが使えないことに気がついただろうか．第三級ハロアルカンは立体障害のために S_N2 反応は起こらないことを思い出してほしい．また，ここでは脱離基がハロゲンの場合を示したが，当然，スルホン酸誘導体を脱離基にもつ化合物も同様の反応が起こり，さらに，第三級のスルホン酸誘導体でも S_N2 反応が進行しないことをつけ加える．

11-5-2　立体化学を考慮した S_N2 反応を用いる官能基の変換

S_N2 反応の特徴は，キラル中心で反応が起こった場合にワルデン反転と呼ばれる立体配置の反転をともなうところにある．すなわち，原料となるハロアルカンの絶対配置が判明しているときには，S_N2 反応による生成物の立体化学が予測できるのである．例えば，図 11-27 に 2-ブロモオクタンを原料とした 2-オクタンチオールへの変換例を示すが，光学的に純粋な R 体の 2-ブロモオクタンに硫化水素イオンを反応させると，S 体のチオールだけが得られ，R 体のチオールは全く生成しない．

図 11-27　S_N2 反応を用いた (S)-2-オクタンチオールの合成

一方，同じ原料である (R)-2-ブロモオクタンを用いて，R 体のチオールに変換するためにはどうしたらよいのだろうか．1つの方法は，立体中心における立体反転をともなう S_N2 反応を2回組み合わせることである．例えば，塩化および臭化アルキルは，ヨウ化物イオンにより S_N2 反応を起こし，立体化学の反転したヨウ化アルキルを与える．そこで，まずヨウ化物イオンにより，立体反転した (S)-2-ヨードオクタンをつくり，次にこれに硫化水素イオンを反応させることで R 体のチオールが得られる．このように2つの S_N2 反応を用いて立体反転を繰り返すことで，正味として立体配置が保持された R 体のチオールが得られたのである（図 11-28）．

なお，S 体および R 体チオールの比旋光度に着目すると，同じ絶対値をもちながら符号が逆になっている．これは互いにエナンチオマーの関係であることを意味している．このように，S_N2

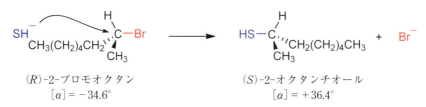

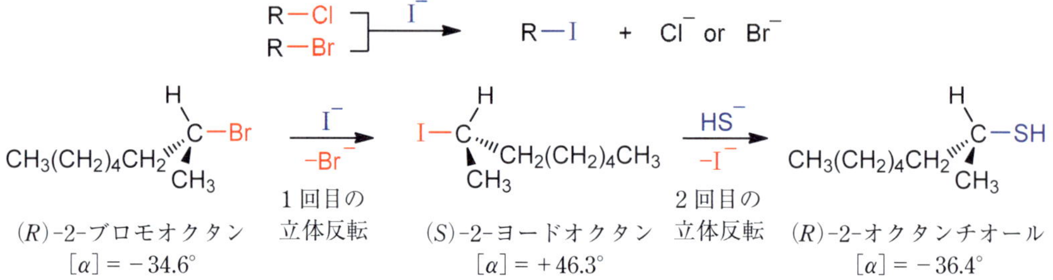

図 11-28　S_N2 反応を用いた (R)-2-オクタンチオールの合成

第 11 章　ハロアルカンの化学 I　**177**

反応を深く理解すれば，望む絶対配置をもつ化合物を合成するためには，どのような原料を用いればよいかが直ちにわかるのである．

11-6　S_N2 反応と S_N1 反応のまとめ

　本章では，ハロアルカンの代表的な反応としての求核置換反応のうち，S_N2 反応と S_N1 反応について解説してきた．これらの反応は，用いるハロアルカンや求核試薬，そして溶媒などの影響で反応の起こりやすさが異なる．皆さんはこれらのことが理解できただろうか．表 11-7 に S_N2 反応と S_N1 反応の比較をまとめたので，もう一度思い出してみよう．

表 11-7　S_N2 反応と S_N1 反応の比較

	S_N2 反応	S_N1 反応
反応の段階数	1 段階の反応	中間体を経る多段階の反応
脱離基が脱離するタイミング	求核試薬の攻撃と同時に脱離基が脱離する	脱離基が脱離してカルボカチオンを生成した後，求核試薬が攻撃する
遷移状態（律速段階）	反応基質と求核試薬が関与	反応基質のみが関与
立体化学	生成物の立体配置が反転	一般にラセミ化が起こる
ハロアルカンの反応性（ポイント）	メチル＞第一級＞第二級（第三級は反応しない）	第三級＞第二級（一般に第三級が反応）
求核試薬の求核性（試薬の例）	強い求核試薬（負電荷のイオンが多い）	関連しない（中性の溶媒が多い）
反応溶媒（溶媒の例）	非プロトン性極性溶媒が有利（DMF，DMSO）	プロトン性溶媒が有利（水，アルコール）
脱離基	I ＞ Br ＞ Cl	I ＞ Br ＞ Cl

（1）ある置換反応が S_N2 反応であるか S_N1 反応であるかの予測（求核試薬の観点から）

　図 11-29 の反応（1）は強い求核試薬（塩基性）を用いているので S_N2 反応，よって生成物は立体配置の反転が起こる．一方，反応（2）は弱い求核試薬（中性）を用いているので S_N1 反応となり，生成物はラセミ化する．このように求核試薬に着目して，塩基性の試薬（負電荷を帯びたイオン）であると S_N2 反応を，中性の試薬であると S_N1 反応が進行していると考えよう．

　最後に立体化学が示されていない反応例を示す（図 11-30）．この反応では，左右の反応とも同じ生成物が得られているが皆さんはよく考えてほしい．左への反応は，強い求核試薬の水酸化物イオン（塩基性）が用いられているので，S_N2 反応機構で進行しているはずである．すなわち，立体反転をともなっているのである．一方，右への反応は，中性の水が求核試薬であるので S_N1 反応機構で進行し，生成物はラセミ化をしているはずである（ただし，立体化学の表示はない）．このように，求核試薬に着目することで S_N2 反応であるか S_N1 反応であるかの予測ができるのである．

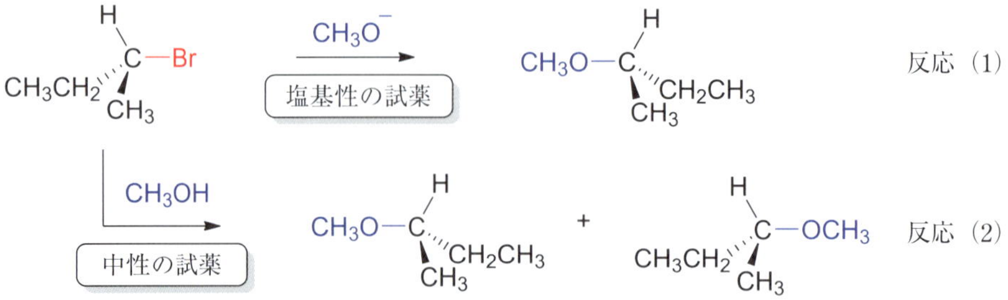

図 11-29　同一のハロアルカンを用いた S_N2 反応と S_N1 反応（1）

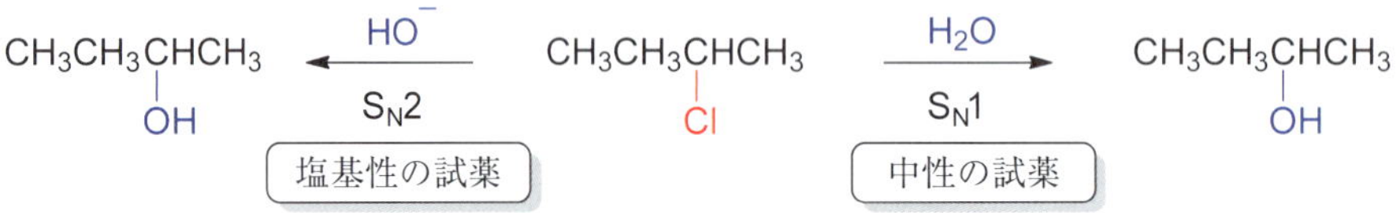

図 11-30　同一のハロアルカンを用いた S_N2 反応と S_N1 反応（2）

11-7　脱離反応

　脱離反応に関しては第 12 章で詳しく解説するので，ここでは求核置換反応と一緒に脱離反応が起こることだけを説明するに留める．すなわち，これまで求核置換反応のうち，ハロアルカンを用いた代表的な反応としての S_N2 反応と S_N1 反応について述べたが，実は，反応条件によっては，求核置換反応とともに脱離反応が競争的に起こるのである．

　ハロアルカンの脱離反応とは，水素とハロゲンが脱離してアルケンを生成する反応であり，反応機構的には，ちょうど求核置換反応のときの S_N2 反応と S_N1 反応のように，E2 反応と E1 反応が知られている．なお，この記号の「E」は脱離（elimination）を意味しているが，詳しい説明は第 12 章に譲るとして，図 11-31 の反応例をみてほしい．

　このように，求核置換反応を考えるときには，求核試薬が塩基として作用して脱離生成物を与

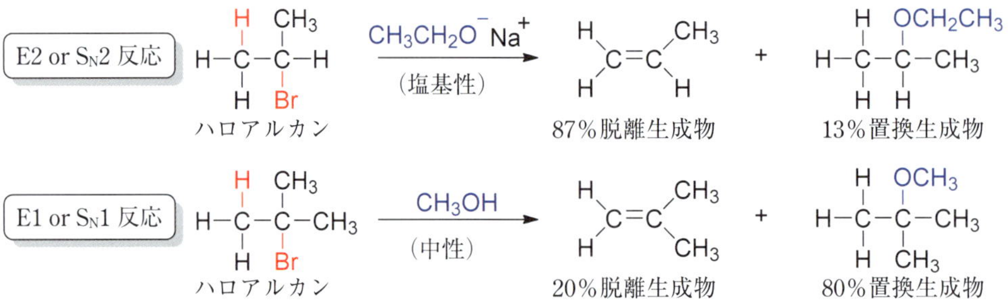

図 11-31　脱離反応と置換反応

第 11 章　ハロアルカンの化学 I　　*179*

えることも常に意識しなければならない．反応に用いるハロアルカンの性質，求核試薬（塩基），
反応溶媒などによって置換反応が優先したり，脱離反応が優先したりと話がやや複雑になる．た
だ，前述したように，一般的に求核試薬が塩基性のときには，S_N2 反応か E2 反応が起こり，求
核試薬が中性のときには S_N1 反応か E1 反応が起こることを覚えておいてほしい．後は置換反応
が優先するのか，脱離反応が優先するのかを考えればよい．

　皆さんは第 12 章の脱離反応を学ぶにあたって，本章で解説した置換反応のことを忘れてはな
らない．両者は密接に関係しているのである．

T O P I C S　　意外に多い含フッ素医薬品

　フッ素というと，第一に思い浮かべるのはフライパンなどのコーティング剤に使われる「テフロン」
やエアコンや冷蔵庫の冷媒に使用される「フロン」ではないだろうか．これらの物質は，有機フッ素化
合物が有する「化学的に安定である」あるいは「小さなファン・デル・ワールス力をもつ」という性質
によるのである．一方，医薬品の世界に目をやると，有機フッ素化合物が医薬品などの生理活性物質と
してよく使われていることに気づく．これは，フッ素がもつ「強い炭素-フッ素結合」，「水素に次ぐ小さ
な原子サイズ」，「元素中で最大の電気陰性度」「フッ素の導入による脂溶性の増大」などの性質により，
医薬品の構造中にフッ素を導入すると生理活性が著しく変化することが多々あるからである．

　以下に，代表的な含フッ素医薬品の構造式を示したが，天然に存在する有機フッ素化合物は数えるほ
どしかないのに対して，最近開発された医薬品の 15〜20% にはフッ素原子が含まれているのである．
現在の医薬品開発においてフッ素は重要であり，水素，炭素，酸素，窒素，硫黄に続いてよく利用され
る元素なのである．

シタグリプチン
糖尿病治療薬

ロスバスタチン
脂質異常症治療薬

プロピオン酸フルチカゾン
抗喘息薬

エムトリシタビン
抗 HIV 薬

セレコキシブ
抗炎症薬

180

11-8　練習問題

11. 1　次の反応（A, B）のうち，どちらが S_N2 反応を起こしやすいか，理由とともに答えよ.

	A		B	
1)	（プロピル）Br	$\dfrac{OH^-}{CH_3OH}$	（イソブチル）Br	$\dfrac{OH^-}{CH_3OH}$
2)	（プロピル）Br	$\dfrac{CH_3O^-}{DMSO}$	（プロピル）Br	$\dfrac{CH_3O^-}{CH_3OH}$
3)	（プロピル）Cl	$\dfrac{SH^-}{CH_3OH}$	（プロピル）I	$\dfrac{SH^-}{CH_3OH}$
4)	CH_3CH_2-Br	$\dfrac{OH^-}{H_2O}$	CH_3CH_2-Br	$\dfrac{}{H_2O}$

11. 2　次の反応（A, B）のうち，どちらが S_N1 反応を起こしやすいか，理由とともに答えよ.

	A		B	
1)	（tert-ブチル）Br	CH_3OH	（イソブチル）Br	CH_3OH
2)	（sec-ブチル）Br	$\dfrac{H_2O}{DMSO}$	（sec-ブチル）Br	$\dfrac{H_2O}{H_2O}$
3)	（tert-ブチル）Cl	H_2O	（tert-ブチル）I	H_2O
4)	（アリル）Br	CH_3OH	（プロピル）Br	CH_3OH

11. 3　次の S_N2 反応について答えよ.

$$CH_3CH_2CH_2-Br \;+\; CN^- \xrightarrow{\;DMF\;} CH_3CH_2CH_2-CN \;+\; Br^-$$

1) 反応機構を書け.

2) 自由エネルギー図を書け．また，すべての遷移状態の構造を書け.

3) 速度式はどのようになるかを書け.

4) この反応の条件を以下のように変えたとき，どのような影響が現れるかを書け.

　　a) ハロアルカンを $CH_3CH_2CH_2Br$ から $CH_3CH(Br)CH_3$ に変える.

　　b) 求核試薬の CN^- の濃度を 3 倍にする.

第 11 章　ハロアルカンの化学 I　　**181**

c）ハロアルカンと CN^- の濃度をともに 3 倍にする.

d）溶媒を DMF からエタノールに変える.

e）ハロアルカンの Br を I に変える.

11. 4　次の S_N1 反応について答えよ.

$$H_3C-\underset{\underset{CH_3}{|}}{\overset{\overset{CH_2CH_3}{|}}{C}}-I \ + \ H_2O \ \longrightarrow \ H_3C-\underset{\underset{CH_3}{|}}{\overset{\overset{CH_2CH_3}{|}}{C}}-OH \ + \ I^- \ + \ H_3O^+$$

1）反応機構を書け.

2）自由エネルギー図を書け. また, すべての遷移状態の構造を書け.

3）速度式はどのようになるかを書け.

4）この反応の条件を以下のように変えたとき, どのような影響が現れるかを書け.

　　a）ハロアルカンを $(CH_3)_2C(I)CH_2CH_3$ から $(CH_3)_2CHCH(I)CH_3$ に変える.

　　b）水の濃度を 3 倍にする.

　　c）ハロアルカンと水の濃度をともに 3 倍にする.

　　d）溶媒を H_2O から DMF に変える.

　　e）ハロアルカンの I を Cl に変える.

11. 5　次の反応の主生成物の構造式を書け. 立体化学が関与するものは立体も書くこと.

11. 6　次に示した反応は, 収率よく進行しないか全く進行しない. その理由を説明せよ.

11. 7　塩化 *tert*-ブチルは，酢酸やギ酸を溶媒として反応させると，加溶媒分解を起こして以下の生成物を与える．しかし，この 2 つの反応速度は非常に異なり，一方の溶媒中では他方の 5,000 倍速く反応する．それぞれの反応機構を書きその理由を説明せよ（表 11-6 参照）．

11. 8　分子式が $C_5H_{11}Br$ で示されるハロアルカンのすべて異性体のうち，以下のそれぞれに当てはまる異性体の構造式を書き IUPAC 命名法で命名せよ．

1）最も S_N2 反応を起こしやすいハロアルカン．

2）S_N2 反応が進行しにくいハロアルカン．

3）S_N2 反応にて立体化学が反転するハロアルカン．

4）最も S_N1 反応を起こしやすいハロアルカン．

第**12**章

ハロアルカンの化学Ⅱ（脱離反応）

　第11章ではハロゲン化アルキルの置換反応について詳しく学んだ．求核置換反応において，求核試薬の非共有電子対はハロゲン化アルキルのハロゲンの結合している α 炭素を攻撃して置換反応を起こした．すなわち，求核試薬はルイス塩基でもあるので，この試薬の塩基性をより強くすると脱離反応が進行することがある．よって，求核置換反応と脱離反応は競争する反応となるのであるが，本章では脱離反応に焦点を当てて解説する．

Key Word

E1 反応と E2 反応（12-1）　　　　　ザイツェフ則とホフマン則　（12-1-3）
アンチペリプラナー　（12-2）　　　　アンチ脱離　（12-2）

12-1 置換反応と脱離反応

　脱ハロゲン化水素反応は，ハロアルカンの隣合った炭素（ハロゲンが結合している炭素を α 炭素，その隣の炭素を β 炭素と呼んでいる）から，ハロゲン化水素が脱離する反応である（図 12-1）.

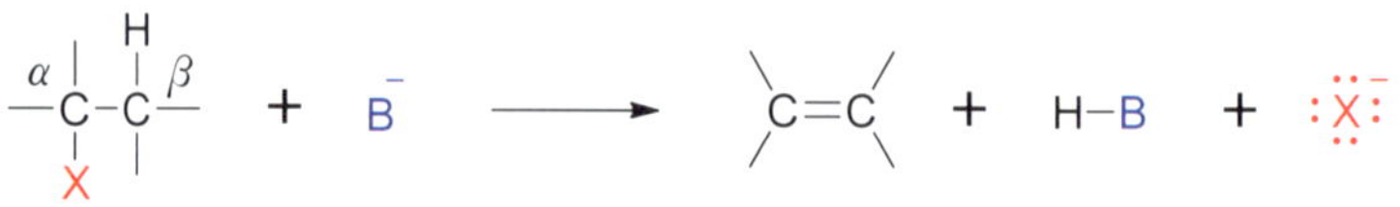

図 12-1　脱離反応

　置換反応と脱離反応は，ともに求核試薬の攻撃により起こる．求核試薬が α 炭素を攻撃すれば置換反応が，また β 水素を攻撃すれば脱離反応が起こる.

　求核置換反応には，2 分子反応（S_N2 反応）と 1 分子反応（S_N1 反応）の 2 つの違った反応機構があったのと同じように，脱離反応にも 2 分子反応と 1 分子反応がある．脱離反応の 2 分子反応を **E2 反応**，1 分子反応を **E1 反応**と呼んでいる．E は，脱離を表す elimination で，その後の数字は，何分子の関与する反応であるかを示している.

　第一級ハロアルカンが基質のときは，2 分子反応が起こり，求核置換反応では S_N2 反応が，脱離反応では E2 反応が進行する．これら 2 つの反応は，同時に起こりうる反応である（図 12-2）.

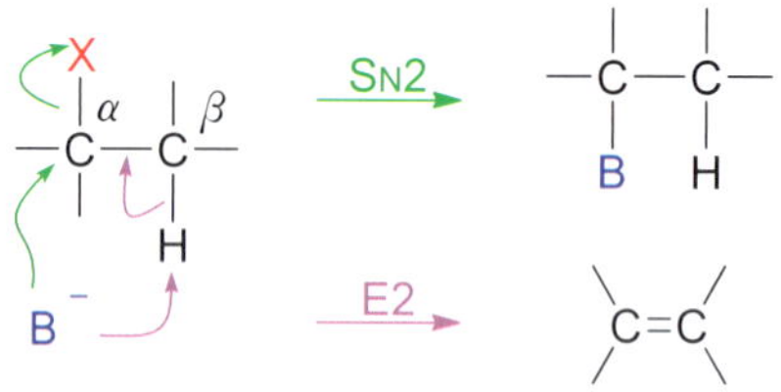

図 12-2　S_N2 反応 対 E2 反応

　E2 脱離の反応機構は 1 段階反応で，塩基が水素イオンを β 炭素から引きつけ，これと同時にハロゲン化物イオンが α 炭素から離れていく（図 12-3）．2 分子の衝突から反応が進行しているので，2 分子反応となる．第一級ハロアルカンが基質のときは，置換反応が進むことが多い.

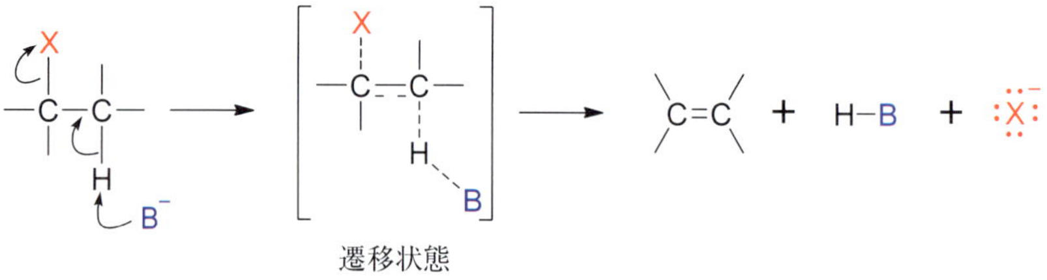

遷移状態

図 12-3　E2 脱離反応

基質が第三級ハロアルカンで，求核試薬の塩基性が弱いときは1分子反応が起こる．求核置換反応ではS_N1反応が，脱離反応ではE1反応となる．これら2つの反応は，まずハロゲンが脱離し安定な第三級カルボカチオンが生成することから始まる（図12-4）．この段階が律速段階で反応速度は基質の濃度にのみ依存する．

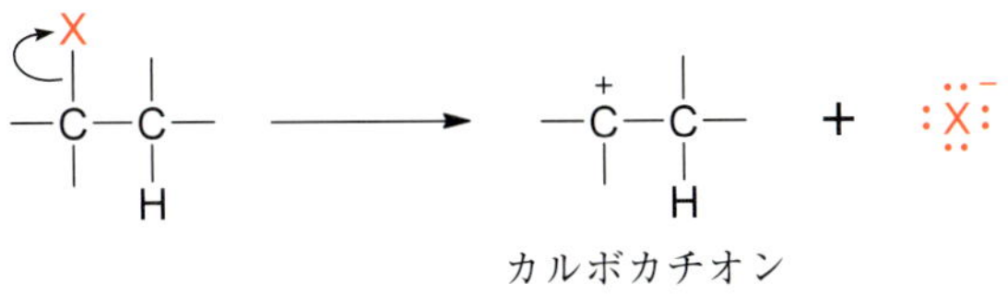

図12-4　S_N1反応とE1反応の第1段階

生成したカルボカチオンを求核試薬が攻撃すればS_N1反応，β水素を攻撃すればE1反応となる（図12-5）．

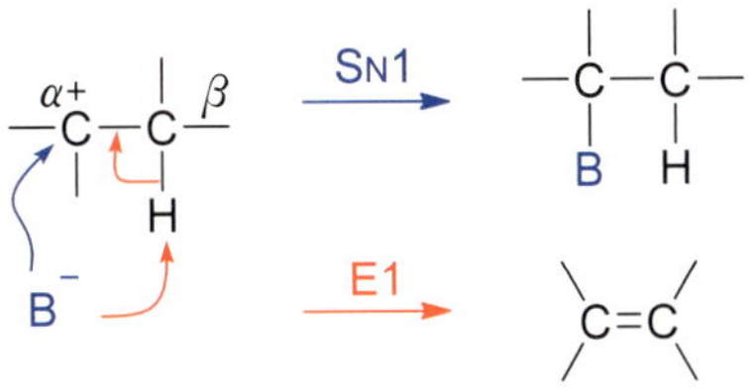

図12-5　S_N1反応 対 E1反応

E1脱離は，カルボカチオン中間体を経由する2段階の反応である（図12-6）．

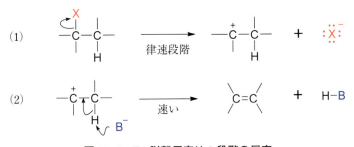

図12-6　E1脱離反応は2段階の反応

一方，基質が第三級ハロアルカンで，求核試薬の塩基性が強いときは2分子反応が起こり，置換反応のS_N2反応は進行せず，脱離反応のE2反応が進行する．

さらに，基質に第二級ハロアルカンを用いた場合は，塩基性の強い求核試薬を反応させると求核置換反応と脱離反応が競争的に起こり，一般に反応温度が高いときには脱離反応が起こりやすいといわれている．これは，置換反応に比べて脱離反応の方がエントロピー的に有利だからである．

最後に，脱離反応におけるハロアルカンの反応性の順序を以下に示すが，E2反応およびE1反応ともに同じ順序となる．

脱離反応におけるハロアルカンの反応性　　第三級　＞　第二級　＞　第一級

12-1-1 ハロゲン化メチル

ハロゲン化メチルには，β炭素が存在しない．このため，アルコキシドアニオンを使って脱離反応を行おうとしても脱離する水素がないため置換反応（S_N2反応）が進行し，メチルエーテルができる（図12-7）．この反応は，有名なエーテル合成法の1つであり，ウィリアムソン（Williamson）のエーテル合成と呼ばれている．第17章のエーテルで詳しく述べる．

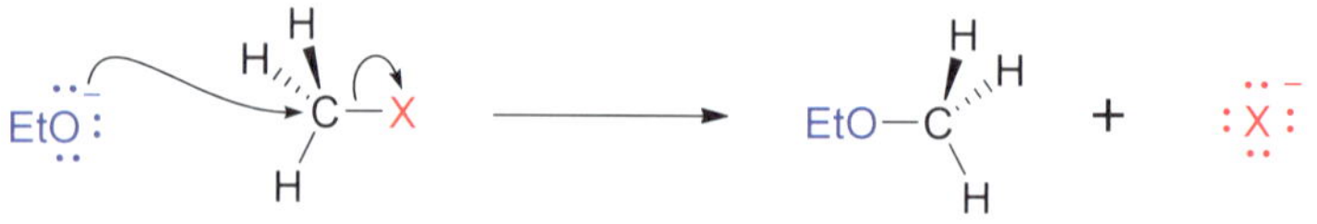

図12-7 ハロゲン化メチルとエトキシドアニオンの置換反応

12-1-2 第一級ハロアルカン

第一級のハロアルカンをエトキシドアニオンで処理すると，アルキルエチルエーテルが生成する（図12-8）．これは，S_N2反応が進行したことを示している．エトキシドアニオンは塩基としては強いものであるが，十分に嵩が小さいためα炭素を背面攻撃し置換反応を起こせる．これもウィリアムソンのエーテル合成である．

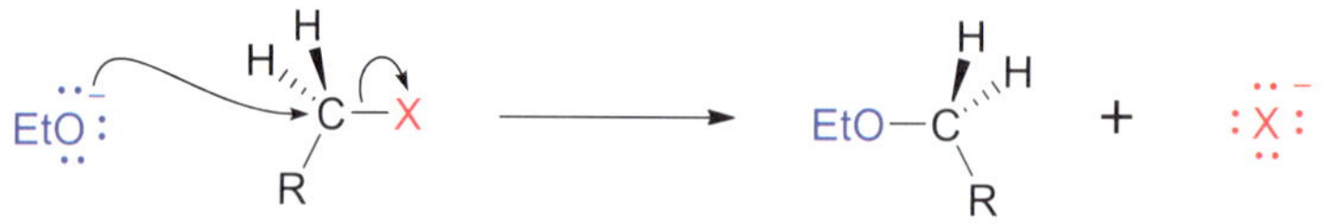

図12-8 第一級ハロアルカンとエトキシドアニオンの置換反応

しかし，嵩高い*tert*-ブトキシドアニオンを用いると状況が変わってくる．自身の嵩高さのため，ハロゲンが結合しているα炭素を背後から攻撃できず置換反応は進行しない（図12-9左）．こ

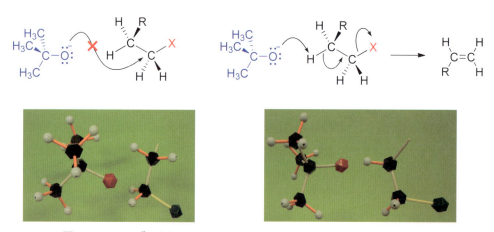

図12-9 *tert*-ブトキシドアニオンを使った第一級ハロアルカンの脱離反応

の場合，*tert*-ブトキシドアニオンは，β炭素の水素を攻撃し，脱離反応が進行し，末端アルケンが生成する（図12-9右）．

■ 12-1-3　第二級ハロアルカン

　第二級ハロアルカンを小さなエトキシドアニオンのような強い塩基で処理すると，置換反応よりも，脱離反応が進行しやすくする．ハロゲンが結合している炭素に隣接するβ炭素に結合する等価な水素の脱離については第4章で述べた．ここでは，非対称な第二級ハロアルカンの2-ブロモブタンを例にしてみよう．図12-10で塩基が青の水素を攻撃すると，2-ブテンが生成する．一方，塩基が赤の水素を攻撃すると，1-ブテンが生成する．

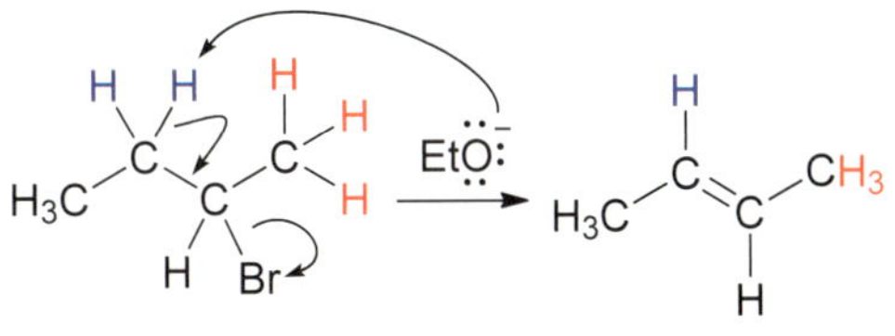

図12-10　小さな塩基を使ったときに考えられる2-ブロモブタンの脱離反応

　実際の主生成物は，図12-10左の2-ブテンである．これは何を意味しているのだろうか．脱離することができる水素の数の多さ（図12-10左：青の水素は2つ，右：赤の水素は3つ）ではないということがわかる．主生成物の2-ブテンは，二置換アルケンであり，副生成物の1-ブテンは一置換アルケンである．この2つの化合物の違いはなんだろうか．どうやらアルケンの安定性にヒントがありそうである．生成する，より安定なアルケンが主生成物となる．アルケンの安定性については，二重結合の炭素に置換するアルキル基の数が多いほど安定になることを第10章で学んだ．

　このようにより安定なアルケンが生成するように進行する脱離反応の性質を，ロシア人の研究者の名を取って，**ザイツェフ**（Saytzeff）**則**と呼んでいる（図12-11）．

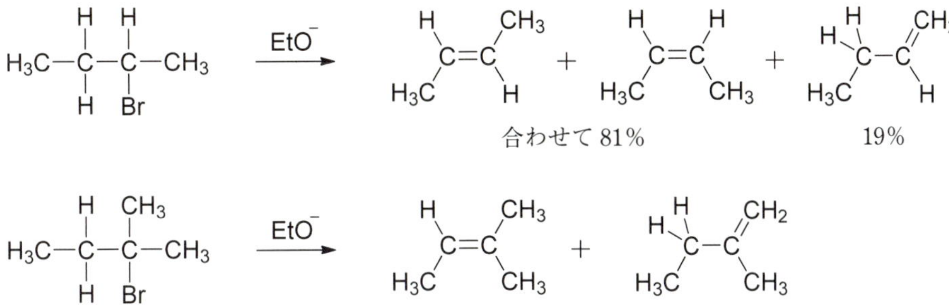

図12-11　ザイツェフ則に従った脱ハロゲン化水素反応

一方，2-ブロモブタンを嵩高い tert-ブトキシドアニオンを用いて脱離反応を行うと，図 12-9 右の第一級ハロアルカンの脱ハロゲン化水素と同じように，立体障害の少ない方の水素を攻撃（図 12-12）し，より不安定なアルケンが主生成物となる．

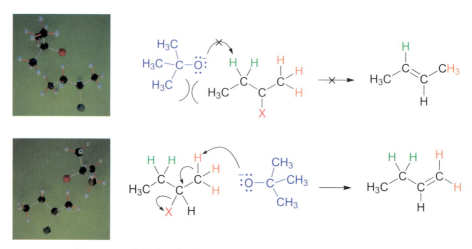

図 12-12　非対称な第二級ハロアルカンの嵩高い塩基での脱離反応

すなわち，オレンジの水素を攻撃して，より不安定な 1-ブテンが主生成物となる．このとき，脱離反応は**ホフマン**（Hofmann）**則**に従って脱離反応が進行したという．

このホフマン則のもとになっているホフマン脱離は，第四級アンモニウムヒドロキシドを熱で処理したときに起こる脱離反応（図 12-13）で，詳しくは，第 21 章アミンで述べる．

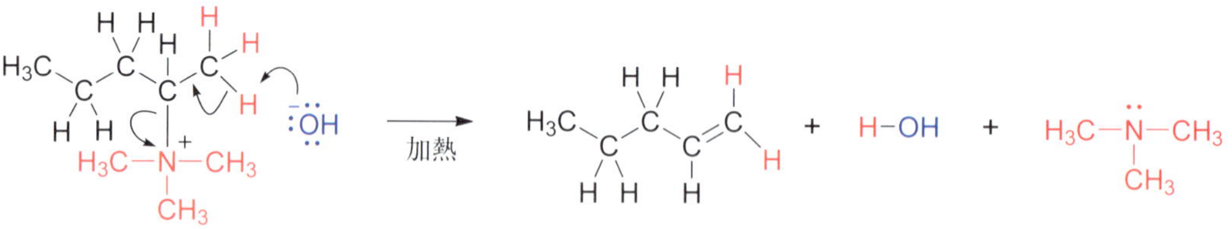

図 12-13　第四級アンモニウムヒドロキシドのホフマン脱離反応

12-1-4　第三級ハロアルカン

第三級ハロアルカンの脱離反応は，1 分子反応と 2 分子反応が考えられる．

まず，比較的弱い塩基を用いるとき E1 脱離が起こり，その始まりは S_N1 反応の始まりの段階と同じである．基質からハロゲン化物イオンが脱離し，第三級のカルボカチオンを生成する．ここで，溶媒などが求核試薬として反応すれば，求核置換反応となる（図 12-14 上）．第 11 章で述べた加溶媒分解のようにカルボカチオンからプロトンが抜けるように反応すれば脱離反応となる（図 12-14 下）．

反応速度に関係する律速段階は，カルボカチオン生成の段階であり，反応速度は，基質の濃度

にのみ依存する．したがって E1 反応と呼ばれている．

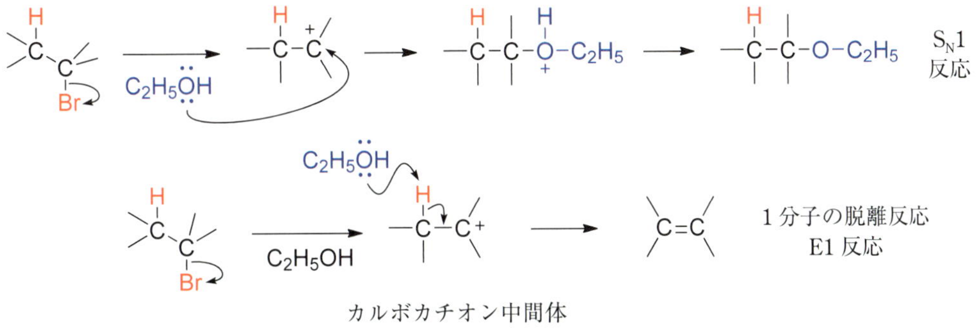

図 12-14　第三級ハロゲン化アルキルの置換反応と脱離反応（1 分子反応）

一方，強塩基を用いれば，第二級ハロアルカンと同じ反応機構で，脱離反応が進行する．このとき，基質と塩基の両方の濃度に反応速度が依存するので，E2 反応である．配向性はザイツェフ則に従う（図 12-11 下）．また，基質が第三級ハロアルカンであるため，置換反応は進行しない．

さらに，ビシクロアルカンの橋頭炭素にハロゲンが結合した第三級化合物では，E1 反応は進行しない．生成するカルボカチオンは sp^2 混成軌道を占めるため，カルボカチオンとそれに結合する 3 つの原子は，平面構造をとらなければならない．しかし，環状で構造が固定されてカルボカチオンの平面構造をとれないため反応は進行しない（図 12-15 反応 1）．さらに，二重結合が橋頭炭素に存在すると大きなひずみがかかるので，橋頭部分に二重結合を有するビシクロ化合物は生成しない（図 12-15 反応 2）．

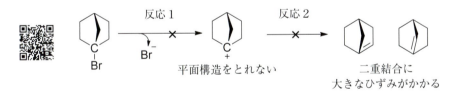

図 12-15　橋頭炭素にハロゲンが結合した化合物の E1 反応

12-1-5　類似の反応（アルコールの脱水反応）

アルコールを強塩基で処理しても，置換反応や脱離反応は進行しない．ヒドロキシイオンは，強い塩基であるのでよい脱離基とはいえないし（図 12-16 上），アルコールのヒドロキシ基の水素は，プロトンとして強塩基と反応してしまうからである（図 12-16 下）．

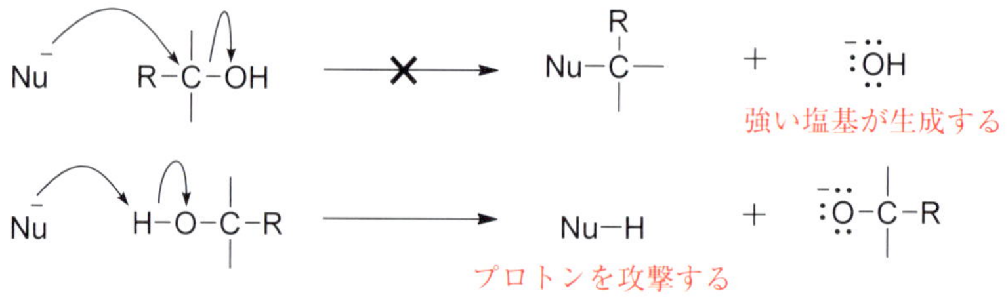

強い塩基が生成する

プロトンを攻撃する

図 12-16 アルコールと塩基の反応

　しかし，アルコールに強酸を加えて高温に加熱すると，1 モルの水を脱離してアルケンが生成する．アルコールの脱水反応によるアルケンの生成は，第三級アルコールでは極めて起こりやすく，第二級アルコールでは，第三級アルコールよりも厳しい条件が必要となる．図 12-17 のように，まずアルコールの酸素にプロトンが付加し，オキソニウムイオンとなる（図 12-17 反応 A）．次に水が脱離してカルボカチオンが生じる（図 12-17 反応 B）．ここで生じるカルボカチオンの安定性は，アルコールからの脱水反応の速度に関係が深い．続いて，生成したカルボカチオンからプロトンが抜けてアルケンとなる（一方のジアステレオマーを示している．図 12-17 反応 C）．第三級アルコールからの脱水の反応機構は，この E1 脱離で説明でき，配向性はザイツェフ則に従い安定性の高いアルケンが得られる．図 12-17 は，第二級アルコールの脱水反応を E1 型の脱水反応で説明しているが，実際は，E1 脱離と次の E2 脱離が混合していると考えられる．

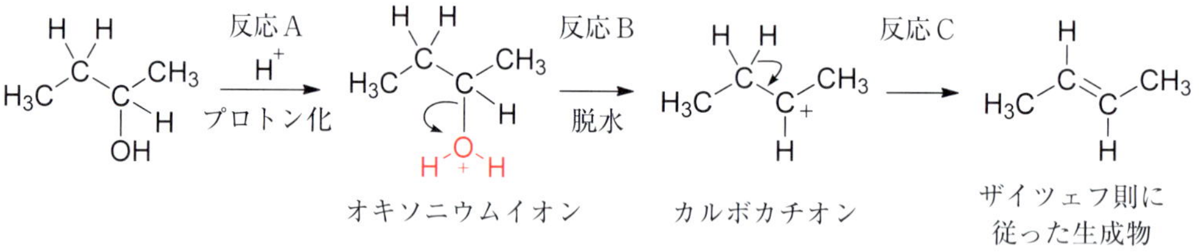

オキソニウムイオン　　　　カルボカチオン　　　　ザイツェフ則に従った生成物

図 12-17　第二級アルコールの酸を使った脱離反応（E1 脱離で説明）

　第一級アルコールの酸による脱水の機構は，E2 反応で説明している．E1 反応で進行するとプロトン化の後，脱水して生じるカルボカチオンが第一級となり，このカルボカチオンが不安定で，生成しにくいと考えている（図 12-18 反応 A → B）．そのため 2 分子反応の E2 反応で説明する方がよい．第一級アルコールの脱水反応は第三級，第二級アルコールの脱水反応よりも厳しい反応条件が必要となる．最初にアルコールがプロトン化されオキソニウムイオンとなる．もう 1 分子の第一級アルコールの酸素原子がプロトン化されたアルコールの β 水素を引きつけながら，水分子が離れていく（図 12-18 反応 A → C）．

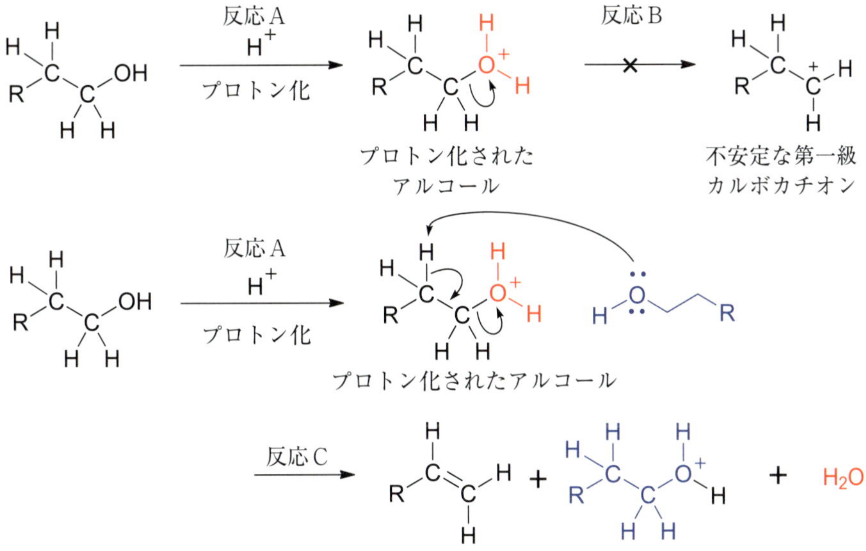

第 12 章　ハロアルカンの化学 II　　**191**

図 12-18　第一級アルコールの脱水反応によるアルケンの合成

　ところで，アルコールをスルホン酸エステルに誘導すると，求核置換反応や脱離反応が進行しやすくなる．脱離基としてのスルホン酸アニオンは，弱塩基でよい脱離基となるからである．第11 章の図 11-24 で既に述べているが，さらに第 17 章のアルコールで詳しく述べる．

　また，隣接する炭素にそれぞれ臭素が結合したジブロモアルカン（ビシナルジブロモアルカン vicinal dibromoalkane）を NaI で処理するとアルケンが生成する．ヨウ化物イオンが赤色の臭素を攻撃すると同時にもう一方の赤色の臭素が臭化物イオンとして脱離していく（図 12-19 反応 A）．ここで生成した I-Br は，脱離した臭化物イオン Br⁻ に攻撃されて，最終的にアルケンとBr₂ および，ヨウ化物イオン I⁻ となる（図 12-19 下）．ビシナルジブロモアルカンを亜鉛末で処理してもアルケンが生成する．

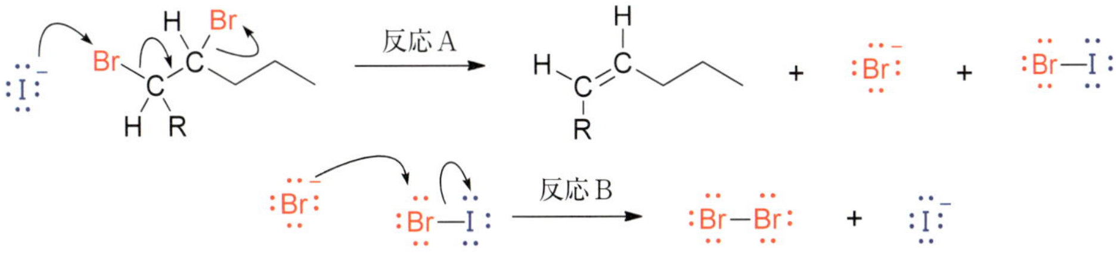

図 12-19　ビシナルジブロモアルカンの脱臭素反応

12-1-6 ハロアルカンの置換反応と脱離反応（第11章と第12章のまとめ）

表12-1 S_N1，S_N2，E1 および E2 反応のまとめ

CH₃X	H R-C-X H	R R-C-X H	R R-C-X R
メチル	第一級	第二級	第三級
	2分子反応（S_N2/E2）のみ		S_N1/E1 または E2
S_N2 反応	S_N2 反応 嵩高い強塩基：E2 反応	弱塩基：S_N2 反応 強塩基：E2 反応	S_N1 反応と E1 反応 強塩基：E2 反応

12-1-7 脱離反応によるアルキンの合成

隣接する炭素にそれぞれハロゲンが結合しているジハロアルカン（ビシナルハロアルカン vicinal dihaloalkane 図12-20 上の例）あるいは1つの炭素に2つハロゲンが結合しているジハロアルカン（ジェミナルハロアルカン geminal dihaloalkane 図12-20 下の例）を強塩基（例では，$NaNH_2$）で脱ハロゲン化水素反応を2回繰り返すと，アルキンが得られる．図12-20 下の例でアルキンの末端にある水素（C≡C-<u>H</u>）は酸性を示し，強塩基に引き抜かれて，アルキニドアニオン（C≡C⁻）を生じている．

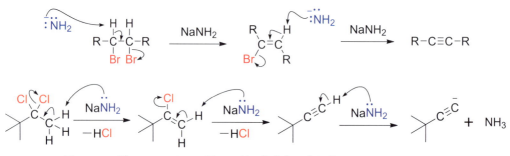

図12-20 ジハロアルカンの脱ハロゲン化水素反応を使ったアルキンの合成法

12-2 脱離反応の立体化学

E2 反応の遷移状態では，塩基を含む5つの原子が同一平面上に位置するときに反応がうまく進行する事がわかっている．その配置は，**アンチペリプラナー**（anti periplanar）遷移状態とシン

ペリプラナー（syn periplanar）遷移状態の2つである．このうち，アンチペリプラナー遷移状態は，ねじれ形立体配座のうち，H-C-C-Br が同一平面に位置し，ニューマン投影式でHとBrが互いに向き合うアンチ形の立体配座である（図12-21右上）．この遷移状態では，エネルギー状態がより低くなる．逆にシンペリプラナー遷移状態は，重なり形立体配座のうち，H-C-C-Brは同一平面に位置しているが，HとBrが同じ方向を向いている立体配座（図12-21右下）であり，エネルギー状態はより高くなる．

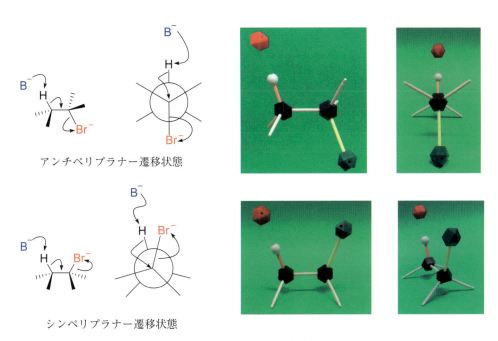

図12-21　遷移状態の立体化学

通常の脱離反応は，アンチペリプラナー遷移状態からの**アンチ脱離**で進行する立体特異的な反応である．ある種の固定された分子では，シンペリプラナー遷移状態で進行することもある．これらのことを二置換シクロヘキサン，1-ブロモ-4-*tert*-ブチルシクロヘキサンのシス体とトランス体を例として確かめてみよう．はじめにシス体から考えよう．安定な立体配座は図12-22左のように書ける．このとき脱離するHとBrはアンチペリプラナーの関係にあり，互いに逆向きのアキシアルに配置している．

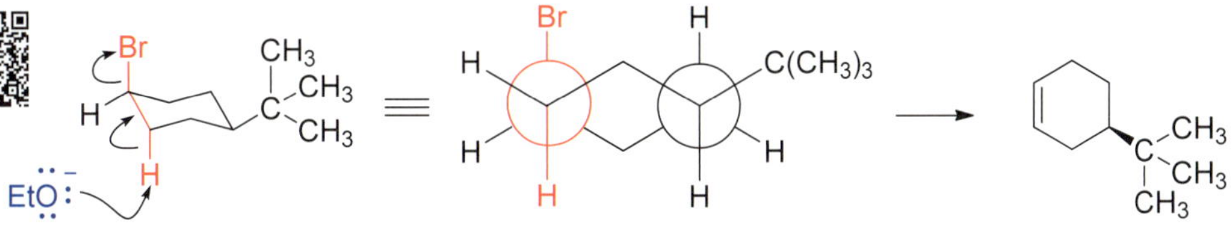

図12-22　シス-1-ブロモ-4-*tert*-ブチルシクロヘキサンからの脱離反応

臭素が置換したシクロヘキサン類では，脱離基が臭素と水素が隣接する炭素に結合し，互いに

反対方向のアキシアルに位置する立体配座のときに脱離反応は進行しやすく，図 12-22 右のように 4-*tert*-ブチルシクロヘキセンが生成する.

一方，トランス体の方ではどうであろうか．安定な立体配座では，Br はエクアトリアルに位置している．このときアンチペリプラナーの関係にある H と Br は，存在しない（図 12-23 左側）．安定な立体配座で Br とアンチペリプラナーの関係にあるのは緑の C-C 結合である.

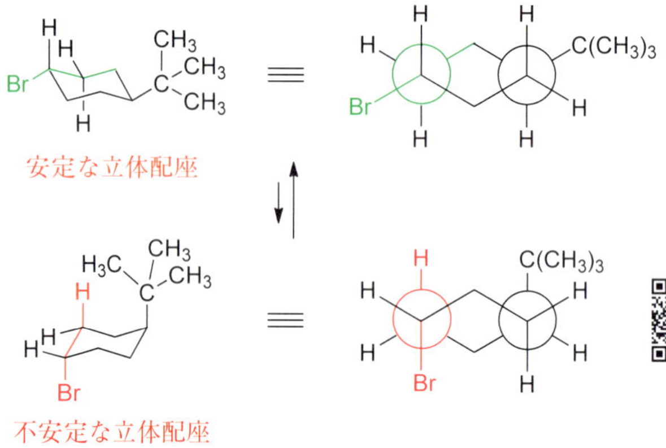

図 12-23　トランス-1-ブロモ-4-*tert*-ブチルシクロヘキサンからの脱離反応

そこでシクロヘキサン環を反転してみる（図 12-23 右向きの矢印の方向）．不安定な立体配座にしてはじめてアンチペリプラナーの関係にある赤色の H と Br が存在することになる（図 12-23 右側）．しかしこの立体配座のエネルギーは非常に高く存在がまれであるため，脱離反応は進行しないか非常に遅い.

E1 反応では，先に述べたようにカルボカチオン中間体を生成する．カルボカチオンは平面構造をとり，炭素原子の上下に空の p 軌道が位置する．この空の p 軌道と C-H の σ 結合が同一の平面に位置したときに脱離反応は進行する（図 12-24）．C-C 結合は単結合で回転が可能であるので，水素を脱離に適している配座に位置させ脱離反応を考えればよい.

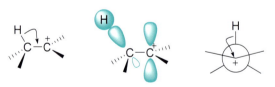

図 12-24　E1 反応が起こりやすい立体配座

TOPICS 脱離反応を使った医薬品の合成

　フロモキセフナトリウムは，フルマリン®の名称で塩野義製薬から発売された注射用第2世代セフェム系医薬品である．扁桃炎，咽頭炎，気管支炎，中耳炎，尿路感染症などによく使われている．ブドウ球菌属，レンサ球菌属，肺炎球菌に抗菌力を示し，特に黄色ブドウ球菌に抗菌力を示す．

　この医薬品の合成では，3-メチレンオキサセフェム骨格をもつ中間体Aに，二重結合への塩素の付加の後，N-塩素化する．次いで，LiOMeで脱塩化水素化してアシルイミンとし，さらにメトキシ化する．最後に亜硫酸ナトリウムで処理して，酸化的に脱塩化水素化して二重結合を導入している．この後，数工程を経てフロモキセフナトリウムに導いている．

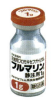

フルマリン®（塩野義製薬）

フロモキセフナトリウム合成の一部

12-3 練習問題

12.1 a〜k に S_N2 か E2, x と y に配向性を入れて表を完成させよ.

ハロアルカン R-X R=		弱い求核剤 (H_2O など)	強い求核剤 弱塩基 (I^-、CN^- など)	強塩基 立体障害なし (CH_3O^- など)	強塩基 立体障害 (($CH_3)_3CO^-$ など)
メチル		反応しない	S_N2	S_N2	S_N2
第 1 級	立体障害なし	反応しない	a	d	h
	立体障害	反応しない	b	e	i
第 2 級		遅い S_N1, E1	c	f	j
第 3 級		S_N1, E1	S_N1、E1	g	k
配向性				x	y

12.2 脱離反応に関する記述の正誤を判断せよ. 誤りがある場合は, 下線部を修正せよ.

1) 酸性条件におけるアルコールの脱水は, 第三級アルコールの方が第二級アルコールより<u>起こりやすい</u>.
2) 2-bromobutane をナトリウムエトキシドで処理すると, <u>ザイツェフ則</u>に従った 2-butene が主生成物として得られる.
3) 1,2-dibromobutane をヨウ化ナトリウムで処理すると, <u>2-butene</u> が主生成物として得られる.
4) cis-1-chloro-2-methylcyclohexane とナトリウムエトキシドで処理すると, ザイツェフ則に従った <u>3-methylcyclohexene</u> が主生成物として得られる.
5) 出発物質として化合物 A のエナンチオマーを用いると, 化合物 <u>B の幾何異性体</u>が主生成物として得られる.

12.3 シプロヘプタジンは, ペリアクチン® の名称で日医工から発売されているアレルギーに作用する医薬品である. この合成法の 1 つには, 脱離反応を 2 回使っている. 合成法の空欄を埋め, シプロヘプタジンの構造を示せ.

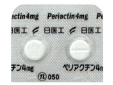

ペリアクチン®（日医工）

12.4 1-ブロモ-1,2-ジフェニルプロパンの4つの光学異性体に対して，E2反応を行ったときのそれぞれの生成物を予想せよ．

12.5 4-*tert*-ブチル-1-ブロモシクロヘキサンの2つの異性体を示し，E2反応を行ったときの反応速度の違いを説明せよ．

12.6 塩化ネオメンチルは，E2脱離反応で3-メンテンと2-メンテンの3:1の混合物となる．この比はより安定なアルケンを主生成物とするザイツェフ則に従っている．しかし，そのジアステレオマーである塩化メンチルは，E2脱離反応で不安定な2-メンテンが主生成物となる．この違いを，シクロヘキサンのいす形コンホメーションを使って説明せよ．

塩化ネオメンチル　　塩化メンチル　　　　3-メンテン　　　2-メンテン

第13章 酸と塩基

　第8章で学んだように多くの化学反応における共有結合の生成あるいは開裂
では，電子の移動が曲がった矢印によって示された．また共鳴での電子の移動も
同様に曲がった矢印が使われた．酸塩基反応においても電子密度の高いところか
ら低いところへの電子の移動を曲がった矢印で示すため，今一度復習しよう．

　有機化合物の化学的性質や化学反応を理解するためには，酸‒塩基の概念が大
変重要になってくる．これはもとをたどると電気陰性度と極性から派生したもの
であるため，化学全般における最重要事項である．もちろん医薬品においても溶
解性や薬物動態を考える上の礎になる．また化学反応においては，酸‒塩基の概
念だけではなく酸性度や塩基性度の強さや弱さが反応性に大きく影響する．

　そのため後章を学んだ際，再びこの章を戻り読みすることが，非常に多くなる
ことを認識してもらいたい．

Key Word

ヘテロリシス（13-1）	カチオン（13-1）
アニオン（13-1）	ホモリシス（13-1）
不対電子（13-1）	ラジカル，フリーラジカル（13-1）
カルボカチオン（13-1）	カルボアニオン（13-1）
ブレンステッド‒ローリーの酸塩基（13-2-1）	共役酸（13-2-1）
共役塩基（13-2-1）	カウンターイオン,対イオン,傍観イオン(13-2-1)
ルイス酸塩基（13-2-2）	酸性度定数（K_a）（13-3-1）
酸性度（13-3-2）	pK_a（13-3-2）
誘起効果（13-4-2）	電子求引性（13-4-2）
電子供与性（13-4-2）	共鳴効果（13-4-3）
局在化（13-4-3）	非局在化（13-4-3）

13-1 共有結合のヘテロリシスとホモリシス

第8章でも少し触れたが，有機化合物の反応では常に結合の開裂と生成が起こっているので，酸塩基反応を学ぶ前に改めて共有結合の開裂の仕方を学ぶことにしよう．

共有結合が等価ではなく電子のかたよりがある場合，共有結合に使われている2つの電子対の受け渡しが起こり開裂する．これを**ヘテロリシス**（不均等開裂，heterolysis）と呼び，よりプラスの強い原子が共有結合の電子対を渡し**カチオン**（プラスイオン）になり，よりマイナスの強い原子が電子対を受けとり**アニオン**（マイナスイオン）になる．一方，共有結合が対ではなく1電子ずつもって開裂することを**ホモリシス**（homolysis）と呼び，**不対電子**（unpaired electron）をもった**ラジカル**（均等開裂，radical）あるいは**フリーラジカル**（free radical）が生成する（図13-1）．

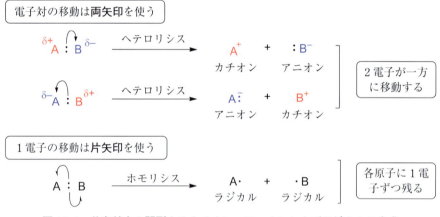

図 13-1 共有結合の開裂よるカチオン，アニオンおよびラジカルの生成

例えば，炭素（C）と塩素（Cl）の結合では，Clが電子を受けとりCl^-イオンになり，**カルボカチオン**（炭素陽イオン）（C^+）を生成する（図13-2）．カルボカチオンは3価で原子価殻に6個の電子しかもっておらず，電子不足なため不安定なイオンある．したがってほかの分子と反応してより安定な分子となる．

一方，炭素（C）とマグネシウム（Mg）の結合では，Cが電子を受けとり**カルボアニオン**（炭素陰イオン）（C^-）になり，^+MgBrが生成する（図13-2）．カルボアニオンは4価で原子価殻に8個の電子をもっているためsp^3混成軌道を形成している．このカルボアニオンは電子を豊富にもっているため不安定なイオンであり，ほかの分子との反応性が高い．

このように有機化学で反応を学ぶときには，炭素イオンであるカルボカチオンやカルボアニオンの反応種は極めて大切であり，今後はどのような反応種がその反応に関与しているかを常に意識して学んでほしい．

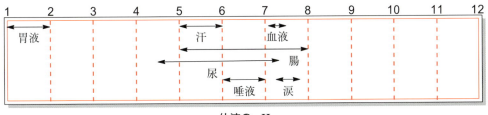

図13-2 カルボカチオンおよびカルボアニオンの生成

TOPICS　　　　カラダのpHを知ろう！

・胃液は食物の消化や殺菌のため強酸性である．胃は粘液によって胃液から保護されているが，食道は胃液に弱く逆流性食道炎の原因になる．
・汗は体温調節の役割があり，ほとんどが水であるがミネラル等も微量に含んでいる．
・血液は恒常性維持機能によって，通常pH 7.4の弱アルカリ性である．
・腸は食物を消化や吸収するだけでなく，免疫機能もあり腸内細菌の役割も重要である．腸といっても長いので分類すると，小腸pH 5〜6.5，大腸pH 5〜6で基本的に弱酸性であるが，十二指腸は膵臓酵素の働きのためpH 8の弱アルカリ性となっている．
・尿は95％以上が水分であり，尿素など代謝による老廃物や食塩を含む．尿検査で体の異常を知る．

体液のpH

13-2　酸塩基反応

　酸-塩基の概念には，**ブレンステッド-ローリー**（Brønsted-Lowry）と**ルイス**（Lewis）の2つの定義がよく使われる．ここでは無機化合物の酸-塩基だけではなく，有機化合物についても酸-塩基の概念をしっかりと身につけてほしい．まずはこの2つの定義の違いを理解して，酸とは何

か？塩基とはどういうものか？といったところから学ぶ．

例えば，「水は酸であるか？または塩基であるか？それともどちらでもないか？」皆さんはどう思うだろうか？（答えは本節最後を参照）

⇐ 水は酸？それとも塩基？

■ 13-2-1 ブレンステッド-ローリーによる酸塩基の定義

> **ブレンステッド-ローリーによる酸塩基の定義**
> 酸（acid）とはプロトン（H⁺）を与える（または失う）ことのできる物質であり，
> 塩基（base）とはプロトン（H⁺）を受けとる（または奪う）ことのできる物質である．

ブレンステッド-ローリーによる酸塩基の定義では，プロトンの授受を中心に定義している．すなわち，一般的な酸塩基反応では分子やイオンを問わず，塩基は酸からプロトンを受けとり，その結果**共役酸**となる．一方，酸はプロトンを失い**共役塩基**となる．このように，酸塩基反応はプロトンの移動を中心に考えているところが重要である（図13-3）．

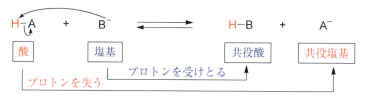

図13-3　一般的なブレンステッド-ローリーの酸塩基反応

具体的な酸塩基反応では，強酸の塩化水素と水酸化物イオンから，水と塩化物イオンが生成している（図13-4）．ここでは塩酸（塩化水素の水溶液）とNaOH水溶液を用い，反応式では水とナトリウムイオン（Na⁺）が省略されている．また塩酸とアンモニア水溶液の反応では，塩化水素と水から生じたオキソニウムイオン（H₃O⁺）とアンモニアが示してあり，アンモニウムイオン（NH₄⁺）と水が生成され，塩化物イオン（Cl⁻）が省略されている．このように，これらナトリウムイオンや塩化物イオンは酸塩基反応に関与しないので**カウンターイオン**，**対イオン**あるいは**傍観イオン**と呼ばれ，通常省略されることが多い．

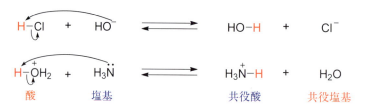

図13-4　ブレンステッド-ローリーの酸塩基反応

13-2-2 ルイスによる酸塩基の定義

> **ルイスによる酸塩基の定義**
> 酸（acid）とは電子対受容体（electron-pair acceptor）であり，
> 塩基（base）とは電子対供与体（electron-pair donor）である．

　酸塩基の定義は，ブレンステッド-ローリーの定義ばかりではなく，ルイスによる酸塩基の定義も重要な概念である．先に述べたブレンステッド-ローリーによる酸塩基の定義では，プロトンの授受を考えたが，ここで新たに学ぶルイスによる酸塩基の定義では，電子対の授受を中心に考えた定義である．すなわち酸とは電子対の受容体であり，塩基とは電子対の供与体である．このルイスの定義によると，先のブレンステッド-ローリーの定義ではプロトンが酸であったが，電子対を受けとることのできるものはすべて酸となるのである（図 13-5）．

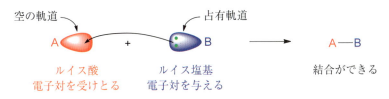

図 13-5　一般的なルイスの酸塩基反応

　ルイスの定義によると電子不足の原子はすべてルイス酸として働くので，例えば 13 族元素のホウ素やアルミニウムには価電子が 6 個しかなくオクテットではないため，空の軌道に電子を求めているルイス酸である．したがって三フッ化ホウ素とジエチルエーテルの反応では，ホウ素原子がエーテル酸素の非共有電子対を受けとり結合が形成され，オクテットになり三フッ化ホウ素-ジエチルエーテル錯体を与える（図 13-6）．また塩化水素とアンモニアの反応では，塩化水素がヘテロリシスしてプロトンと塩化物イオンになり，生じたプロトンは電子受容体として窒素の非共有電子対を受けとりアンモニウムイオンが生成する（図 13-6）．

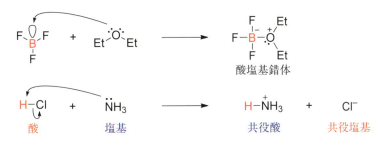

図 13-6　ルイスの酸塩基反応

　一方，塩基についてはルイスの定義でもブレンステッド-ローリーの定義でも同様と考えるこ

とができる．ブレンステッド-ローリーの定義による塩基とは，「プロトンを受けとることのできる物質」であったが，このプロトンを受けとるためには電子対を供与しなくてはならない．よって，ルイスの定義による塩基と同じになる．

電子対を受けとることのできる BF_3 や $AlCl_3$ など13族の化合物の多くがルイス酸であり，金属イオンや遷移金属化合物もルイス酸である．また，プロトンも電子対を受けとることができるので当然ルイス酸であるので，プロトンを供与できる化合物もルイス酸である．表13-1に代表的なルイス酸を示すので，もう一度電子対の授受について考えてほしい．

表13-1 代表的なルイス酸

電子対を受けとるもの	プロトン（H^+）を与えるもの	
BF_3　$AlCl_3$	水	ハロゲン化水素　アルコール
$FeCl_3$　$TiCl_4$		
$ZnCl_2$　$SnCl_4$	カルボン酸　オキソニウムイオン　アンモニウムイオン	
Na^+　K^+　Mg^{2+}　Br^+		

表13-2に代表的なルイス塩基を示したが，電子対を供与できるものが塩基となることから，非共有電子対をもつ化合物はルイス塩基となる．例えば，窒素原子には1対，酸素原子には2対の非共有電子対があるのでルイス塩基である．また，アニオンにもマイナスの電子対が存在するのでルイス塩基である．

表13-2 代表的なルイス塩基

非共有電子対を与えるもの				アニオン	
水	アルコール	エーテル	スルフィド	ヒドリドイオン	水酸化物イオン
アミン	アルデヒド	ケトン	カルボン酸	アルコキシドイオン	アミドイオン
エステル	アミド			カルボアニオン	カルボキシレートイオン

では最後に，最初の疑問である「水は酸であるか？または塩基であるか？どちらでもないか？」

を考えてみよう．図13-7のように，水とアミドイオンの反応では，水がプロトンを与えているので，酸として働いていることが理解できると思う．一方，水と塩酸との反応では，水が塩化水素からプロトンを受けとっている．よって，この反応では水は塩基として働いているのである．このように，水は相手によって酸にも塩基にもなりうるのである．このようなことは，アルコールやカルボン酸でもみられ，「相手との相対的な関係によって，酸あるいは塩基にもなる」ことができる．

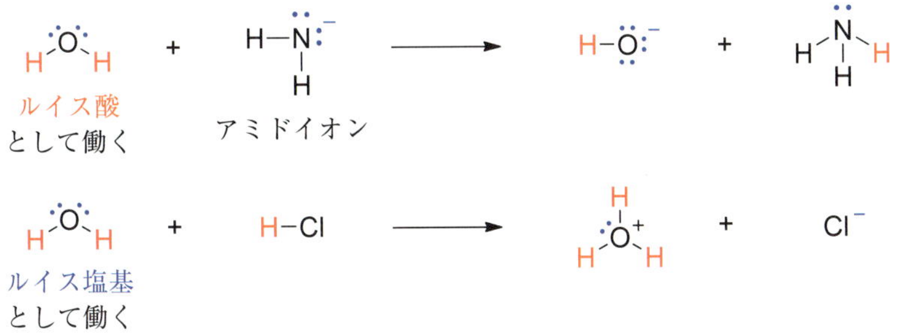

図 13-7　酸あるいは塩基としての水の反応

13-3　酸・塩基の強さ：K_aとpK_a

皆さんは，「塩酸や硫酸が強い酸であり，酢酸やフェノールは弱い酸である」と高校までに学んできたと思う．では，強い酸，弱い酸とはどういうことなのだろうか？また酸の強さはどのように表すことができるのだろうか？

実は，酸の強さや弱さとは「H^+を与える能力の違い」といい換えるができる．この能力はそれぞれの物質に固有の性質であり，ここでは，「H^+を与える能力の違い」をどのように表し，また，どのように比較できるのかを学んでいこう．

13-3-1　酸性度定数 K_a

弱酸を水に溶かすと酸塩基反応が起こり，図13-8のような平衡反応となる．このとき，「より強い酸」はH^+を与える能力が大きいので，平衡が右側にかたより，「より弱い酸」であれば平衡は左側にかたよることになる．

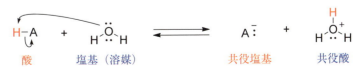

図 13-8　弱酸を水に溶かしたときの酸塩基反応

この反応は平衡反応であるので，平衡定数（K_{eq}）を用いて以下のように表すと，酸が強いほど K_{eq} の値は大きくなることが理解できるだろう．かっこはそれぞれの濃度（mol/L, M）を示す．

$$\boxed{\text{平衡定数}} \quad K_{eq} = \frac{[H_3O^+][A^-]}{[HA][H_2O]}$$

通常の希薄溶液において，溶媒である水の濃度 [H_2O] はほとんど変化せず，25℃，55.4 M である．したがって上式の平衡式は，**酸性度定数**（acidity constant）と呼ばれる新しい定数 K_a を使って書き直すと次式のようになり，強い酸ほど平衡が右にかたよるので K_a 値が大きくなる．

$$\boxed{\text{酸性度定数}} \quad K_a = [H_2O]K_{eq} = \frac{[H_3O^+][A^-]}{[HA]}$$

13-3-2 酸性度と pK_a

ほとんどの有機化合物の酸性度定数 K_a は，約 10^{15} から 10^{-60} まで非常に幅が広く，この値を用いて酸の強さを比較するのは現実的でない．そこで酸の強さを表すには，K_a の代わりにもっと便利に使える **pK_a** を用いることが一般的となっている．pK_a は酸性度定数 K_a の常用対数に負の符号をつけた値である．

$$pK_a = -\log K_a = -\log \frac{[H_3O^+][A^-]}{[HA]}$$

以上をまとめると，酸の強さを比較するには，酸性度定数 K_a よりも pK_a の値が用いられ，以下のような関係となる．

酸性度が高い（強酸）ほど，pK_a の値は小さくなる（K_a の値は大きくなる）．
酸性度が低い（弱酸）ほど，pK_a の値は大きくなる（K_a の値は小さくなる）．

例えば，塩酸，酢酸，フェノール，水の酸性度を比較してみると，塩酸（pK_a = –7）は最も酸性度が高く，続いて酢酸（pK_a = 4.8），フェノール（pK_a = 9.9），水（pK_a = 15.7）と酸性度が低くなる（図13-9）．

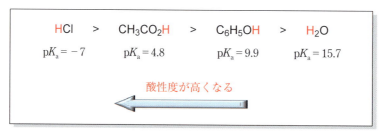

図 13-9 塩酸，酢酸，フェノール，水の酸性度

第 13 章 酸と塩基 **207**

　表 13-3 におもな化合物の pK_a を示す．オキソニウムイオン（H_3O^+）より強い酸や水酸化物イオンより強い塩基は，水と反応するために水中では酸性度定数を測定できないため，これらはほかの特別な方法で測定された値である．また共役塩基の種類別にハロゲンイオン，カルボアニオンを色分けした．水よりも弱い酸がカルボアニオンを中心に多くみられるが，これら化合物の pK_a も今後重要な項目になるのでここでは色をつけて示している．さらに酸とその共役塩基の関係は反対の関係になっていることに注目してほしい．すなわち，強酸の共役塩基は塩基として弱く，弱酸の共役塩基は強い塩基である．

表 13-3　代表的な酸とその共役塩基の強さの比較

酸 （共役酸）	pK_a	共役塩基 （塩基）
$HSbF_6$	-12	SbF_6^-
HI	-10	I^-
H_2SO_4	-9	HSO_4^-
HBr	-9	Br^-
HCl	-7	Cl^-
H_3O^+	-1.7	H_2O
HNO_3	-1.3	NO_3^-
CF_3CO_2H	0	$CF_3CO_2^-$
HF	3.2	F^-
CH_3CO_2H	4.8	$CH_3CO_2^-$
H_2CO_3	6.4	HCO_3^-
NH_4^+	9.2	NH_3
C_6H_5OH	9.9	$C_6H_5O^-$
CH_3NO_2	10.2	$^-CH_2NO_2$
H_2O	15.7	HO^-
CH_3CH_2OH	16	$CH_3CH_2O^-$
CH_3CHO	16.7	$^-CH_2CHO$
$(CH_3)_3COH$	18	$(CH_3)_3CO^-$
CH_3COCH_3	19.2	$^-CH_2COCH_3$
$HC \equiv CH$	25	$HC \equiv C^-$
$CH_3CO_2CH_2CH_3$	25.6	$^-CH_2CO_2CH_2CH_3$
H_2	35	H^-
NH_3	38	NH_2^-
$H_2C = CH_2$	44	$H_2C = CH^-$
CH_3CH_3	50	$CH_3CH_2^-$

左側：強酸 ↑ 弱酸　右側：弱塩基 ↓ 強塩基

■ 13-3-3　塩基の強さの予測

　これまで酸の強さについて述べてきたが，塩基の強さも全く同じように比較することができる．ではもう一度，図 13-10 の酸塩基反応を思い出してみよう．

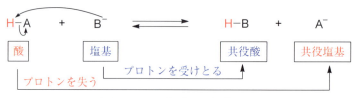

図 13-10 一般的な酸塩基反応

上記の平衡反応において，左辺から右辺への反応では，塩基が酸からプロトンを奪う反応であり，塩基の塩基性が強いほど平衡は右辺側へかたよる．一方，見方を変えて右辺から左辺への反応をみると，この反応は塩基の共役酸（H-B）が共役塩基にプロトンを与える反応なので，塩基の共役酸（H-B）の pK_a 値が大きい（酸として弱い）ほど，共役塩基にプロトンを与えにくくなるので平衡が右にかたよることになる．すなわち，塩基の相対的な強さは，その共役酸の pK_a 値から判断できることになり，以下のことが重要となる．

共役酸の pK_a 値が大きな塩基は強塩基であり，弱塩基ほど共役酸の pK_a 値が小さくなる．

例えば，塩酸，酢酸，フェノール，水の共役塩基である塩化物イオン，酢酸イオン，フェノキシドイオン，水酸化物イオンの塩基性の強さを比較するには，その共役酸の pK_a 値，すなわち，塩酸，酢酸，フェノール，水の pK_a 値を比較することで判断できるのである（図 13-11）．

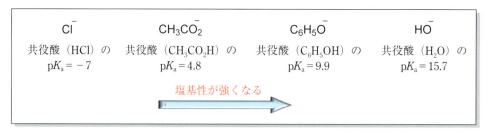

図 13-11 各塩基の強さの比較

13-3-4 酸塩基反応の結果の予測

酸と塩基の強さは，pK_a の値によって比べることができることが理解できただろう．そこで次に酸塩基反応について考えてみよう．今までは漠然と酸とか塩基から考えていたが，ここで酸塩基反応を pK_a の値から考察しよう．

まず，酢酸とアンモニアの反応では酢酸イオンとアンモニウムイオンが生成するが，これは酢酸の pK_a が 4.8 であり，アンモニウムイオンの pK_a が 9.2 である．よって，酢酸の pK_a の方がより小さいのでより強い酸となり化学平衡が右に傾く．一方，エタノールとアンモニアの反応では，pK_a がエタノールの 16 よりアンモニウムイオンの 9.2 の方が小さいため，ほとんど反応が進行せずに化学平衡は左に傾いている．また，エタノールと水酸化物イオンの反応は，図 13-12 に示す

ようにエタノールのpK_aと生成する水のpK_aがほとんど変わらないので化学平衡は左右ほぼ同じになる．

このように酸塩基反応が進行するためには，「より強いものが反応して，より弱いものを与えねばならない」．これはより弱い酸や塩基の方が安定であるからである．また，化学平衡が一方的にかたよるためにはpK_a値の差が大きくなければならないことも理解してほしい．

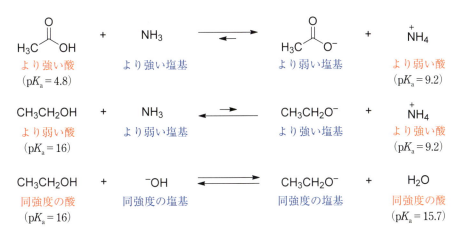

図 13-12　様々な酸塩基反応

このように表 13-3 にある代表的な pK_a を（順番でもよい）暗記しておくと，どのぐらい反応（平衡）が起こりやすいか予測できる．特に表 13-3 のカルボアニオンについては，第 19 章以降で学ぶ有機反応において最重要なものである．

13-4　有機化合物の化学構造と酸性度の関係

有機化合物によって酸性度に大きな違いがみられることがわかった．CF_3CO_2H（pK_a = 0）は強い酸であるが，CH_3CH_3（pK_a = 50）は非常に弱い酸である．ここでは，どうしてこのような違いができるのかを化学構造式から考えていく．

ある分子（H-A）がプロトン（H$^+$）を放出して共役塩基（A$^-$）を与えるとき，この共役塩基の安定性が重要である．すなわち，共役塩基の安定性が高いほど，プロトンを放出しやすくなり，分子（H-A）の酸性度が高くなる．このような観点から，酸性度に影響を与える重要な要因を 4 つ挙げることができる．

1. 元素の効果（element effect）
2. 誘起効果（inductive effect）
3. 共鳴効果（resonance effect）
4. 混成による効果（hybridization effect）

■ 13-4-1　元素の効果

分子（H–A）の酸性度を決める1つ目の要因は，共役塩基（A^-）の元素によって決まる．元素の分類には周期表（periodic table）を用いると非常に理解しやすいのである部分を抜粋してみよう．

（1）同一周期（周期表の横方向）で比較

第2周期の水素化合物である CH_4，NH_3，H_2O，HF を比較すると，電気陰性度が酸性度に大きく影響していることがわかる．電気陰性度はフッ素が一番大きいので，H–F結合は最も分極しているためプロトンを放出しやすく pK_a が小さい．したがって共役塩基の F^- は安定であるので HF の酸性度は高い．一方，電気陰性度の小さい炭素は H–C 結合の分極が小さく，最もプロトンを放出しにくいため pK_a が大きい．そのため H_3C^- は非常に不安定となり CH_4 の酸性度は低くなる．このように同一周期では，電気陰性度が大きいほど共役塩基のアニオンが安定になるため，分子（H–A）の酸性度が高くなる（共役塩基の塩基性度は低くなる）（表13-4）．

表13-4　同一周期による電気陰性度と酸性度の関係

酸	CH_4	NH_3	H_2O	HF
共役塩基	H_3C^-	H_2N^-	HO^-	F^-
中心原子の電気陰性度	2.5	3.0	3.5	4.0
共役塩基の安定性	不安定	⟵	⟶	安定
pK_a	48	38	15.7	3.2
酸性度	低い	⟵	⟶	高い

（2）同族元素（周期表の縦方向）で比較

第17族（ハロゲン）の水素化合物である HF，HCl，HBr，HI を比較すると，共役塩基のイオン半径は酸性度に大きく影響していることがわかる．イオン半径が大きいヨウ素イオンは，負電荷を広い体積全体で**非局在化**（delocalized，分散すること）できるため共役塩基は安定になる．そのためプロトンを放出しやすく，酸性度が高い（pK_a の値が小さい）．反対にフッ素イオンはイオン半径が小さく，負電荷を非局在化できないため不安定である．したがってプロトンを放出

表13-5　同族元素（ハロゲン）によるイオン半径と酸性度の関係

酸	HF	HCl	HBr	HI
共役塩基	F^-	Cl^-	Br^-	I^-
共役塩基のイオン半径	1.19	1.67	1.82	2.06
共役塩基の安定性	不安定	⟵	⟶	安定
pK_a	3.2	-7	-9	-10
酸性度	低い	⟵	⟶	高い

しにくく，酸性度は低くなる（pK_aの値が大きい）．まとめると，同族元素ではイオン半径が大きいほど負電荷を非局在化できるので，共役塩基のアニオンが安定になり，分子（H-A）の酸性度が高くなる（共役塩基の塩基性度は低くなる）（表13-5，図13-13）．

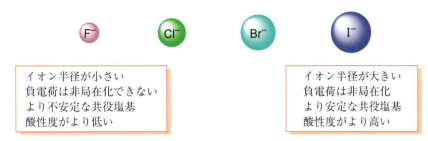

図13-13　ハロゲンイオンのイオン半径のイメージと酸性度の関係

13-4-2　誘起効果

単結合（σ結合）では原子間の電気陰性度に差があるとき，結合電子対はより負電荷が大きい方へかたよる（分極する）ので，電気陰性度がより大きな原子はいくらか負電荷（δ⁻）になり，小さな原子はいくらか正電荷（δ⁺）を帯びる．このような効果を**誘起効果**（inductive effect）と呼ぶが，相対する電気陰性度によって電子対を引く性質を**電子求引性**（electron withdrawing）と電子対を押し出す性質を**電子供与性**（electron donating）の2つがある．

エタンは同じメチル基（CH_3）がついているため，C-C結合は無極性である．一方フルオロエタンは，電気陰性度の大きなフッ素による電子求引性の誘起効果により，フッ素は部分的に負電荷となり，炭素は部分的に正電荷を帯びる．また誘起効果はC-C結合を介して弱まりながら伝わるため，フッ素より遠い左側の炭素はより小さい正電荷を帯びる（図13-14）．

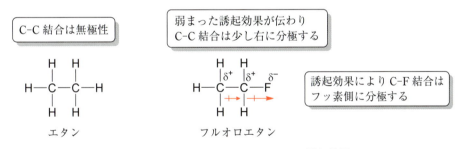

図13-14　エタンとフルオロエタンの誘起効果

誘起効果による分極はあらゆる有機化合物の性質に関わり，次のエタノールとトリフルオロエタノールの場合には，単結合（σ結合）を介して酸性度に変化がみられる（図13-15）．すなわちトリフルオロエタノールでは，3つのC-F結合による電子求引性による誘起効果が，単結合によって弱まりながら伝わり，共役塩基における酸素の負電荷は弱くなる．このことは共役塩基の安定化につながるため，エタノールに比べプロトンを放出しやすくなり酸性度は高くなる（pK_a

の値も小さくなる).

以上まとめると,原子間の電気陰性度の差が大きいほど,またその位置が近いほど,誘起効果は大きな影響を与える.

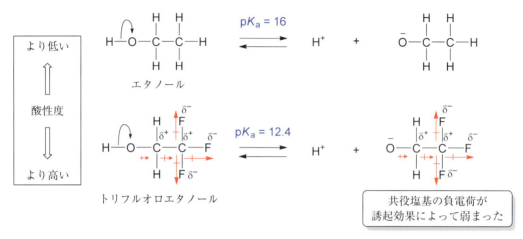

図 13-15　エタノールとトリフルオロエタノールの誘起効果による酸性度

13-4-3　共鳴効果

誘起効果は単結合を介したものであったが,多重結合（π結合）を介して電子対を押し出したり,引っ張ったりすることを**共鳴効果**（resonance effect）という.酸性を示す O-H 結合をもつエタノールと酢酸を例に比べると,両者は pK_a の値が大きく異なり酢酸の方がより強い酸である.これはエタノールの共役塩基であるエトキシドアニオンの負電荷が酸素に**局在化**（localized）するが,酢酸の共役塩基である酢酸イオンの負電荷は,共鳴構造式によって負電荷が2つの酸素に**非局在化**する.そのため酢酸イオンは安定化され酸性度は高くなる（pK_a の値も小さくなる）（図 13-16）.このように共鳴によって負電荷が非局在化して共役塩基を安定化すると酸性度は高くなる.

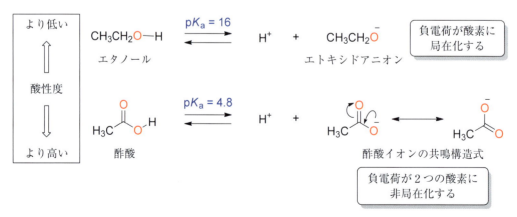

図 13-16　エタノールと酢酸の共鳴効果による酸性度

13-4-4 混成による効果

第2周期元素の電子軌道は，主に四面体構造の sp³ 混成軌道，三角形平面構造の sp² 混成軌道，そして直線構造の sp 混成軌道であることは既にほかの教科で学んできたであろう．ここでは混成状態による酸性度の違いについて考える．

炭素-炭素結合にはエタンの単結合，エチレンの二重結合，アセチレンの三重結合の3つの異なる結合があり，それぞれ炭素の混成状態は sp³, sp², sp 混成軌道から構成されている．この混成に用いられる s 軌道は原子核を中心にした球形であり，正電荷をもった原子核の近くに電子が存在する．一方，p 軌道は2つの球形が互いに接した亜鈴形をしており，電子が原子核からより離れたところに存在する（図 13-17）．各混成軌道は s 軌道と p 軌道の混成で成り立っているので，その混成の割合が重要となり，各混成軌道における s 軌道の割合を s 性と呼ぶ．この s 性が高いほど，その混成軌道は原子核の近くに存在する．

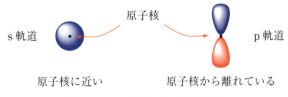

図 13-17　s 軌道と p 軌道の形

エタンの炭素原子は1つの s 軌道と3つの p 軌道からなる混成体であり，s 性は4分の1の25%である．エチレン炭素の s 性は3分の1の33%，アセチレンの炭素は2分の1の50%の s 性となる．よって，アセチレンから生じた共役塩基の非共有電子は，正電荷を帯びた原子核に最も近いので安定であり，エタンから生じた共役塩基の非共有電子対は，より離れた位置に存在するので不安定となる．より安定な塩基の共役酸は強い酸であり，より不安定な塩基の共役酸は弱い酸となることから，アセチレン水素の酸性度が最も高いのである（表 13-6）．

表 13-6　エタン，エチレン，アセチレンの酸性度の比較

炭化水素	H-CH₂CH₃ エタン	H-CH=CH₂ エチレン	H-C≡C-H アセチレン
炭素の混成状態	sp³	sp²	sp
炭素の s 性（%）	25	33	50
pK_a	50	44	25
酸性度	低い	⟷	高い
共役塩基の塩基性度	高い	⟷	低い

13-5 練習問題

13.1 次の酸の共役塩基を書き，塩基性度が減少する順に並べよ.

1) CH_3CH_2OH 　 $HC\equiv CH$ 　 NH_3 　 $H_3\overset{+}{O}$ 　 H_2O 　 H_2

2) HCl 　 CH_3CH_2OH 　 CH_3CO_2H 　 $H_4\overset{+}{N}$ 　 $CH_3CH_2\overset{+}{O}H_2$ 　 C_6H_5OH

13.2 次の塩基の共役酸を書き，酸性度が減少する順に並べよ.

1) HSO_4^- 　 $CH_3CH_2^-$ 　 CH_3NH_2 　 $CH_3CO_2^-$ 　 NH_2^- 　 H_2O

2) $CH_3CH_2^-$ 　 $C_6H_5O^-$ 　 $CF_3CO_2^-$ 　 H^- 　 $H_3C\text{-}C\equiv C^-$ 　 $H_3C\,CH=CH^-$

13.3 次のカルボン酸を酸性度が減少する順に並べよ.

1) CH_3CH_2COOH 　 CH_2ClCH_2COOH 　 $CH_3CHClCOOH$ 　 CH_3CCl_2COOH

2) CH_2FCH_2COOH 　 $CH_2FCHClCOOH$ 　 CH_3CH_2COOH 　 CH_2ClCH_2COOH

13.4 次の反応はいずれも進行しない. なぜ進行しないのか理由を書け.

1) $HC\equiv CH$ 　 $+$ 　 NH_2^- 　 $\xrightarrow{\text{ethanol}}$ 　 $HC\equiv C^-$ 　 $+$ 　 NH_3

2) $HC\equiv CH$ 　 $+$ 　 $CH_3CH_2O^-$ 　 $\xrightarrow{\text{ethanol}}$ 　 $HC\equiv C^-$ 　 $+$ 　 CH_3CH_2OH

13.5 $pK_a = 20$ の酸（HA）と $pK_a = 10$ の酸（HB）があるとき，次の問に答えよ.

1) どちらが強い酸か.

2) Na^+A^- を HB に加えると，この酸塩基反応はどちらにかたよるか. 理由とともに示せ.

13.6 次の反応をカーブした矢印を使って書き直せ. また，すべての非共有電子対を示せ.

1) 　 CH_3OH 　 $+$ 　 HI 　 $\longrightarrow$ 　 $CH_3OH_2^+$ 　 $+$ 　 I^-

2) 　 CH_3NH_2 　 $+$ 　 HCl 　 $\longrightarrow$ 　 $CH_3NH_3^+$ 　 $+$ 　 Cl^-

3) $\underset{H}{\overset{H}{}}C=C\underset{H}{\overset{H}{}}$ 　 $+$ 　 HF 　 $\longrightarrow$ 　 $\overset{H}{\underset{H}{}}\overset{+}{C}\text{-}\overset{H}{\underset{H}{}}C\text{-}H$ 　 $+$ 　 F^-

13.7 次の化合物，または溶液を混ぜ合わせたときの，酸−塩基反応をカーブした矢印を用いて示せ. また，すべての非共有電子対を示せ.

1) dimethyl ether に BF_3 を加える.　　　　2) NaOH 水溶液に $CH_3CH_2CO_2H$ を加える.

3) ethyne の hexane 溶液に NaH を加える.　　4) *tert*-butyl alcohol に NaOH を加える.

5) ethyne の ethanol 溶液に CH_3CH_2Li を加える.

第14章 ベンゼンの化学Ⅲ

　第9章ではベンゼンの安定性や反応性に関連する最も重要な性質である"芳香族性"を中心に学んだ．本章ではベンゼンの構造（置換ベンゼン）と反応性との関係について学んでいく．

Key Word

アレニウムイオン（14-1-2）　　　　　　　　ルイス酸（14-1-3）
フリーデル‐クラフツのアルキル　　　　　　フリーデル‐クラフツのアシル
　化（14-1-6）　　　　　　　　　　　　　　化（14-1-7）
クレメンゼン還元（14-1-7）　　　　　　　　反応性と配向性（14-2-1）
誘起効果と共鳴効果（14-2-1）　　　　　　　オルト‐パラ動向性とメタ配向性（14-2-1）
保護基と封鎖基（14-2-2）　　　　　　　　　ベンジルカチオン（14-3-2）
ベンジルラジカル（14-3-2）　　　　　　　　ベンゼンの酸化（14-4-1）
接触水素化（14-4-1）　　　　　　　　　　　バーチ還元（14-4-1）

14-1 ベンゼンの芳香族求電子置換反応

14-1-1 代表的な芳香族求電子置換反応

芳香族求電子置換反応は，ベンゼン環の水素原子を求電子試薬（E^+：electrophile）で置換することで，ベンゼン環上にいろいろな官能基を導入することができる芳香族化合物の代表的な反応である．第2章でも触れたが，求電子試薬とは「電子を好む」化合物であり，陽（正）イオン（カチオン）や電子が不足している化学種のことである．本章では，図14-1に示した代表的な5つの芳香族求電子置換反応［ハロゲン化，ニトロ化，スルホン化，フリーデル-クラフツ（Friedel-Crafts）のアルキル化およびアシル化反応］について述べていくが，まずは芳香族求電子置換反応の反応機構から学んでいく．

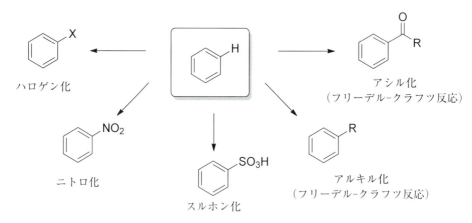

図14-1　代表的な芳香族求電子置換反応

14-1-2 芳香族求電子置換反応の反応機構

図14-1に示した芳香族求電子置換反応は，反応に必要な求電子試薬の種類や発生方法が異なるだけで反応機構はすべて同じであり，2段階機構で進行する．図14-2に芳香族求電子置換反応の一般的な反応機構を示した．

第1段階では，ベンゼンは求電子試薬（E^+）と反応し，**アレニウムイオン**と呼ばれるカルボカチオン中間体，シクロヘキサジエニルカチオンを生成する．アレニウムイオンはσ-錯体あるいはウェランド中間体ともいう．アレニウムイオンは3つの共鳴構造で表すことができ，アレニウムイオン上の4個のπ電子は5つのp軌道上で非局在下状態となる．第1段階の反応は，安定な芳香族化合物（ベンゼン）がより不安定な非芳香族中間体（アレニウムイオン）に変換され

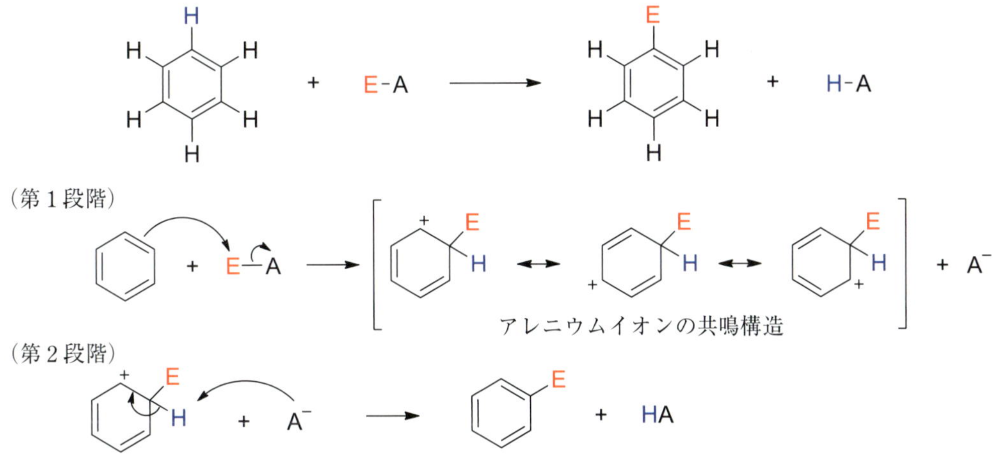

図 14-2　芳香族求電子置換反応の一般的な反応機構

て芳香族性を失うため，この反応の反応速度は相対的に遅い．

　第2段階では，求電子試薬と新しい結合を形成したアレニウムイオンの炭素原子からプロトンが脱離する反応である．このプロトン脱離の際，炭素-水素結合に使われていた2個の電子はπ電子系に入り，6π電子系となり，求電子試薬が結合していた炭素原子はsp^2混成に戻り，ベンゼン誘導体が生成する．つまり，この反応は第1段階で生成した非芳香族中間体（アレニウムイオン）からより安定な芳香族化合物（ベンゼン誘導体）へ変換する反応であるため，この反応の反応速度は速い．

　また，第1段階のベンゼンと求電子試薬からアレニウムイオンが生成してベンゼン環が芳香族性を失う反応は，吸熱反応である．第2段階のアレニウムイオンからベンゼン誘導体が生成して芳香族性が再生する反応は，安定性が増大するため発熱反応となる．この2段階反応のうち，律速段階になるのはアレニウムイオンが生成する第1段階である．

■ 14-1-3　ベンゼンのハロゲン化

　第9章で述べたように，ベンゼンはアルケンとは異なり，Br_2 や Cl_2 とは反応しない．Br_2 や Cl_2 は求核性の低いベンゼンと反応するほどの強力な求電子試薬ではないため，ベンゼンのハロゲン化には臭化第二鉄（$FeBr_3$）や塩化第二鉄（$FeCl_3$）などのルイス酸触媒が必要となる．ここでは，図 14-3 に示したベンゼンの臭素化反応を例に考えていこう．

　鉄触媒は Br_2 と反応して，ルイス酸（$FeBr_3$）を生成する．$FeBr_3$ には Br_2 が配位し Br_2-$FeBr_3$ 錯体を形成することで，Br_2 を分極し活性化する．Br_2-$FeBr_3$ 錯体は $FeBr_4^-$ を優れた脱離基とした求電子試薬として働き，臭素イオン Br^+ をベンゼン環に与え，アレニウムイオンと $FeBr_4^-$ を生成する（第1段階）．そして，アレニウムイオンから $FeBr_4^-$ によってプロトンが引き抜かれ，ブロモベンゼンと臭化水素が生成すると同時に，触媒 $FeBr_3$ が再生される（第2段階）．Cl_2 とルイス酸触媒 $FeCl_3$ を用いたベンゼンの塩素化も反応機構は同じである．

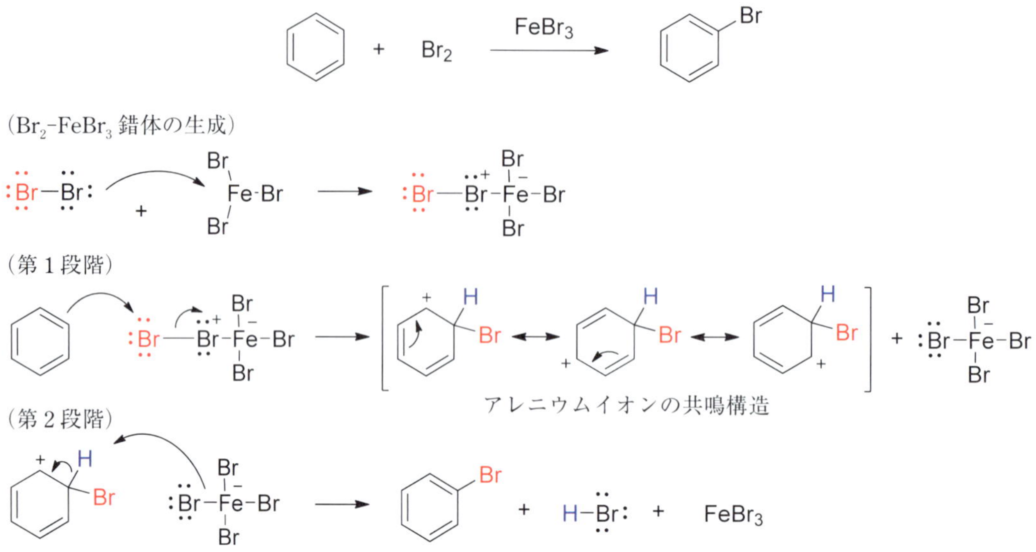

218

（Br₂–FeBr₃ 錯体の生成）

（第1段階）

アレニウムイオンの共鳴構造

（第2段階）

図 14-3　ベンゼンの臭素化の一般的な反応機構

問題1　Cl₂ とルイス酸触媒 FeCl₃ を用いたベンゼンの塩素化の反応機構を示せ．

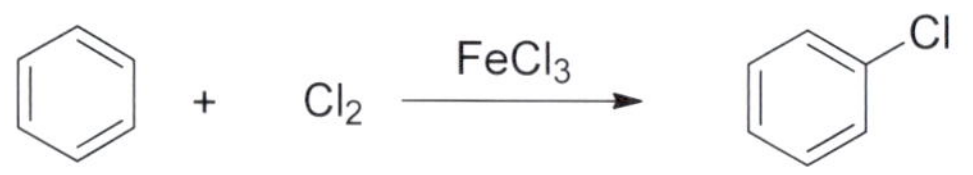

14-1-4　ベンゼンのニトロ化

ベンゼンのニトロ化は，混酸（濃硝酸と濃硫酸の混合物）によって反応が進行する．この反応

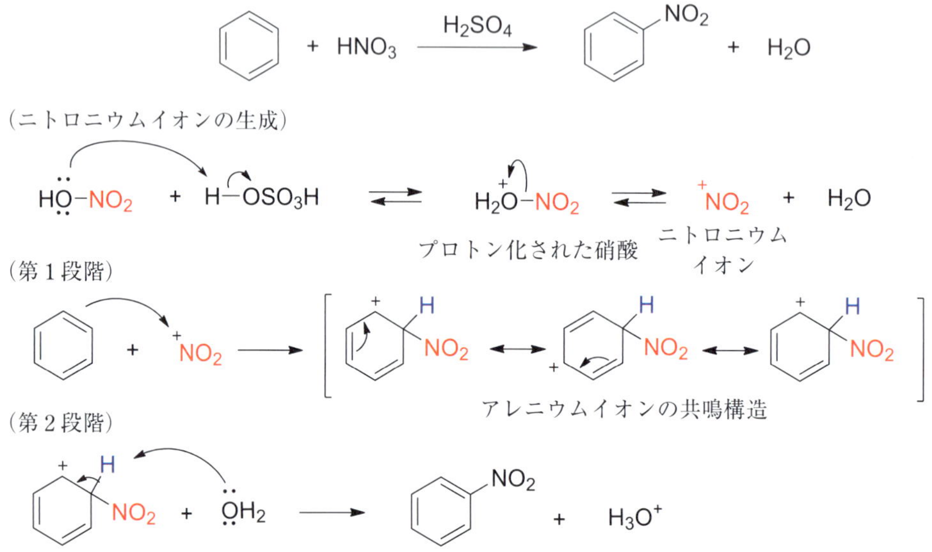

（ニトロニウムイオンの生成）

プロトン化された硝酸　　ニトロニウムイオン

（第1段階）

アレニウムイオンの共鳴構造

（第2段階）

図 14-4　ベンゼンのニトロ化の一般的な反応機構

第14章　ベンゼンの化学Ⅲ　**219**

での求電子試薬は，ニトロニウムイオン NO_2^+ である．NO_2^+ は硝酸が強酸（濃硫酸）中でプロトン化された後，脱水されることによって生成する（図 14-4，第 1 段階）．ベンゼンは求電子試薬 NO_2^+ と反応して，アレニウムイオンを生成した後，ルイス塩基によって脱プロトン化して反応が完結する（図 14-4，第 2 段階）．

■ 14-1-5　ベンゼンのスルホン化

　ベンゼンのスルホン化は，濃硫酸または発煙硫酸（三酸化硫黄 SO_3 の硫酸溶液）を用いて行われ，ベンゼンスルホンを生成する．この反応における求電子試薬は三酸化硫黄 SO_3 である．SO_3 は，濃硫酸中で図 14-5 の反応に示すように 2 分子の硫酸がそれぞれ酸および塩基として作用することにより生成する（ベンゼンのニトロ化での濃硫酸と濃硝酸の関係を思い出そう）．SO_3 による置換反応はハロゲン化やニトロ化と同じ 2 段階の反応であるが，スルホン化反応はすべての段階で平衡反応であるため，反応条件によって右方向（スルホン化）にも左方向（脱スルホン化）にも反応が進行する．

　一般に，スルホン化は濃硫酸を加熱すると，また脱スルホン化は希硫酸を加熱すると反応が進行しやすい．

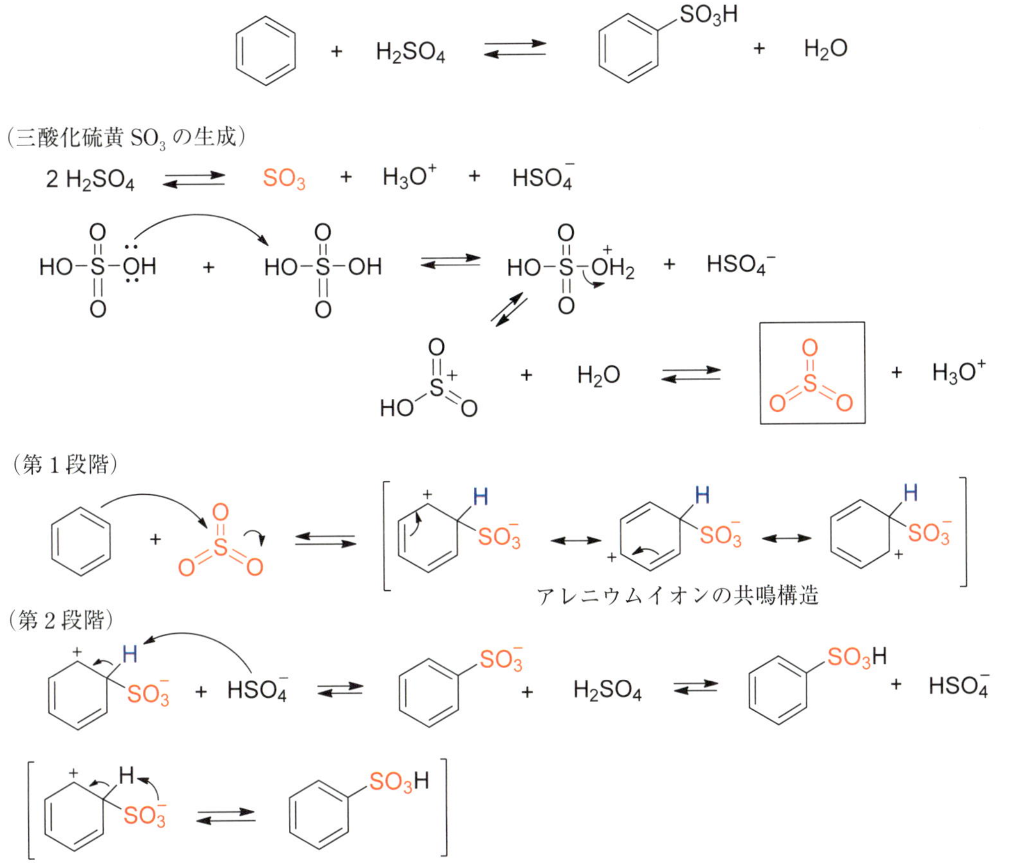

図 14-5　ベンゼンのスルホン化の一般的な反応機構

220

問題2 ベンゼンスルホン酸から脱スルホン化によりベンゼンが生成する反応機構を示せ.

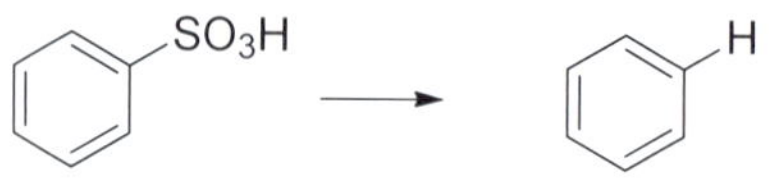

■ 14-1-6 ベンゼンのフリーデル–クラフツのアルキル化

フリーデル–クラフツのアルキル化反応は,ベンゼンとハロゲン化アルキル（R-X）から塩化アルミニウム $AlCl_3$ のようなルイス酸を触媒として,アルキルベンゼン（C_6H_5-R）を合成する反応である（図14-6）.この反応は1877年,フランスの化学者フリーデル（Friedel）とアメリカの化学者クラフツ（Crafts）によって発見された.ベンゼンのアルキル化は,芳香族求電子置換反応のなかでも有用かつ汎用される反応であるから,この項ではフリーデル–クラフツのアルキル化反応について,しっかりと学んでいこう.

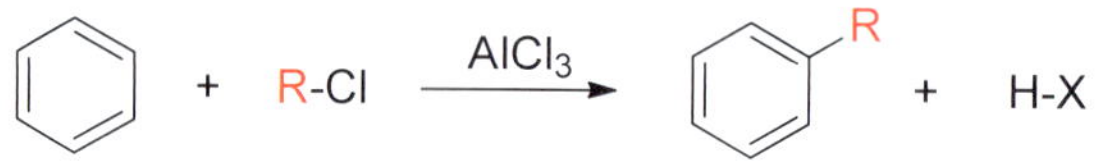

図14-6　フリーデル–クラフツのアルキル化反応の一般反応式

（1）フリーデル–クラフツのアルキル化の反応機構

ベンゼンとハロゲン化アルキルを混合してもベンゼンのアルキル化は進行しない.これは,ハロゲン化アルキルはそれ自身が反応性の高い求電子試薬でないためである.ところが,この反応系に $AlCl_3$ のようなルイス酸を加えるとハロゲン化アルキルと $AlCl_3$ の間で錯体を形成し,ハロゲン化アルキルの分極を促進して,カルボカチオンを生成する（この作用は,ベンゼンのハロゲン化における $FeBr_3$ 触媒の働きと同じである.14-1-3参照）.図14-7に塩化イソプロピルと $AlCl_3$ の反応を例に示した.

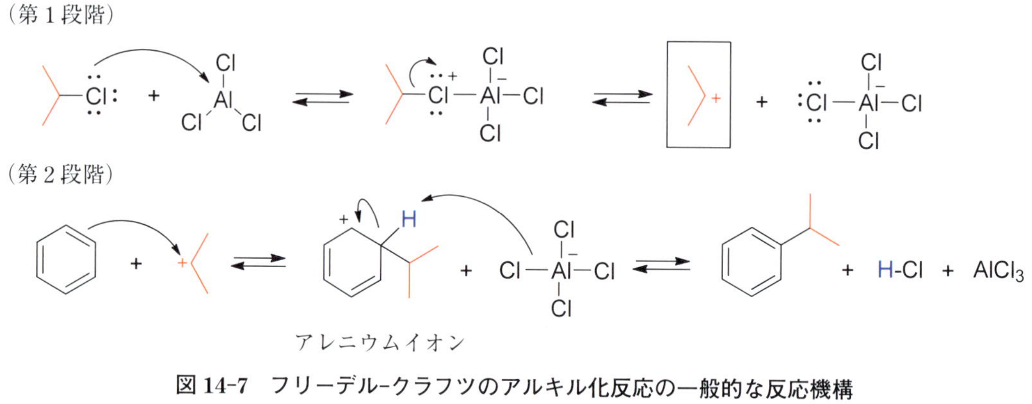

（第1段階）

（第2段階）

アレニウムイオン

図14-7　フリーデル–クラフツのアルキル化反応の一般的な反応機構

第 14 章　ベンゼンの化学Ⅲ　**_221_**

　フリーデル–クラフツのアルキル化反応に用いる試薬は，ハロゲン化アルキルと $AlCl_3$ の組合せだけでなく，カルボカチオンを生成するものならば使うことができる．アルケンと酸によるアルキル化もその一例である．図 14-8 にベンゼンとプロペンからイソプロピルベンゼン（クメン）が合成する反応例を示した．

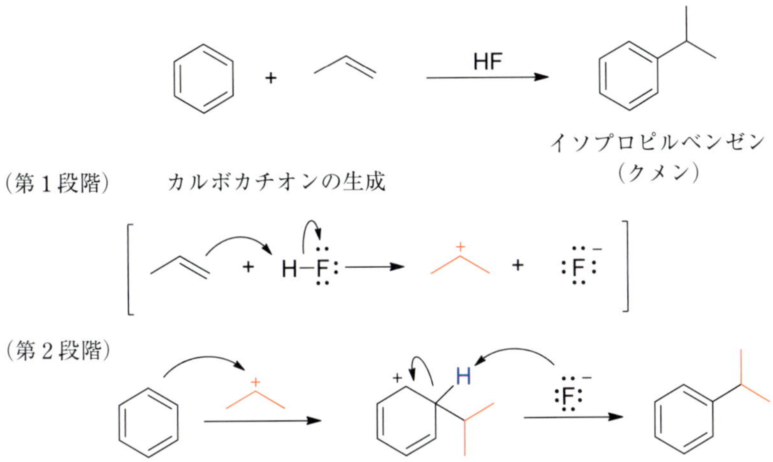

（第 1 段階）　　カルボカチオンの生成

（第 2 段階）

図 14-8　ベンゼンとプロペンからイソプロピルベンゼン（クメン）の合成

問題 3　図 14-7 に示したフリーデル–クラフツのアルキル化反応の一般的な反応機構にあるアレニウムイオンの共鳴構造式を記せ．

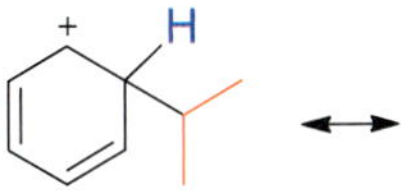

(2) フリーデル–クラフツのアルキル化の問題点

　フリーデル–クラフツのアルキル化反応は有用な反応であるが，いくつかの問題点があるため，その利用には制限がある．おもな問題点を以下に示した．

1）カルボカチオンの生成に関する問題点

　ハロゲン化アリールやハロゲン化ビニルは反応しない．アリール型およびビニル型カルボカチオンの生成エネルギーは非常に大きいので，フリーデル–クラフツのアルキル化反応条件下では求電子試薬としてカルボカチオンが生成しない．そのため，反応は進行しない（図 14-9）．

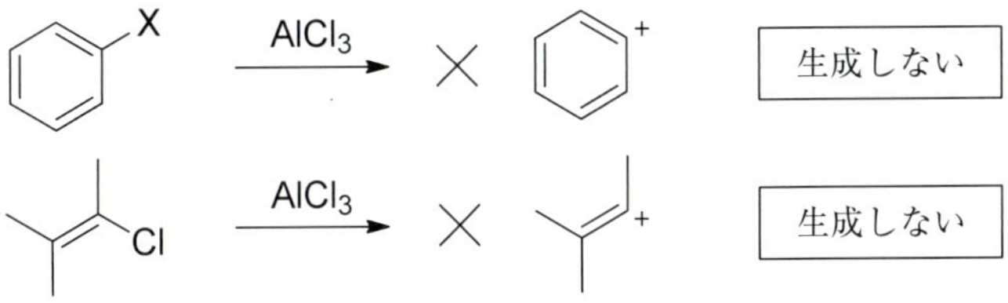

生成しない

生成しない

図 14-9　ハロゲン化アリールおよびハロゲン化ビニルの反応性

2) ベンゼン環上の置換基による問題点

ベンゼン環上にカルボニル基（C=O）などの強い電子求引基，あるいはプロトン化されうる塩基性アミノ基（-NH₂，-NHR，-NR₂）が置換しているときは，フリーデル-クラフツ反応はほとんど成功しない．電子求引基はベンゼン環上の電子を求引するため，ベンゼン環が電子不足となりベンゼンの反応性が低下する（図14-10）．次節で述べるが，このようにベンゼン環上の置換基は芳香族求電子置換反応の反応性に対して大きな影響を与える．

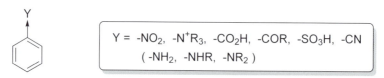

図14-10　電子求引性の置換基

3) 多置換アルキル化の問題

フリーデル-クラフツのアルキル化反応によりアルキルベンゼンが生成するが，アルキル基は電子供与基であるため，ベンゼン環が電子過剰となりベンゼンの反応性が増して，さらに置換反応が進行し，多置換アルキルベンゼンが生成する．これも次節で述べる．

4) カルボカチオンの骨格転位の問題

フリーデル-クラフツのアルキル化における反応の途中で生成するアルキルカルボカチオンが，より安定なカルボカチオンへと炭素骨格の変化を伴う転位が起こる場合がある．この場合，反応によって得られる生成物は，より安定なカルボカチオンからなるアルキルベンゼンである．この転位は，求電子試薬として第一級ハロゲン化アルキルを用いたときに特に生じやすい．図14-11にベンゼンと塩化ブチルの反応例を示した．

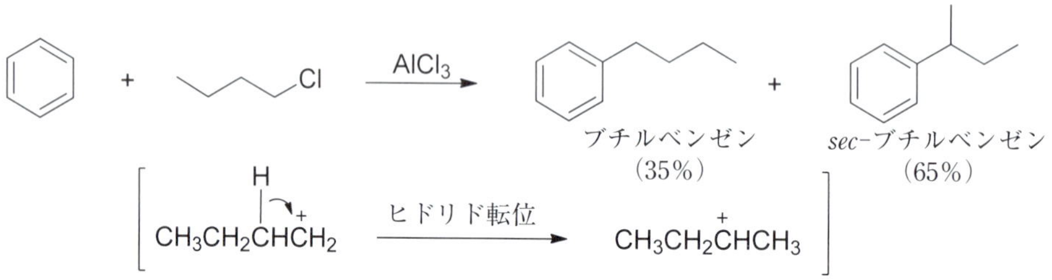

図14-11　ベンゼンと塩化ブチルの反応例

14-1-7　ベンゼンのフリーデル-クラフツのアシル化

(1) フリーデル-クラフツのアシル化の反応機構

フリーデル-クラフツのアシル化反応は，ベンゼンが$AlCl_3$存在下でカルボン酸塩化物RCOClと作用し（アシル化），アシルベンゼン（C_6H_5COR）を生成する反応である（図14-12）．フリーデル-クラフツのアシル化の反応機構はフリーデル-クラフツのアルキル化の反応機構と似ている

が，アシル化反応の場合，求電子試薬は塩化アシルと $AlCl_3$ との反応で生成したアシリウムイオンである．このアシリウムイオンは共鳴構造が示すように安定化されているため，フリーデル–クラフツのアシル化反応では，アルキル化のようなカルボカチオン転位は起こらない．

　フリーデル–クラフツのアシル化反応では，その生成物が $AlCl_3$ と錯体を形成するカルボニル基を有するため，1当量以上の $AlCl_3$ を必要とする．生成物は，反応混合物に水を加えることで，生成物と $AlCl_3$ の錯体から得ることができる（図14-12）．

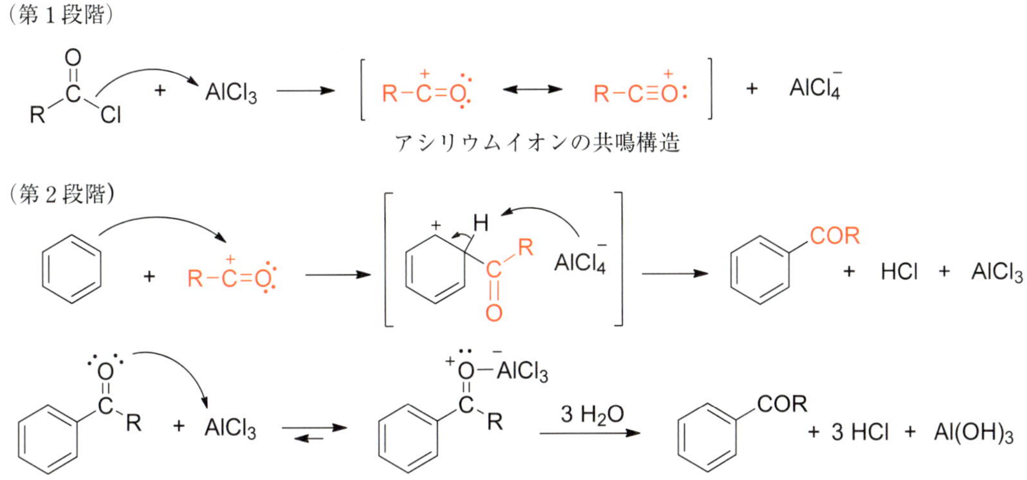

（第1段階）

（第2段階）

図14-12　フリーデル–クラフツのアシル化反応の一般的な反応機構

（2）アルキル化への応用（フリーデル–クラフツのアシル化：クレメンゼン還元）

　フリーデル–クラフツのアルキル化反応では，途中で生成するアルキルカルボカチオンがより安定なカルボカチオンへと炭素骨格の変化を伴う転位をするため，直鎖アルキル基をもつアルキルベンゼンを高い収率では得られない（図14-11）．

　一方，先に述べたようにフリーデル–クラフツのアシル化反応では，アシリウムイオンは共鳴によって安定化されているため，アルキル化のようなカルボカチオン転位は起こらない．この反応の性質を利用して，アシル化によって得られた生成物のカルボニル基 $C＝O$ をメチレン基 CH_2 に還元することで直鎖アルキル基をもつアルキルベンゼンを合成することができる（図14-13）．

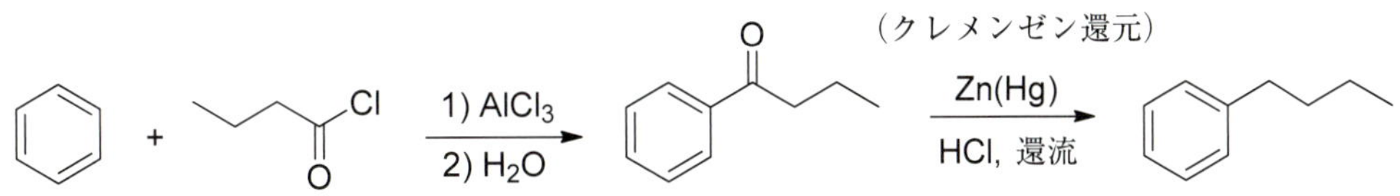

図14-13　フリーデル–クラフツのアシル化およびクレメンゼン還元反応

　ケトンのカルボニル基をメチレン基に還元する代表的な方法として，1913年ドイツのクレメンゼン（Clemmensen）が報告したクレメンゼン還元がある．この還元は，ケトンを亜鉛アマルガムとともに塩酸酸性溶液で還流する方法である．また，塩基性条件下で行う還元方法として，ヒドラジン（H_2NNH_2）を用いた反応でウォルフ（Wolff）とキッシュナー（Kishner）によって発

見されたウォルフ-キッシュナー還元がある（図14-14）.

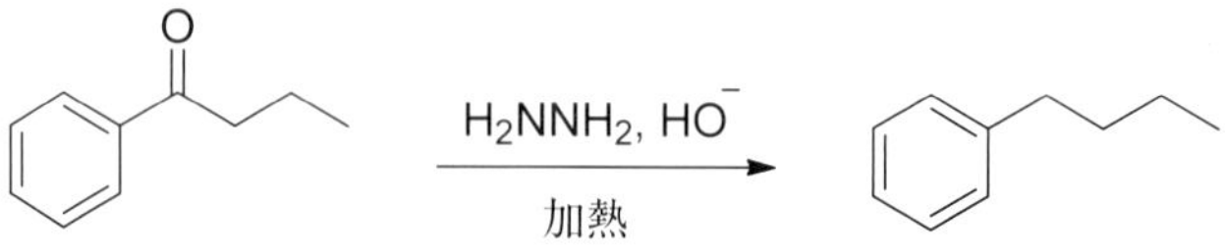

図14-14　ウォルフ-キッシュナー還元反応の一例

問題4　エチルベンゼンをつくるとき，塩化エチルより塩化アシルを使う方がよい．なぜか？
（ヒント：フリーデル-クラフツのアルキル化反応の問題点を考えよ）

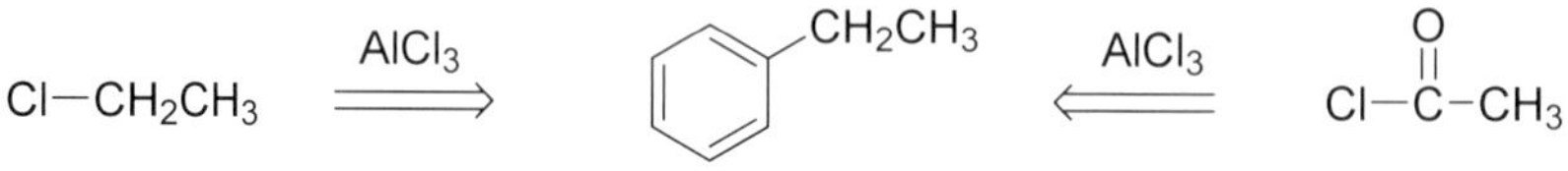

　フリーデル-クラフツのアシル化反応の応用として，ベンゼンと無水コハク酸から α-テトラロン（α-tetralone）の合成例を示した（図14-15）．この反応は，ベンゼンに新しい環を加える方法として有効である．

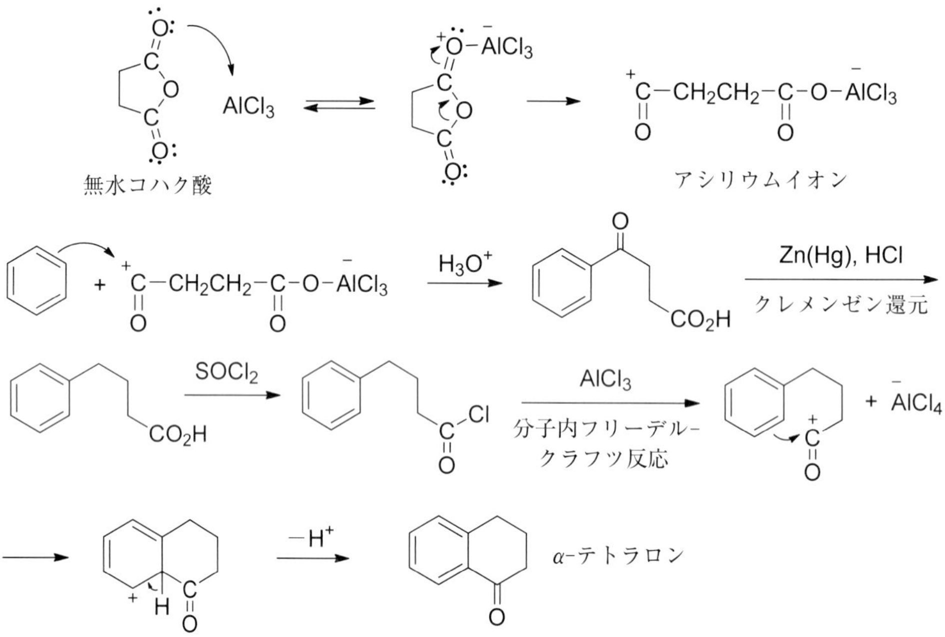

図14-15　ベンゼンと無水コハク酸から α-テトラロンの合成例

問題5　次の化合物の合成の反応機構を記せ（ヒント：無水フタル酸を用いよ）．

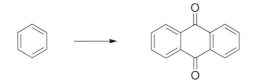

14-2　置換ベンゼンの芳香族求電子置換反応

　置換ベンゼンもベンゼンと同様に芳香族求電子置換反応を受けるが，ベンゼン環上にある置換基は求電子試薬の攻撃，すなわち反応速度（反応性）と反応位置（配向性）に影響を与える．ここでは，置換ベンゼンにおける芳香族求電子置換反応について学ぶ．

14-2-1　置換基の影響：反応性と配向性

　置換ベンゼンの置換基は，ベンゼン環への電子効果によって，電子供与性基（electron-donating group）と電子求引性基（electron-withdrawing group）に大別される．電子供与性基は，ベンゼン環上の電子密度を高めるため，求電子置換反応の速度がベンゼンよりも速くなる．そのため，活性化置換基（activating group）と呼ばれる．一般に，活性化置換基を有するベンゼン誘導体はオルト位とパラ位に求電子試薬の攻撃を受けることから，活性化置換基はオルト-パラ配向性基（ortho-para director）である．一方，電子求引基はベンゼン環上の電子密度を低くし，求電子置換反応の速度をベンゼンよりも遅くすることから，不活性化置換基（deactivating group）と呼ばれる．不活性化置換基を有するベンゼン誘導体はメタに求電子試薬の攻撃を受けることから，不活性化置換基の多くはメタ配向性基（meta director）である*（図 14-16）．

(1) 誘起効果と共鳴効果

　置換基が電子求引性であるか電子供与性であるかは，誘起効果（inductive effect）と共鳴効果（resonance effect）の2つの相互作用によって説明される．誘起効果は，原子の電気陰性度に応じてσ結合を通して電子を供与したり求引したりすることで作用する（図 14-17）．

＊ハロゲンは不活性化置換基でありながら，オルト-パラ配向性基である．理由は 229 ページで述べる．

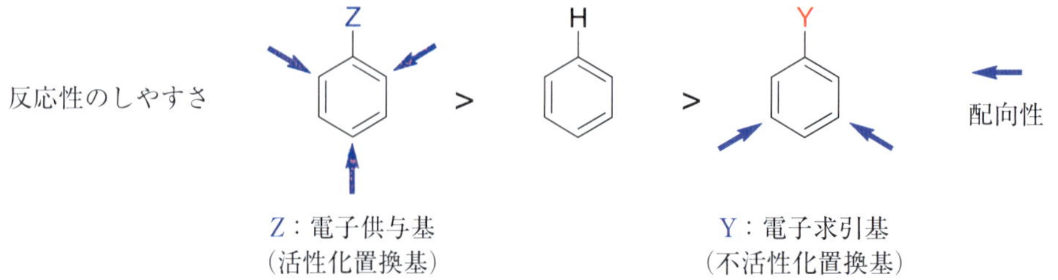

図 14-16 ベンゼン環の反応性と配向性に対する置換基の影響

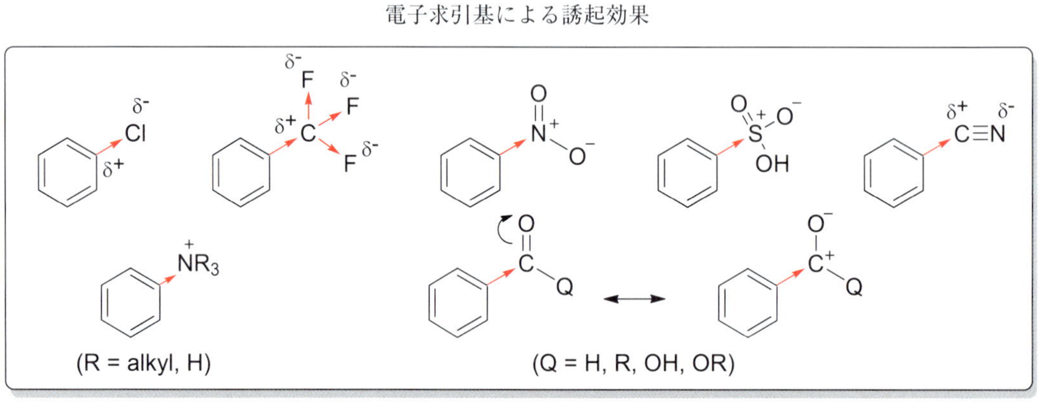

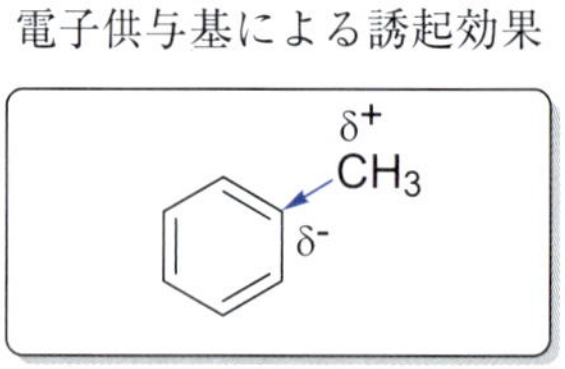

電子求引基による誘起効果

電子供与基による誘起効果

図 14-17 ベンゼン環の置換基による誘起効果の影響

　共鳴効果は，置換基のp軌道とベンゼン環のp軌道との重なりにより，π結合を通して電子を供与したり求引したりすることによって生じる．ベンゼン環に直接結合している原子が非共有電子対をもっている置換基ならば，その非共有電子対がベンゼン環へ流れ込み，ベンゼン環の電子密度を高くする．これを置換基の共鳴による電子供与といい，ベンゼン環の反応性を高める．一方，より電気陰性度が大きい原子と二重結合や三重結合を形成している原子によって置換基がベンゼン環と結合している場合，ベンゼン環上のπ電子は置換基へ流れ込むため，ベンゼン環の電子密度は低くなる．これを置換基の共鳴による電子求引といい，ベンゼン環の反応性を低くする（図 14-18）．

　ここで注意すべき点は，誘起効果と共鳴効果はすべて同じ方向に作用するわけではないことである．置換基が活性化置換基であるか不活性化置換基であるかは，誘起効果と共鳴効果のうち，どちらがより強く作用しているかで決まってくる．例えば，ハロゲンやヒドロキシ基，アミノ基は電子求引性の誘起効果を有しているが，同時に非共有電子対をもっているため電子供与性の共

第 14 章　ベンゼンの化学 III　　**227**

電子供与基による共鳴効果

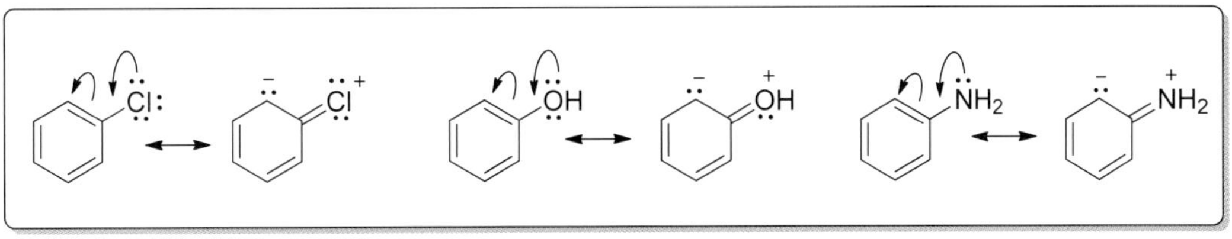

電子求引基による共鳴効果

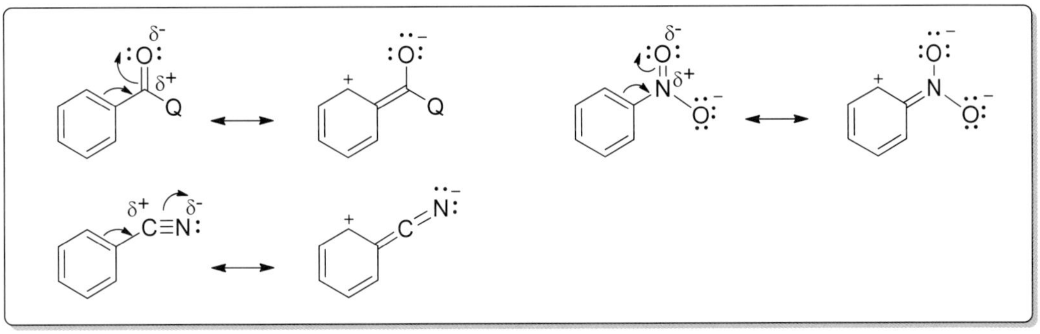

図 14-18　ベンゼン環の置換基による共鳴効果の影響

鳴効果も有している．ヒドロキシ基，アミノ基の場合，電子供与性の共鳴効果の方が電子求引性
の誘起効果より大きいので活性化置換基である．ハロゲンは電子供与性の共鳴効果より電子求引
性の誘起効果が大きいので不活性化置換基となる．

(2) オルト–パラ配向性とメタ配向性

　誘起効果と共鳴効果は反応性だけでなく，配向性にも影響を与える．オルト–パラ配向性置換
基はいずれもベンゼン環の炭素と直結した原子上に非共有電子対をもつ．また，メタ配向性置換
基はいずれも電子求引基であり，ベンゼン環の炭素の隣接した原子が陽性に帯電する，あるいは
陽性に分極した原子を有している．ここでは，オルト–パラ配向性置換基としてメトキシ基をも
つアニソール（anisole），メタ配向性としてニトロ基をもつニトロベンゼンを例に考える．

1) オルト–パラ配向性置換基（アニソールの場合）

　アニソールのメトキシ基は非共有電子対をもつため，強い電子供与性の共鳴効果を示す（図
14-19）．

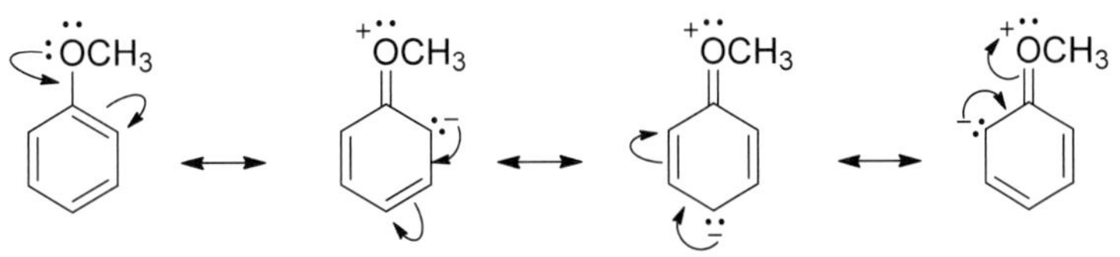

図 14-19　アニソールの共鳴によるベンゼン環への電子供与

アニソールに電子供与基が求電子置換反応したとき，図 14-20 に示すようにオルト，メタ，パラ位で反応が起こったとすると，それぞれ 3 つの共鳴安定化されたアレニウムイオンが生成することになる．これらのうちで，オルトおよびパラ位で反応したときがメタ位で反応したときに比べて，より多くの共鳴構造が存在することから，安定化している．そのため，アニソールの場合，オルト-パラ位配向性となる．

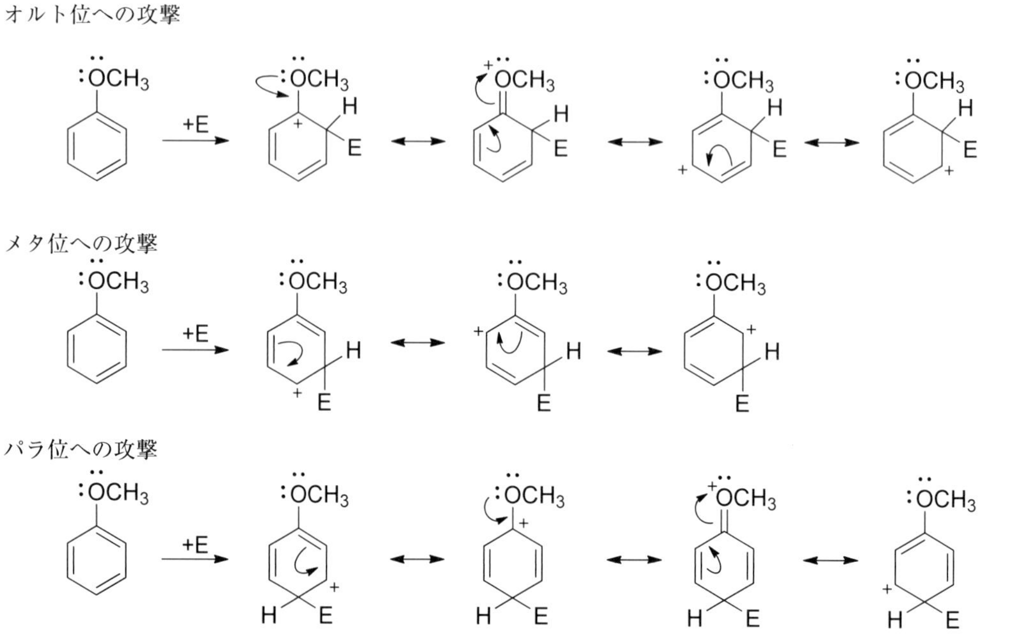

オルト位への攻撃

メタ位への攻撃

パラ位への攻撃

図 14-20　アニソールのオルト，メタ，パラ位に求電子試薬が攻撃したときに生成するアレニウムイオンの共鳴構造

2）メタ配向性置換基（ニトロベンゼンの場合）

ニトロベンゼンはニトロ基の電子求引性の誘起効果によって，ベンゼン環上に正に分極した炭素原子を有する（図 14-21）．

ニトロベンゼンもアニソールと同様にオルト，メタ，パラ位で反応が起こったとすると，それぞれ 3 つの共鳴安定化されたアレニウムイオンが生成することになる（図 14-22）．これらは，ともに 3 つの共鳴構造を書くことができるが，メタ位への反応からなる共鳴構造はすべて安定なアレニウムイオンであるのに対して，オルトおよびパラ位への反応からなる共鳴構造の 1 つはニ

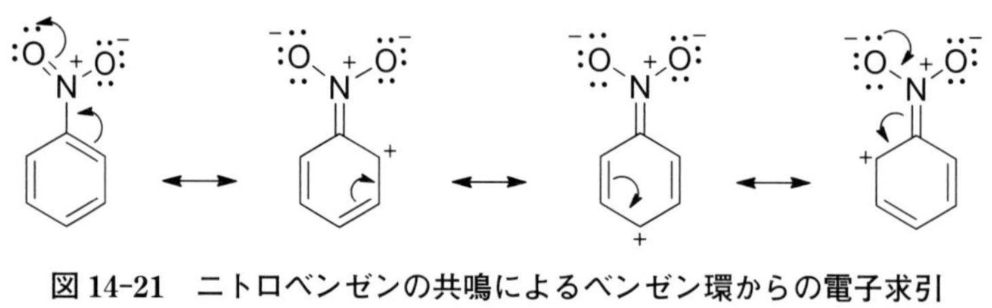

図 14-21　ニトロベンゼンの共鳴によるベンゼン環からの電子求引

オルト位への攻撃

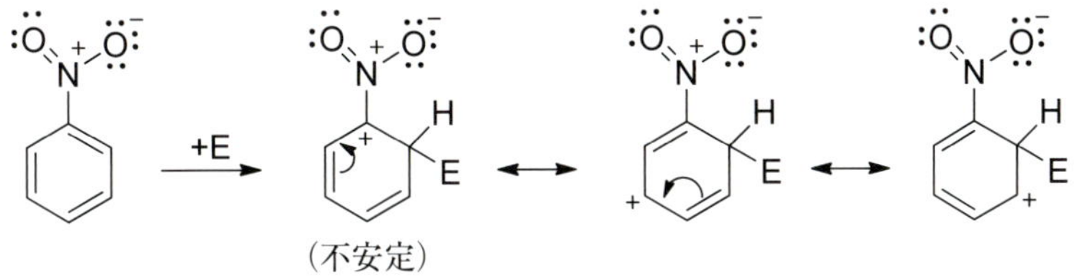

メタ位への攻撃

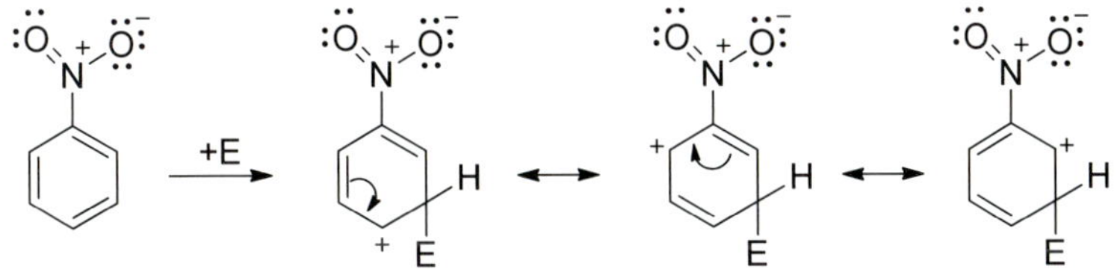

パラ位への攻撃

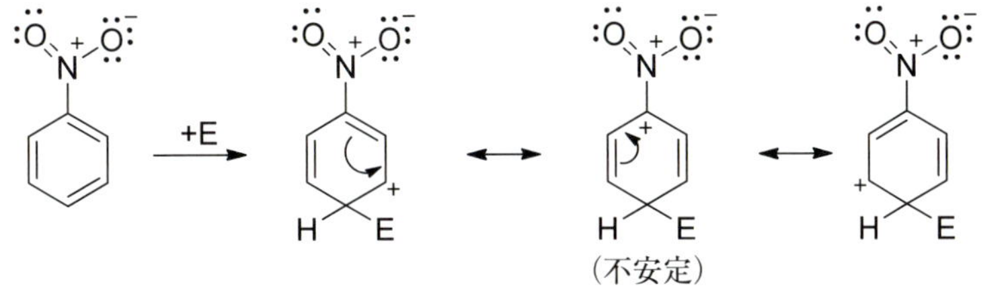

図 14-22 ニトロベンゼンのオルト，メタ，パラ位に求電子試薬が攻撃したときに生成するアレニウムイオンの共鳴構造

トロ基が結合した炭素上に正電荷をもつため，不安定となる．そのため，ニトロベンゼンの場合，メタ配向性となる．

3) ハロゲン置換基

ハロゲン置換基の場合，誘起効果と共鳴効果は同じ方向に作用しないため，両方の性質を併せもつ．クロロベンゼンを例にする．電気陰性度が大きい Cl 原子側に電子が引っ張られるため不活性化基であるが，Cl 原子は非共有電子対を有しているので，電子供与性の共鳴効果を示す．そのため，ハロゲンは，オルト-パラ配向性を示す不活性化基となる（図 14-23）．

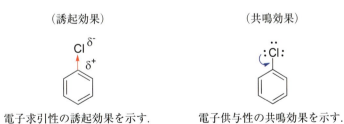

図 14-23 クロロベンゼンの誘起効果と共鳴効果

(3) まとめ

図 14-24 に芳香族求電子置換反応に対するベンゼン環の反応性と配向性に及ぼす代表的な置

換基の効果をまとめた．

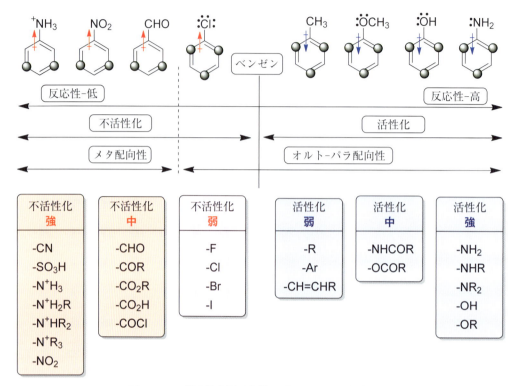

図14-24 芳香族求電子置換反応における置換基効果

14-2-2 多置換ベンゼンの合成

ベンゼンに複数の置換基を導入するためには，先に学んだ置換基の反応性と配向性を十分に考慮する必要がある．本項では，多置換ベンゼンの合成について，いくつかの例を使って学んでいく．

(1) 二置換ベンゼンの合成

2つ以上の置換基を導入する場合，最初の置換基の反応性と配向性が2つ目の置換基導入の際に大きな影響を与えるので，導入する置換基の順序が重要である．ここでは2つの例を示した．まず，はじめに図14-25にベンゼンに臭素とニトロ基を導入する例を紹介する．2つの置換基の配向性が異なる場合，置換基の導入順により，主生成物が異なってくる．

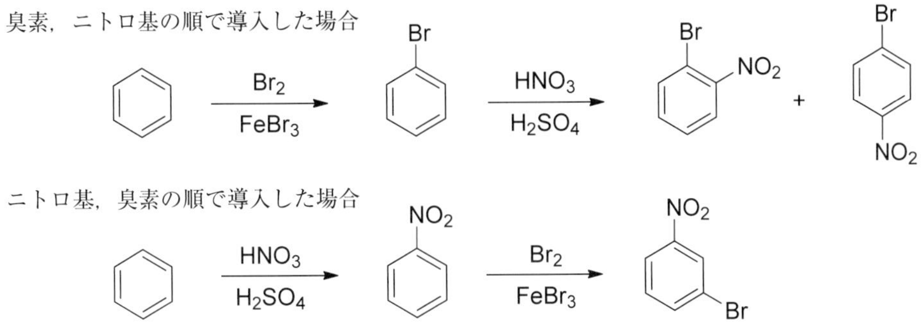

第14章　ベンゼンの化学Ⅲ　**231**

臭素, ニトロ基の順で導入した場合

図のような合成経路が示されている。

ニトロ基, 臭素の順で導入した場合

図 14-25　ブロモニトロベンゼンの合成例

　2つの置換基の配向性が同じ場合は, 反応性が重要になる. ベンゼンからm-ニトロアセトフェノンを合成したいとき, アシル基から導入すれば, 目的のm-ニトロアセトフェノンが合成できるが, ニトロ基から導入した場合, ニトロ基が強い不活性化基であるため2つ目の置換基であるアシル基が導入できない (図 14-26).

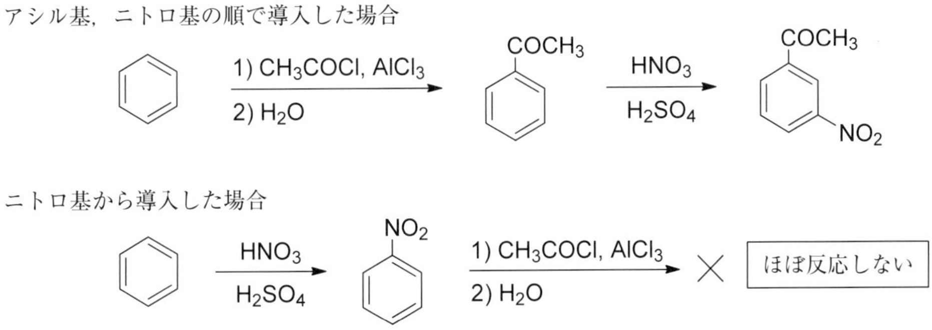

アシル基, ニトロ基の順で導入した場合

ニトロ基から導入した場合

ほぼ反応しない

図 14-26　ニトロアセトフェノンの合成例

(2) 合成例 (置換基の化学修飾, 保護基と封鎖基)
　置換基の導入と置換基の化学的な修飾を加える場合もその順番が重要になる (図 14-27).

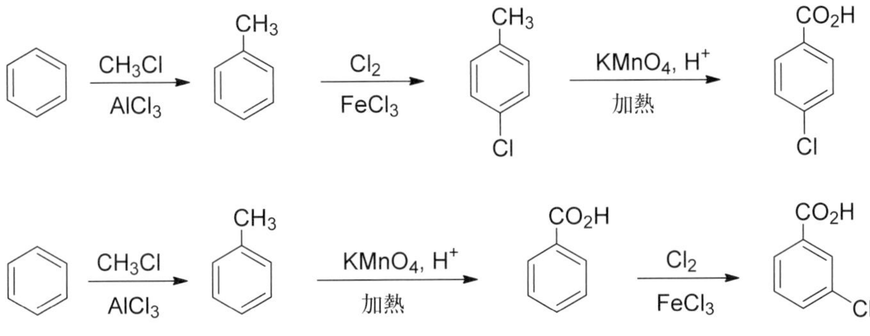

図 14-27　クロロ安息香酸の合成例

232

　2つの置換基を導入する際には，一般には最初に導入する置換基が活性化基である方が有利と考えられる．しかしアミノ基やヒドロキシ基のような強力な活性化基は，ベンゼン環の反応性を活性化し過ぎてしまう場合がある．例えば，ニトロ化に用いる硝酸は求電子試薬としてだけなく，酸化剤としての性質も併せもつ．アミノ基やヒドロキシ基は硝酸の求電子試薬の性質に加え，酸化に対しても環の活性を高める．結果としてベンゼン環が酸化され，ベンゼン環の分解が促進されてしまう．

　このようなときに活性が高い置換基に適度な活性になるように化学的修飾をすることで，望ましくない副反応を抑制することができる．例えば，アニリンから*p*-ニトロアニリンを合成する場合，直接アニリンをニトロ化するとベンゼン環の分解が起こってしまうが，アニリンのアミノ基をアセチル化してアセトアニリドにすると，ベンゼン環は酸化されにくくなり，ニトロ化反応を行うことができる（図14-28）．

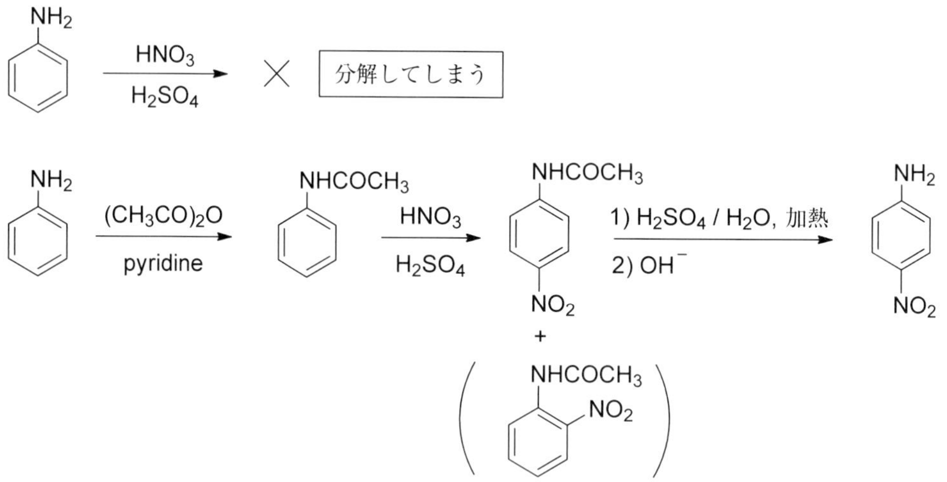

図14-28　*p*-ニトロアニリンの合成例

　図14-28の反応では，*o*-ニトロアニリンは少量しか得ることができない．アニリンから*o*-ニトロアニリンを得るには，ニトロ化の前にアセトアニリドのパラ位にスルホ基を導入する方法がある．スルホ基は立体的に嵩高いので，優先的にアセトアニリドのパラ位に結合する．スルホ基がニトロ化反応時のパラ位へのニトロニウムイオンの攻撃を防ぐことで，結果としてオルト位への攻撃を促進する．このときのスルホ基を封鎖基（blocking group）と呼ぶ．スルホ基は，希硫酸によって脱スルホン化することができる（図14-29）．

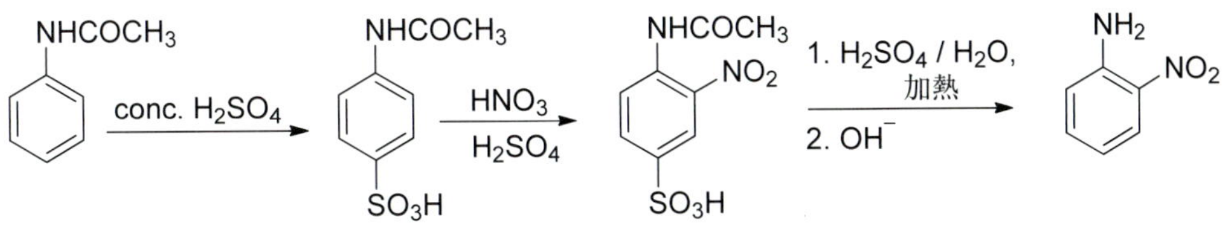

第 14 章　ベンゼンの化学 III　　*233*

図 14-29　*o*-ニトロアニリンの合成例

(3) 三置換ベンゼンの合成

　二置換ベンゼンへの芳香族求電子置換反応は，一般に 2 つの置換基のうちのより強力な活性化基の影響が反映される．例えば，*p*-メチルフェノールの臭素化反応を考えてみよう．ヒドロキシ基はメチル基より強い活性化基であるため，ヒドロキシ基の性質が反応の結果へ反映される．したがって，主生成物は 2-ブロモ-4-メチルフェノールとなる（3-ブロモ-4-メチルフェノールではない）（図 14-30）.

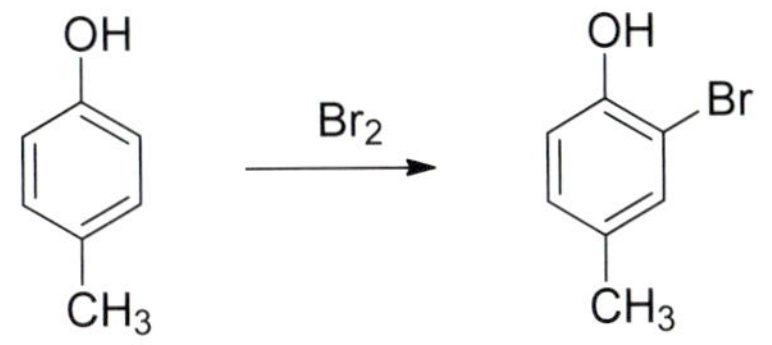

図 14-30　*p*-メチルフェノールの臭素化反応

　芳香族求電子置換反応の置換位置は，立体障害による影響も重要である．*m*-クロロトルエンのニトロ化を例に考えてみよう．この反応では，図 14-31 に示すようにメチル基と塩素の配向性により，3 つの位置が活性化されているが，主たる生成物は 2-クロロ-4-メチル-1-ニトロベンゼンと 4-クロロ-2-メチル-1-ニトロベンゼンである．1-クロロ-3-メチル-2-ニトロベンゼンはメチル基と塩素による立体障害のため，ほとんど生成しない.

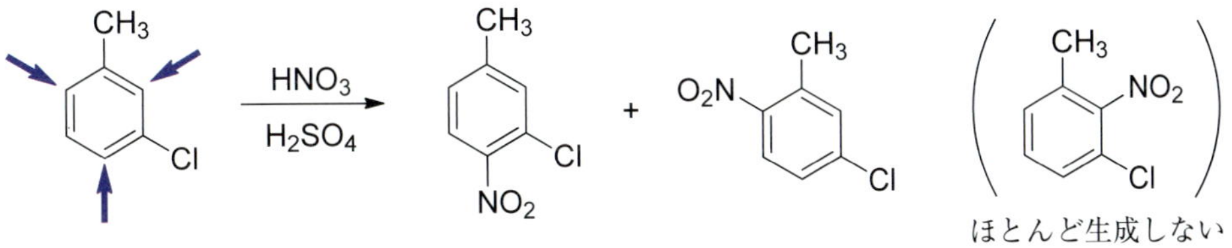

図 14-31　*m*-クロロトルエンのニトロ化反応における配向性

(4) ナフタレンへの求電子置換反応

　多環ベンゼノイド炭化水素であるナフタレンもベンゼンと同様に芳香族求電子置換反応を起こす．ナフタレンから生成するカルボカチオン中間体は，ベンゼン環から生成するカルボカチオン中間体よりも安定なので，ナフタレンはベンゼンより反応性が高い.

　図 14-32 にナフタレンの 1 位および 2 位への求電子攻撃から生じるアレニウムイオンの共鳴

構造を示した．この場合，一般的に1位（α位とも呼ばれる）での置換が優先的に進行する．

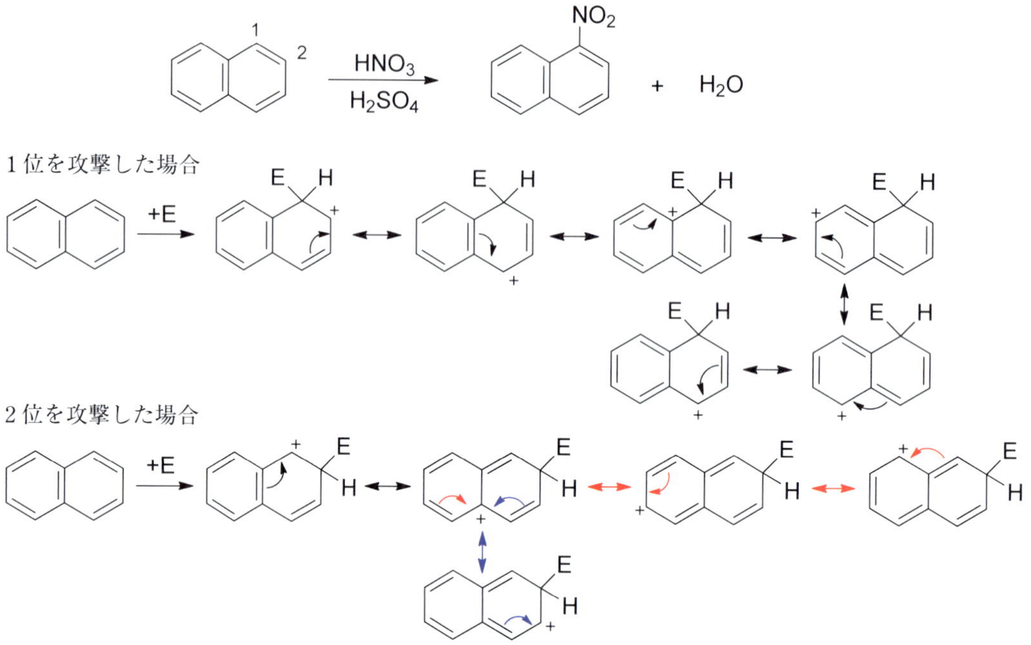

1位を攻撃した場合

2位を攻撃した場合

図14-32　ナフタレンの1位および2位への求電子攻撃から生じるアレニウムイオンの共鳴構造

　ナフタレンのスルホン化は，興味深いことに必ずしも1位に置換するわけではない．反応温度が80℃のとき，ナフタレン-1-スルホン酸がほぼ定量的に得られるが，反応温度が160℃のときはナフタレン-2-スルホン酸が主生成物として得られる．この反応は第10章で学んだ速度論支配と熱力学支配の例の1つである（図14-33）．

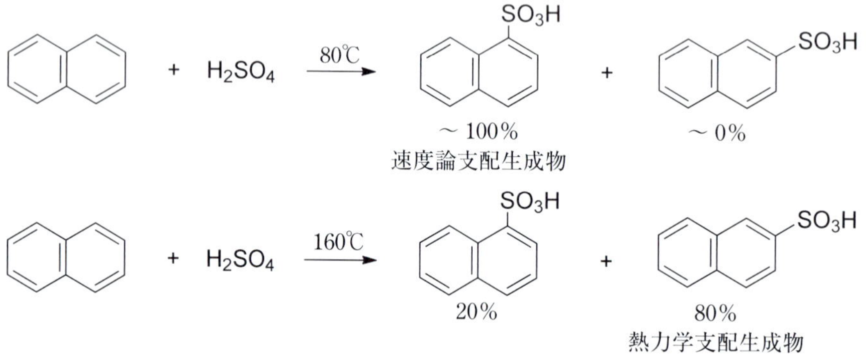

図14-33　ナフタレンのスルホン化における速度論支配と熱力学支配

第14章　ベンゼンの化学Ⅲ　　**235**

14-3　アルキルベンゼン側鎖の反応

　ベンゼン環の安定性は，置換基の反応性にも影響する．ここでは，アルキルベンゼンの反応について紹介する．

■　14-3-1　アルキルベンゼン側鎖の酸化

　アルキルベンゼンを $KMnO_4$ や $Na_2Cr_2O_7$ のような強い酸化剤で処理すると，ベンゼン環は酸化されないが，アルキル側鎖は長さや不飽和性に関わらず，カルボン酸まで酸化されて安息香酸が生成する．これは，アルキルベンゼン側鎖の酸化がベンジル位の炭素で生じるためで，アルキル基以外にアルケニル，アルキニル，アシル基も同様に安息香酸に酸化される（図14-34）．

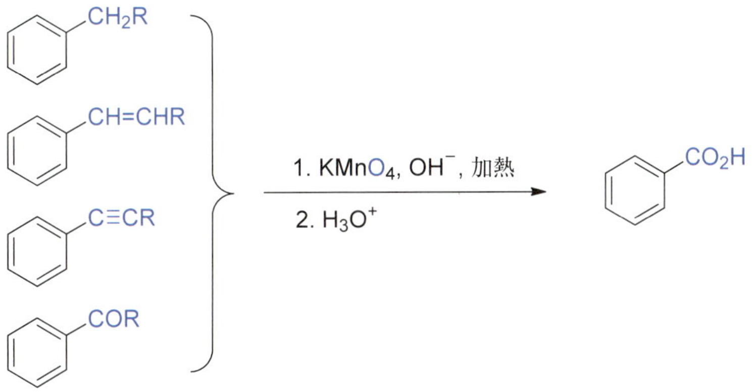

図14-34　アルキルベンゼン側鎖の酸化例

■　14-3-2　ベンジルカチオンとベンジルラジカル

　ベンジル位の脱離基（leaving group）が電子対をヘテロリシスに開裂すると**ベンジルカチオン**が生成する（図14-35）．ベンジルカチオンには複数の共鳴構造が存在し，カチオン種のなかではきわめて安定である．

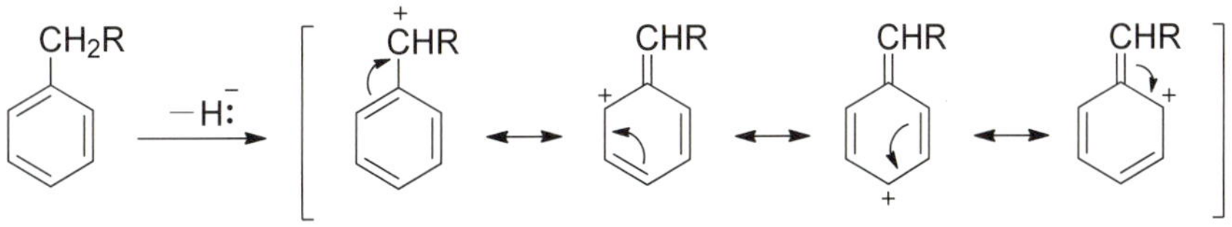

図14-35　ベンジルカチオンの共鳴構造

ベンジル位の水素がホモリシスに開裂すると**ベンジルラジカル**が生成する（図14-36）．ベンジルラジカルも複数の共鳴構造が存在することから，ベンジルカチオンと同様にきわめて安定である．

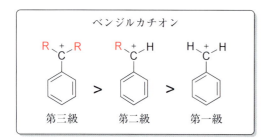

図 14-36　ベンジルラジカルの共鳴構造

ベンジルカチオンの安定性は，第三級＞第二級＞第一級の順であり，同様に，ベンジルラジカルの相対的安定性も第三級＞第二級＞第一級の順となる（図14-37）．

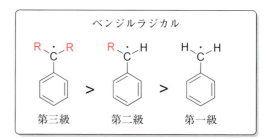

図 14-37　ベンジルカチオンおよびベンジルラジカルの相対的安定性

これらはアリルカチオンやアリルラジカルの相対的安定性とよく似ていることを思い出そう（図14-38）．

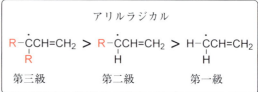

図 14-38　アリルカチオンおよびアリルラジカルの相対的安定性

以下にカルボカチオンやラジカルの一般的な相対的安定性の関係を示した（図14-39）．

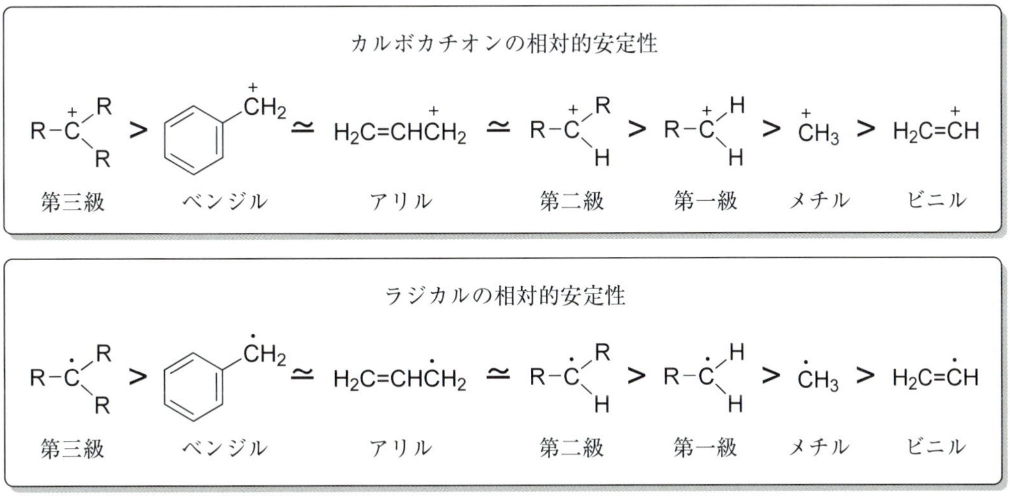

第 14 章　ベンゼンの化学 Ⅲ　　**237**

図 14-39　カルボカチオンおよびラジカルの一般的な相対的安定性の関係

■ ■ 14-3-3　アルキルベンゼン側鎖のハロゲン化

　アルキルベンゼンを N-ブロモスクシンイミド（N-bromosuccinimide：NBS）で処理すると側鎖のベンジル位でハロゲン化が起こる．例えば，プロピルベンゼンにラジカル開始剤である過酸化ベンゾイル（$C_6H_5CO_2)_2$ の存在下 NBS を反応させると，高収率で 1-ブロモプロピルベンゼンを与える（図 14-40）．

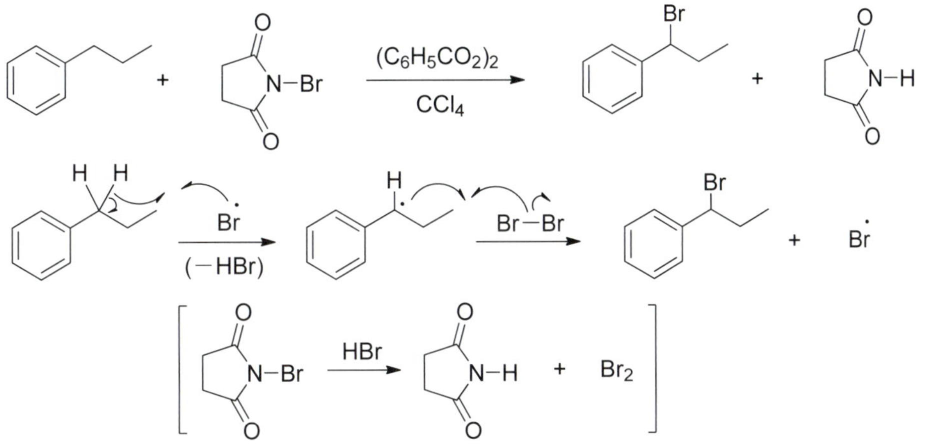

図 14-40　プロピルベンゼンから 1-ブロモプロピルベンゼンの合成例

■ 14-3-4 アルケニルベンゼンの二重結合への付加

1-フェニルプロペンの二重結合に臭化水素を付加するとき，過酸化物の存在の有無により主生成物が変わる．すなわち，過酸化物の存在下に反応を行ったとき1-フェニルプロペンはベンジルラジカル中間体を経由して，2-ブロモ-1-フェニルプロパンが生成し，過酸化物のない条件で反応したときは，ベンジルカチオン中間体を経由して，1-ブロモ-1-フェニルプロパンが生成する（図14-41，図14-42）．

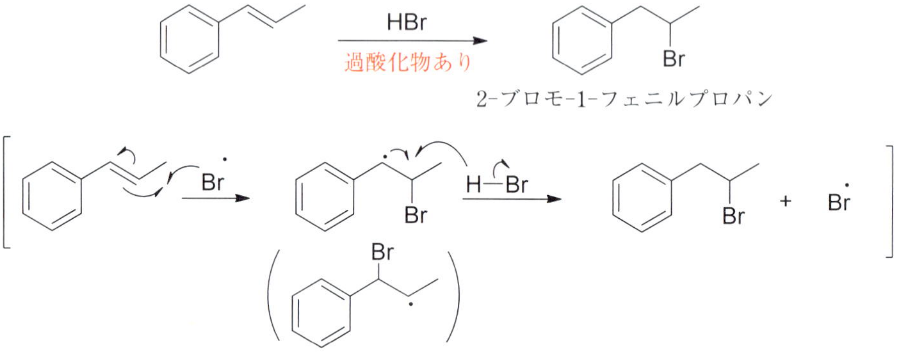

図14-41　1-フェニルプロペンへの臭化水素付加反応（過酸化物あり）

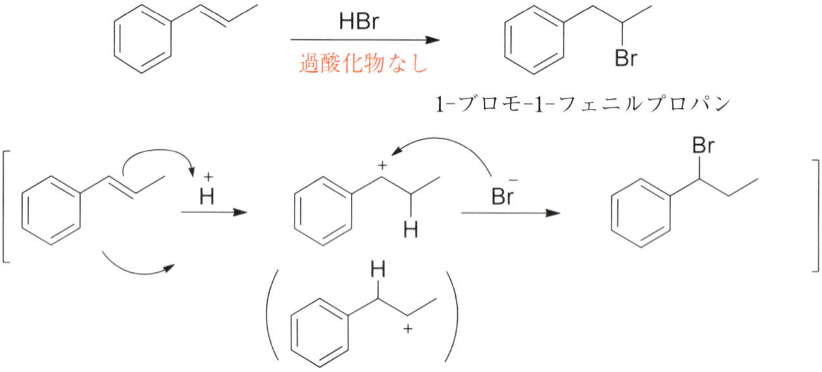

図14-42　1-フェニルプロペンへの臭化水素付加反応（過酸化物なし）

14-4　その他の反応

この節ではベンゼンの反応のうち求電子置換反応以外の反応として，ベンゼン環の酸化と還元反応について説明する．

第 14 章　ベンゼンの化学Ⅲ　　**239**

■　14-4-1　ベンゼンの酸化と還元

（1）ベンゼンの酸化

　ベンゼンを酸化バナジウム（V_2O_5）触媒を用いて高温で酸化すると，最終生成物として無水マレイン酸が得られる（図 14-43）.

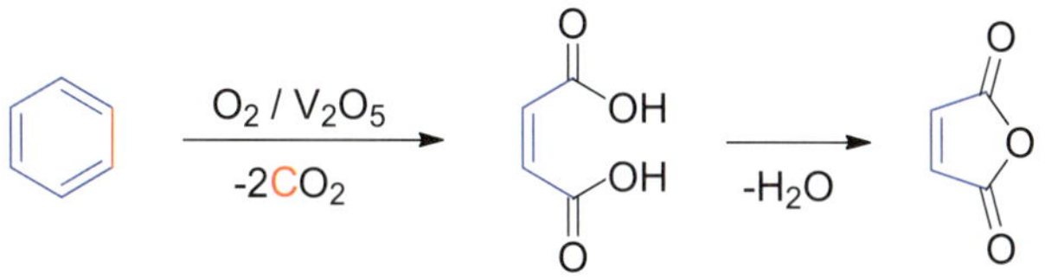

図 14-43　ベンゼンの V_2O_5 酸化

　アルキルベンゼンのベンゼン環は，オゾン分解後，過酸化水素で処理すると，カルボキシ基に変換される（図 14-44）.

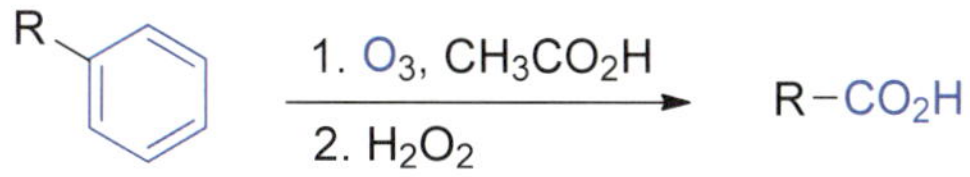

図 14-44　ベンゼンのオゾン酸化

　最近では，酸化剤に酸化ルテニウム（Ⅷ）RuO_4 を用いた方法が利用されている. 酸化ルテニウムは過ヨウ素酸ナトリウム（$NaIO_4$）を共酸化剤として，塩化ルテニウムから供給される（図 14-45）.

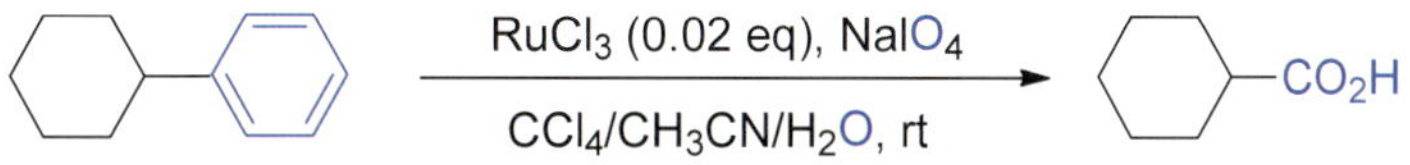

図 14-45　ベンゼン環の RuO_4 酸化

（2）ベンゼンの還元

1）接触水素化

　ベンゼンは Ni や Pt 触媒を用いて高温・高圧で還元すると，3 モルの水素が付加してシクロヘキサンが生成する（ベンゼンは安定であるため，アルケンのように Pd や Pt 触媒を使って常温・常圧で反応させても反応が進行しない）（図 14-46）.

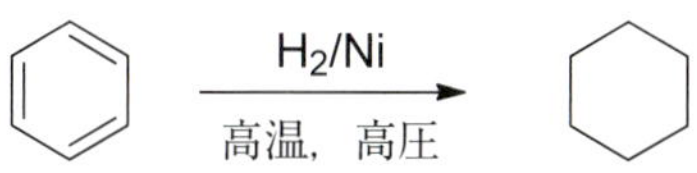

図 14-46　ベンゼンの Ni 触媒による水素化還元

2) バーチ（Birch）還元

液体アンモニア中で芳香族化合物と金属ナトリウムまたは金属リチウムを反応させると，1分子の水素が付加してジエン（1,4-シクロヘキサジエン）が生成する．この還元反応は発見者であるオーストラリアの化学者バーチ（Birch）の名にちなんで**バーチ還元**という．バーチ還元の反応機構を図 14-47 に示した．

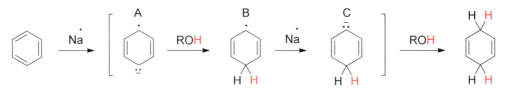

図 14-47　バーチ還元の反応機構

① 反応 1

まず，金属ナトリウムからベンゼンの反結合軌道の 1 つへ 1 個の電子移動が起こり，共鳴安定化されたベンゼンラジカルアニオン（A）を生成する（図 14-48）．

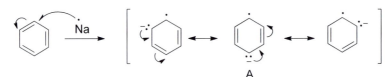

共鳴安定化されたベンゼンラジカルアニオン

図 14-48　ベンゼンからベンゼンラジカルアニオン（A）の生成

② 反応 2

アルコールからのプロトンの移動によりベンゼンラジカルアニオン（A）がプロトン化されてシクロヘキサジエニルラジカル（B）が生成する．シクロヘキサジエニルラジカル（B）も共鳴安定化されている（図 14-49）．

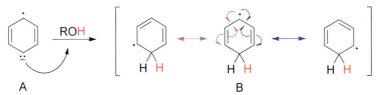

共鳴安定化されたシクロヘキサジエニルラジカル

図 14-49　ベンゼンラジカルアニオン（A）からシクロヘキサジエニルラジカル（B）の生成

③ 反応 3

再度，金属ナトリウムからシクロヘキサジエニルラジカル（B）へ電子の移動が起こり，非局在化したシクロヘキサジエニドアニオン（C）が生成する（図 14-50）．

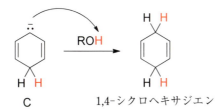

図 14-50 シクロヘキサジエニルラジカル（B）からシクロヘキサジエニドアニオン（C）の生成

④ 反応 4

続いて，アルコールからのプロトンの移動によりシクロヘキサジエニドアニオン（C）がプロトン化されて最終的に 1,4-シクロヘキサジエンが生成する（図 14-51）．

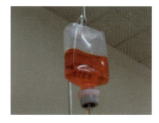

図 14-51 シクロヘキサジエニドアニオン（C）から 1,4-シクロヘキサジエンの生成

COLUMN　真っ赤な点滴薬の正体は？

　乳がん治療のため通院している Y さんが，調剤薬局のカウンターで新人薬剤師の A 君に相談していました．「今日は病院で真っ赤な薬を点滴したんだけど，アレをみただけで気持ち悪くなるのよ…．ほかの色の薬に変えられないのかしら…？」
　さて，Y さんに投与されていた薬は何だったのでしょうか？そして，A 君はどう答えるべきでしょうか？

　Y さんには，アントラサイクリン系薬[1]のドキソルビシン[2]またはエピルビシン[2]が投与されたと考えられます．では，アントラサイクリン系薬はなぜこのように赤色を呈するのでしょうか？構造をみてみると共役系[3]（赤い部分）が多いですね．つまりド

キソルビシンやエピルビシンにはπ電子が存在していることを示します.

ただし,インパクトが強いみた目であるがゆえに,場合によってはこの点滴をみただけで気分が悪くなってしまう患者がいるのが事実です.薬の外観が患者の心理状態に影響を与えることも理解した上で,薬の必要性について説明することが肝要です.

1) アントラサイクリン系薬：抗腫瘍性抗生物質とも呼ばれている.土壌に含まれるカビなどを由来とし,DNA または RNA の複製・合成を阻害する.アントラサイクリン系抗がん薬は,乳がん治療のキードラッグとして非常に重要な薬である.
2) ルビとは赤色（ラテン語で rubidus）に由来し,宝石のルビーも同じ語源である.
3) 芳香環や二重結合（C=C）を有すると紫外線を吸収する.さらにこれらが共役するとその数に応じて吸収する光の波長がより長くなるため（吸収されなかった波長の光が反射して）,青→緑→黄→橙→赤の順にヒトの目に色として映る.

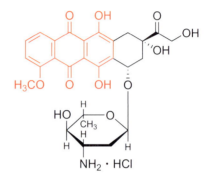

ドキソルビシン塩酸塩   エピルビシン塩酸塩

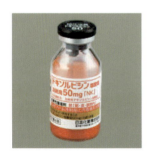
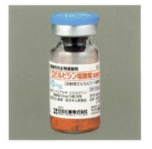

ドキソルビシン塩酸塩注射液（日本化薬）　　エピルビシン塩酸塩注射液（日本化薬）

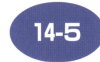

14.1 アニリンおよびアセトフェノンの共鳴構造を書け．

14.2 次の反応のモノ置換生成物（1つとは限らない）を構造式で書け．

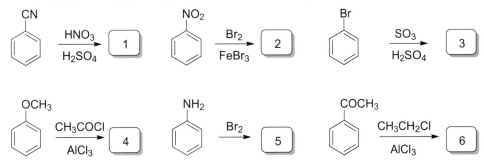

14.3 次の反応のモノ置換生成物（1つとは限らない）を構造式で書け．

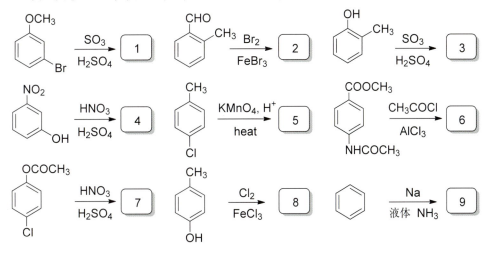

14. 4 2-methylnaphthalene は toluene から次の経路によって合成される．中間体（A〜G）の構造式を書け．

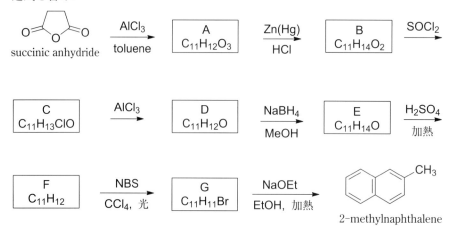

14. 5 次に示した各ハロアルカンをベンゼン中 AlCl₃ で処理すると，いずれのハロアルカンからも同一の生成物が優先的に得られた．得られた生成物の構造式を書き，なぜそのような結果となったかを説明せよ．

14. 6 化合物 A を合成する目的で次の反応を行ったところ，予想に反して化合物 B が主生成物として得られた．なぜそのような結果となったかを説明せよ．

第15章 アルケンの化学Ⅲ（水和）

第10章ではアルケンの付加について学んだ．水和とはアルケンに水が付加する反応であるため，第10章と本章の内容は類似している．したがって，基礎となるのは付加反応で得た知識である．アルケンはカルボニル基を有する化合物と比較すると反応性が低いため，アルケンを官能基に変換する反応は実用的な価値が高い．本章では付加反応のなかでも特に応用範囲が広い水和反応について学ぶ．

Key Word

アルケンからアルコールの合成（15-1）　　酸触媒による水和（15-2）
オキシ水銀化-脱水銀化反応（15-3）　　ヒドロホウ素化-酸化反応（15-4）
ヒドロホウ素化の位置選択性（15-4-2）　　立体選択的アルケンへの付加（15-4-3）
アルキルボランの酸化と加水分解（15-4-4）　　アルケンのジヒドロキシ化（15-5）
OsO_4 によるジヒドロキシ化（15-5-1）　　ジヒドロキシ化の立体選択性（15-5-2）

15-1 アルケンからアルコールの合成

　アルケンをアルコールへと変換するとエステルやハロゲン化物など様々な官能基への変換が容易なため，水和反応と呼ばれるアルケンへの水の付加反応は非常に重要な官能基変換である（図15-1）.

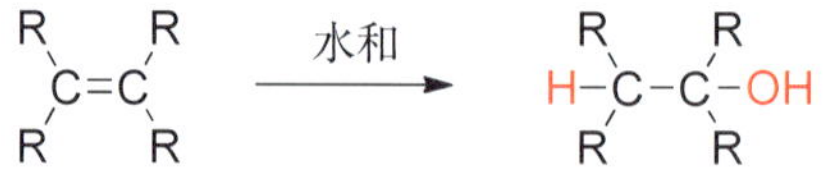

図 15-1　アルケンの水和

　アルケンは電子豊富な官能基であり，医薬品や化学製品の原料となる．しかし，アルデヒド，ケトン，エステル，アミドなどのカルボニル誘導体やハロゲン化物，アルコール，アミン，チオールなどと比べると反応性はそれほど高くはない（図15-2）.

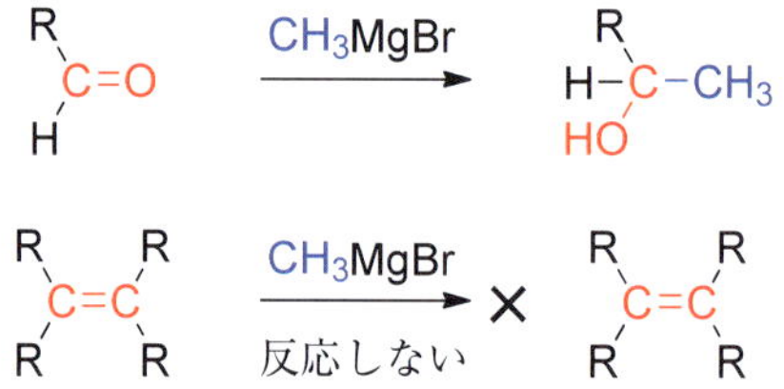

図 15-2　ケトンとアルケンの反応性の違い

15-2 酸触媒による水和

　一般的にアルケンは電子不足の試薬と反応しやすい．次に挙げる 1-プロペンの例をみてみよう（図15-3）. まずアルケンはプロトン化した後，水と反応してプロペンの 2 位にヒドロキシ基が付加する.

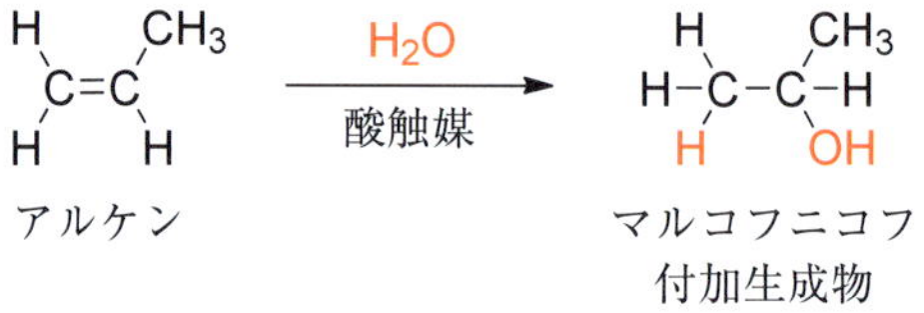

アルケン　　　　　マルコフニコフ付加生成物

図 15-3　1-プロペンの水和

第 15 章　アルケンの化学Ⅲ　　**247**

　末端の炭素がプロトンと反応すると，第二級カルボカチオンができる．一方，内部の炭素がプロトンと反応すると第一級カルボカチオンができる（図 15-4）．第二級カルボカチオンの方が安定であるため，生じたカルボカチオンの部分に水分子が攻撃するので，ヒドロキシ基は多置換の方に導入される．その結果，生成物は 2-プロパノールが得られる．

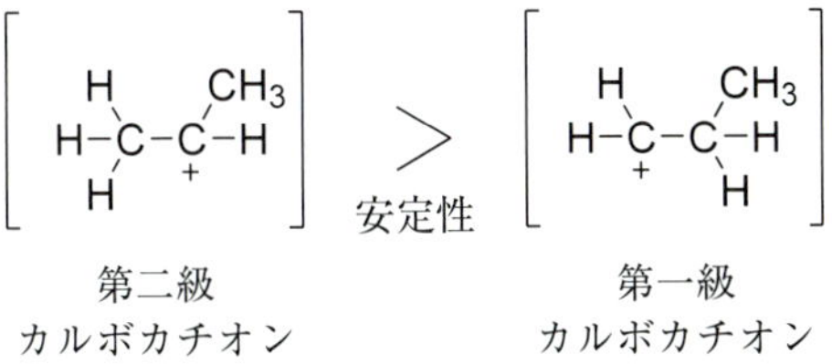

図 15-4　カルボカチオンの安定性

　アルケンは水が付加すると第二級アルコールしかできない．しかし，エチレンの水和の場合は，第一級アルコールのみが生じる（図 15-5）．文章にすると判断できないかもしれないが，構造式をみればそのことがよく理解できると思う．IUPAC 命名法を復習してみよう．

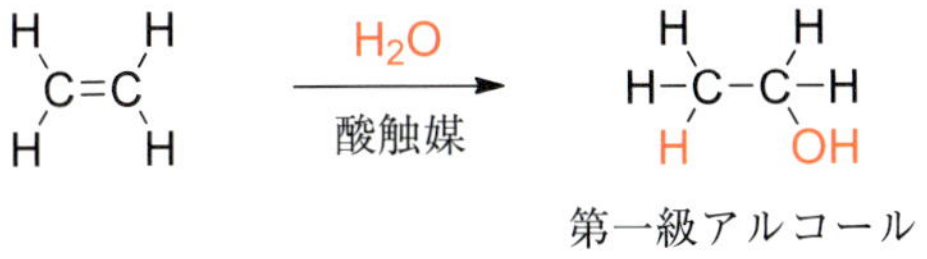

図 15-5　エチレンの水和

　高校で学習した触媒は「反応の前後で変化しないもの」や「活性化エネルギーを下げるもの」と学習したかもしれない．ここで使われる触媒とは反応させる基質に対して，1 当量未満の試薬しか加えない場合，その試薬を触媒（catalyst）という．

問題 1

1）（E)-3-methylpent-2-ene を酸性条件下，水を付加させると 3-methylpentan-3-ol が生じる．構造式を書いて正しいかどうか判断し，反応機構を示せ．

2）2-methylpropene の酸触媒水和反応で得られる生成物を示せ．

3）1-ethylcyclohexene の酸触媒水和で得られる生成物を示せ．

4）水和が酸触媒で進行するのはなぜか．反応機構を使って説明せよ．

5）水和は塩基性条件では進行しない．必要であれば反応機構を使って説明せよ．

15-3　オキシ水銀化–脱水銀化反応

　アルケンは硫酸などの強酸条件で水和を行うと目的とする化合物が得られずに，転位反応（rearrangement reaction）を起こした生成物が得られることがある（図15-6）．転位反応とは，炭素骨格に結合している原子の結合位置が変わり，炭素骨格が変化する反応をいう．一方，オキシ水銀化–脱水銀化反応は穏和な条件で行えるため，高収率で目的とする水和反応を行うことができる．

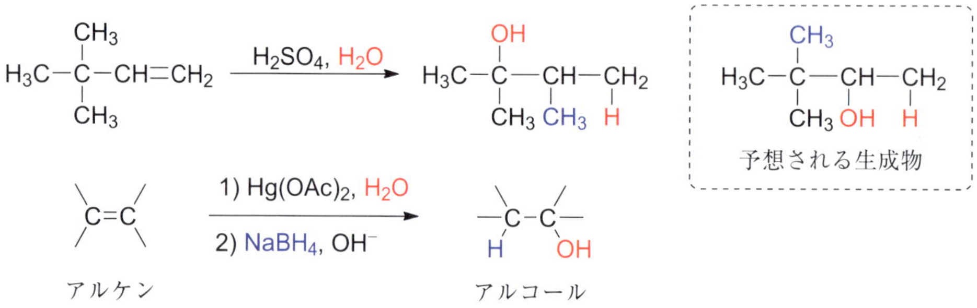

図 15-6　強酸による水和とオキシ水銀化–脱水銀化反応

■ 15-3-1　オキシ水銀化–脱水銀化反応

　1段階目のオキシ水銀化反応は，中間体として水と酢酸水銀がアルケンに付加した生成物が得られる（図15-7）．赤で示したヒドロキシ基は水由来のものである．

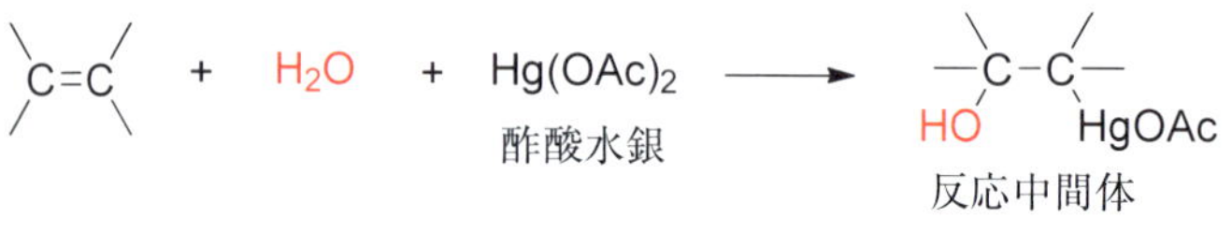

図 15-7　オキシ水銀化反応

　2段階目の脱水銀化はオキシ水銀化された反応中間体に還元剤である水素化ホウ素ナトリウム（$NaBH_4$）を加えると酢酸水銀が水素原子に置換した生成物が得られる（図15-8）．

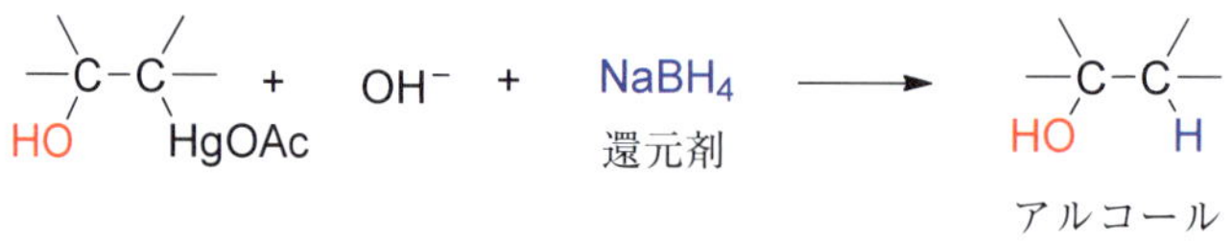

図 15-8　脱水銀化反応

第 15 章　アルケンの化学 III　　**249**

■ **15-3-2　オキシ水銀化-脱水銀化反応の位置選択性**

　非対称のアルケンを用いると位置選択性の問題が生じる（図 15-9）．まずは今までに得られた知識をもとに推定してみよう．例えば，1-メチルシクロヘキセンを原料として，オキシ水銀化-脱水銀化反応を行うと 2 種類の生成物が得られる可能性がある．

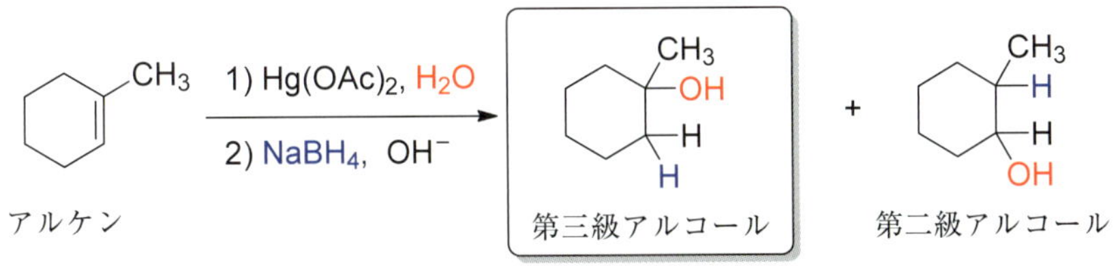

図 15-9　非対称アルケンのオキシ水銀化-脱水銀化反応

　最初に酢酸水銀は酢酸イオンを解離してカチオン性の酢酸水銀となった後，アルケンと反応して，酢酸水銀が架橋したカルボカチオンを生じる（図 15-10）．続いて，カルボカチオンを水分子が攻撃し，ヒドロキシ基の導入が起こる．結果的に位置選択性はマルコフニコフ則に従う．例えば，1-メチルシクロヘキセンを原料として反応させると第三級アルコールが得られる．

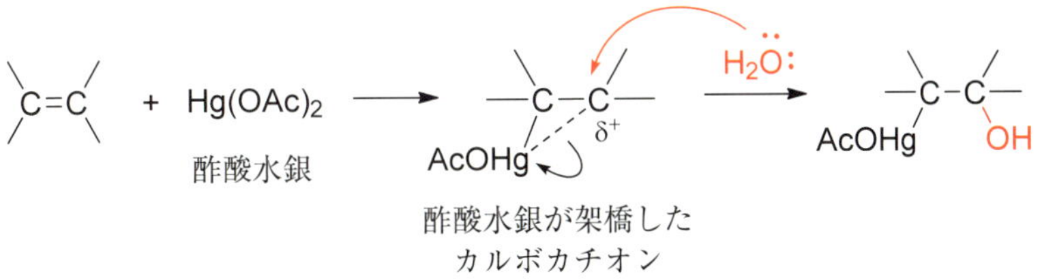

図 15-10　オキシ水銀化反応の反応機構

　なお脱水銀化の反応機構はラジカル機構で進行することが知られている．詳細については述べないが，酢酸水銀の部分が $NaBH_4$ で還元的に置換され，炭素-水銀結合のホモリシス（homolysis, 均等開裂）が起こり，ラジカルが生じる．

問題 2
1）1-ethylcyclohexene のオキシ水銀化-脱水銀化反応で得られる生成物を示せ．
2）3,3-dimethyl-1-butene のオキシ水銀化-脱水銀化反応で得られる生成物を示せ．
3）オキシ水銀化-脱水銀化反応を用いて 1,4-dimethylcyclohexanol を合成せよ．

15-4 ヒドロホウ素化-酸化反応

　アルケンをボラン-テトラヒドロフラン（BH_3-THF）溶液と反応させて，次に過酸化水素水で

処理するとアルコールが収率よく得られる（図15-11）．最初のボランと反応する工程をヒドロホウ素化（hydroboration）と呼ぶ．次に，過酸化水素水で処理することで目的とするアルコールが得られる．

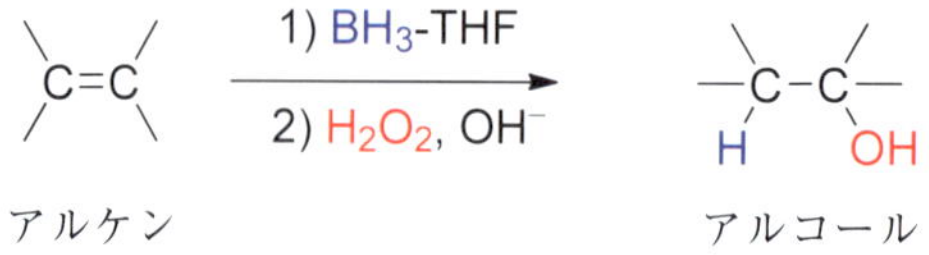

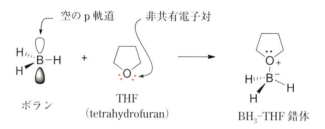

図15-11　ヒドロホウ素化-酸化反応

15-4-1　ヒドロホウ素化-酸化反応の概論

BH_3のホウ素は空軌道があるため，THFの非共有電子対と配位結合によって安定なルイス酸-塩基錯体を形成する（図15-12）．電子対を受けとることができるボランはルイス酸，電子対を供与するTHFはルイス塩基である．ボランの電気陰性度をみてみると，ホウ素の電気陰性度は2.04，水素の電気陰性度は2.2である．このことから水素の方が電気陰性度が大きく，水素原子は負電荷を示す．したがって，ボランはヒドリドイオン（H^-）供与体として考えられる．BH_3-THF錯体は安定な錯体ではあるが，酸素に正電荷，ホウ素に負電荷を有しており，水やアルケンなどと反応しやすい．

図15-12　BH_3-THFの錯体

ヒドロホウ素化-酸化反応について段階的にみてみると，ボランとTHFの錯体は弱い結合なので容易に解離する（図15-13）．分子は電荷がない方が安定であるため，容易に反応が進行する．次の反応式ではTHFは反応に関与しないので省略して書いている．1段階目の反応はアルケンとボランが反応して，アルキルボランが生じる．ホウ素には残り2つの水素原子が結合しているので，さらに2分子のアルケンと反応することができる．最終的にはボラン1モルでアルケンが3モル消費される．

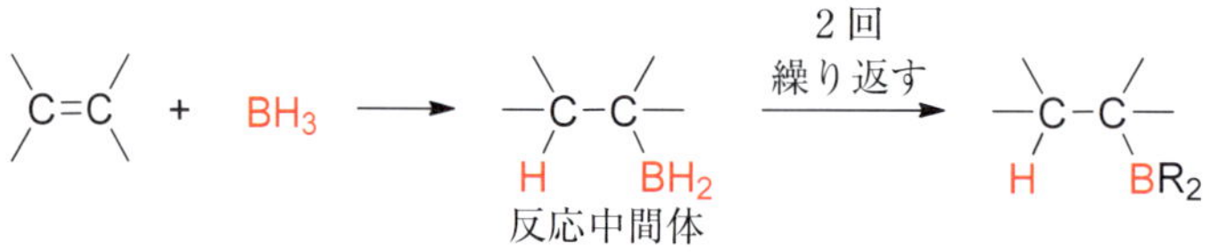

図15-13　ヒドロホウ素化

第 15 章 アルケンの化学Ⅲ **251**

2 段階目の反応は過酸化水素による酸化であり，ホウ素原子の部分がヒドロキシ基に置換している（図 15-14）．

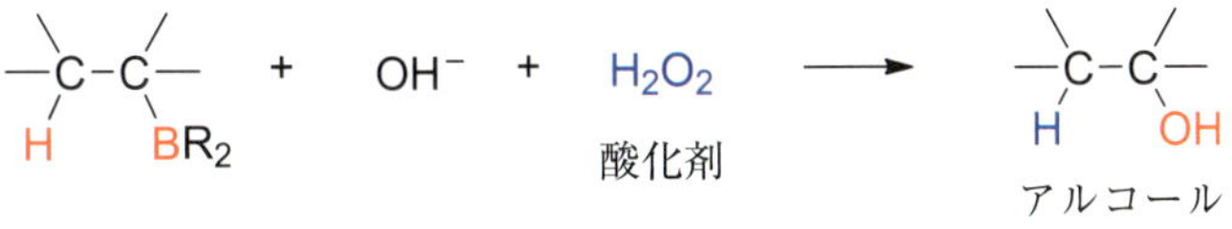

図 15-14 過酸化水素による酸化

■ 15-4-2 ヒドロホウ素化の位置選択性

非対称のアルケンを用いると位置選択性の問題が生じる（図 15-15）．ボランは水素の方が負電荷を有しているため，1-メチルシクロヘキセンを原料とするとカルボカチオンが安定な多置換の炭素の方にヒドリドイオンが付加し，第二級アルコールが得られる．ホウ素と水素の電気陰性度の差が 0.2 程度しかないので，電気陰性度だけで考えるのは無理がある．しかし，カルボカチオンの安定性だけで生成物を予想するには理解しやすいと思う．実際には立体障害の影響の方が大きい．オキシ水銀化-脱水銀化は，マルコフニコフ則に従っている．一方，ヒドロホウ素化-酸化の場合は，その逆なのでアンチ-マルコフニコフ則に従うという．

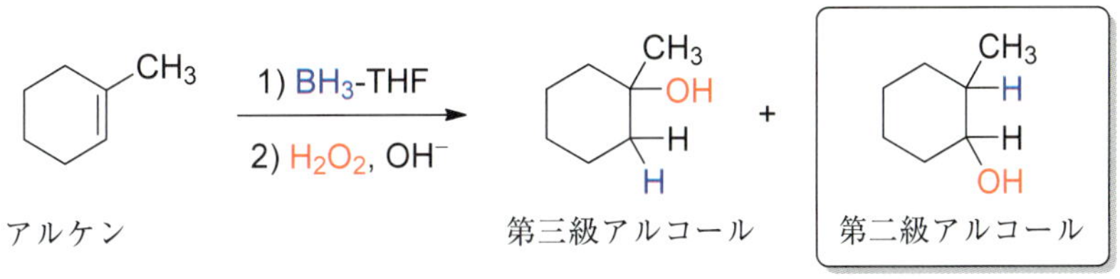

図 15-15 非対称アルケンのヒドロホウ素化-酸化反応

立体障害は位置選択性に関与するので，立体障害の大きなボラン試薬が開発されてきた．なかでも 9-BBN（9-borabicyclo[3.3.1]nonane）は位置選択性に優れた試薬である．立体障害が大きな 9-BBN はイソプロピル基とメチル基が置換している内部アルケンでも選択的に反応が進行する（図 15-16）．イソプロピル（^{i}Pr）基はメチル（Me）基よりも立体障害が大きいので，9-BBN

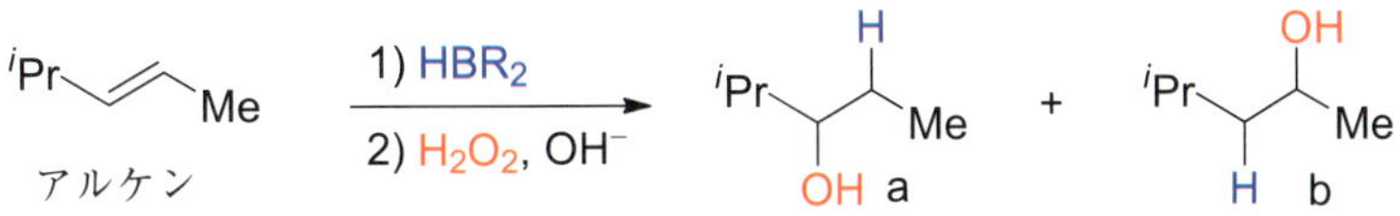

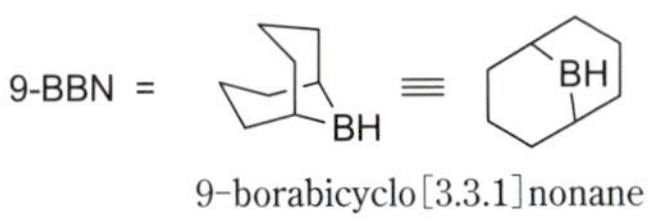

HBR$_2$	a：b の比率		
BH$_3$-THF	43	:	57
9-BBN	1	:	99

図 15-16 位置選択的ヒドロホウ素化-酸化反応

のホウ素原子はメチル基が置換した方に付加し，酸化することでヒドロキシ基に変換している．立体障害が小さいボランでは選択性は出ない．

15-4-3 立体選択的アルケンへの付加

アルケンは平面性の高い化合物であるため，付加反応を起こす際にはアルケンの上部あるいは下部からの攻撃によって立体異性体が生じる可能性がある．これはアルケンの臭素化と同様の考え方である．ここでは便宜上，ボランがアルケンの上から近づいた様子を図示した（図15-17）．アルケンの上あるいは下から近づくのは先に述べたようにアルケンのp軌道が上下に出ているからである．アルケンのπ電子がホウ素原子と結合をつくると同時に，ヒドリドイオンがもう一方の炭素と結合をつくる．したがって，ボランはアルケンに対してシン付加する．また，2段階目の反応では過酸化水素と反応し，立体保持でヒドロキシ基が導入されるのが特徴である．

図15-17 立体選択的ヒドロホウ素化-酸化反応

例として1-メチルシクロヘキセンを挙げると，ヒドロキシ基の位置選択性で第二級アルコールが得られる（図15-18）．次に，立体化学をみてみるとシン付加するため，メチル基とヒドロキシ基の相対配置はアンチになる．

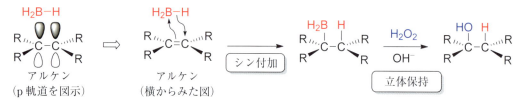

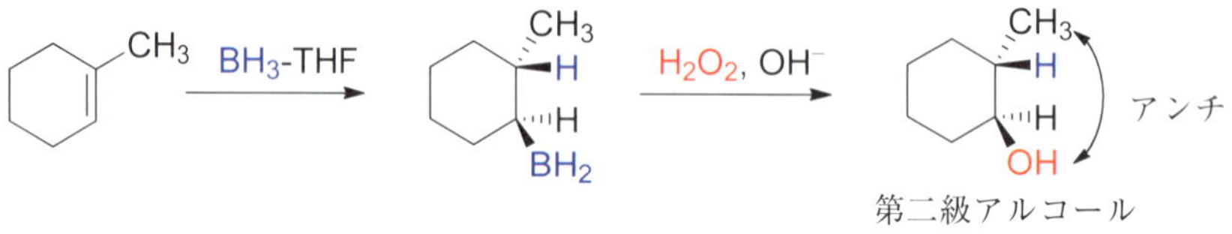

図15-18 非対称アルケンの立体選択的ヒドロホウ素化-酸化反応

立体化学がある (R)-3-ethyl-1-methylcyclohex-1-ene を用いた場合を考える（図15-19）．9-BBN は立体障害の小さい方，つまりエチル基とは逆方向からシン付加する．したがって，メチル基とヒドロキシ基，エチル基とヒドロキシ基の相対配置がアンチである生成物が得られる．このような反応のことをジアステレオ選択的反応という．

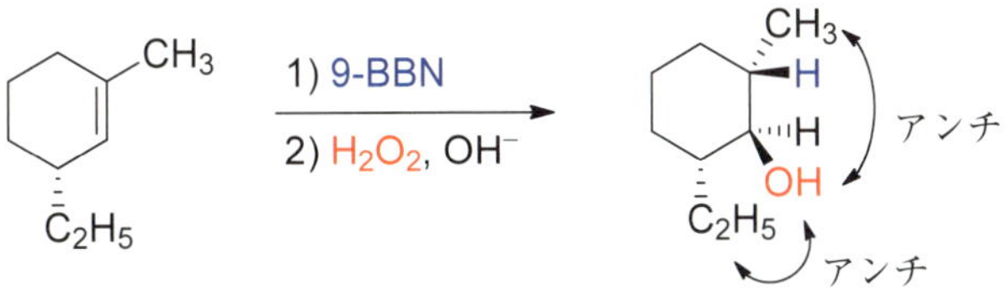

第 15 章　アルケンの化学 III　　**253**

図 15-19　立体選択的ヒドロホウ素化-酸化反応

問題 3

1）(*S*)-1-ethyl-3-methylcyclohex-1-ene に 9-BBN と H_2O_2 を加えるとできるアルコールを IUPAC 名で答えよ.

2）1-methylcyclohexene に 9-BBN と H_2O_2 を加えるとラセミ体が得られた. 鏡像異性体も含めて, 生成する可能性のある化合物を IUPAC 名で答えよ.

■　15-4-4　アルキルボランの酸化と加水分解

　アルケンをボランなどでヒドロホウ素化すると生成物としてアルキルボランが得られる. ボランは水素が 3 つ結合しているので, さらに反応が進行してトリアルキルボランが生じる（同じアルキル基が結合しているので R で省略する）（図 15-20）. 次に, 塩基性条件下, アルキルボランに過酸化水素を加えると立体保持したアルコールが生じる.

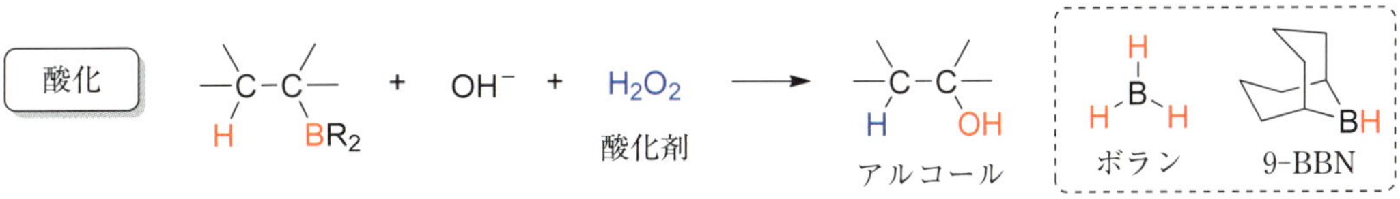

図 15-20　アルキルボランの酸化と加水分解

　2 段階目のアルキルボランを酸化してアルコールを生じる反応を少し詳しくみることにする（図 15-21）. まず, アルキルボランのホウ素原子に過酸化水素が求核攻撃をし, アニオン性の錯体であるアート錯体を形成する. ホウ素原子は電子が豊富になるため, ホウ素原子上のアルキル

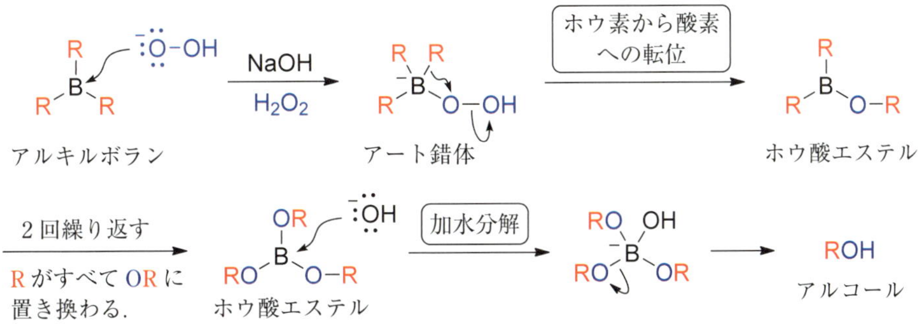

図 15-21　アルキルボランの酸化と加水分解の反応機構

基 R が過酸化水素の酸素原子上に転位（rearrangement）し，ホウ酸エステルを生じる．ホウ素原子上にはアルキル基が 2 つ残っているので，このホウ素原子から酸素原子への転位反応は 2 回繰り返される．最後に水分子がホウ酸エステルを加水分解し，アルコールが得られる．

　ホウ素原子はアート錯体を形成すると反応性が高くなる．このことを利用して鈴木-宮浦カップリング反応が開発されている（図 15-22）．医薬品の開発には薬理活性が高い化合物をみつけるために，多くの誘導体を合成する必要がある．本反応を用いることによって短工程で多くの化合物を合成することができるため，実用的な価値が高い．

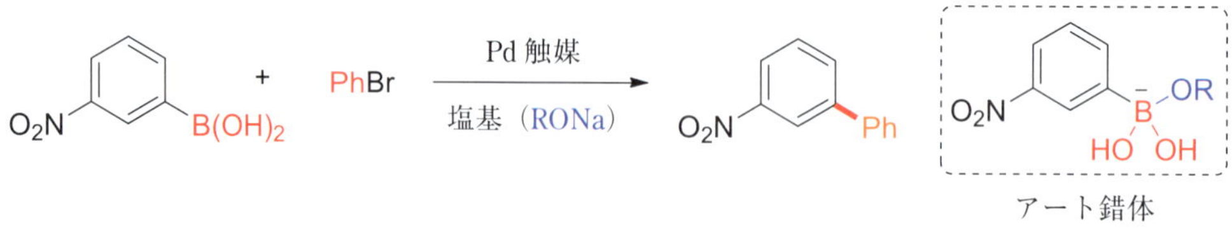

図 15-22　鈴木-宮浦カップリング反応

15-5　アルケンのジヒドロキシ化

　アルケンは四酸化オスミウムと反応させると，ジヒドロキシ化（dihydroxylation）が進行し，1,2-ジオールが高収率で得られる（図 15-23）．また，アルケンをエポキシドに酸化した後，エポキシドを開環することによって，1,2-ジオールを構築することもできる．ここではアルケンのジヒドロキシ化の反応機構および立体化学がどのようになるのか注目してほしい．

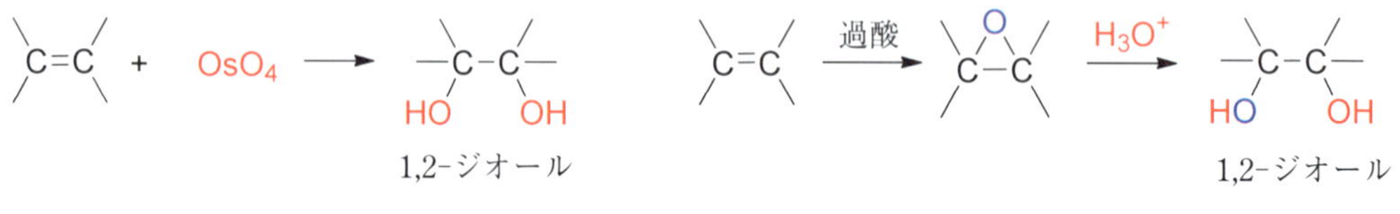

図 15-23　アルケンのジヒドロキシ化反応

■ 15-5-1　四酸化オスミウムによるジヒドロキシ化

　四酸化オスミウム（OsO_4）は淡黄色の固体であり，高価で毒性が強いことから触媒として用いられることが多い．再酸化剤（共酸化剤）として N-methylmorpholine N-oxide（NMO）が使われることが多い（図 15-24）．酸化剤を酸化する試薬のことを再酸化剤あるいは共酸化剤と呼ぶ．一般的に高価な試薬を少量で済ませるために安価な再酸化剤を使う場合が多い．再酸化剤は 6 価のオスミウムを 8 価に酸化して四酸化オスミウムを再生する．

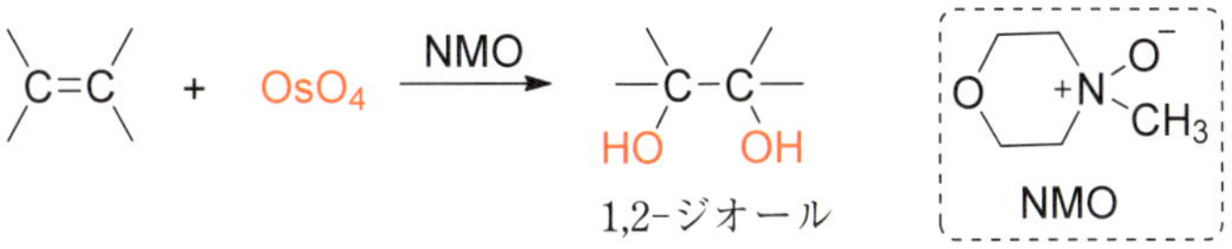

第 15 章 アルケンの化学 III   255

$$\text{C=C} + \text{OsO}_4 \xrightarrow{\text{NMO}} \underset{\text{HO \quad OH}}{\text{-C-C-}}$$

1,2-ジオール

NMO

図 15-24　触媒的ジヒドロキシ化反応

ジヒドロキシ化の反応機構をみてみよう（図 15-25）．アルケンは四酸化オスミウムと反応すると環状の反応中間体（オスミウム酸エステル）を生じる．続いて，H_2O がオスミウムに求核攻撃することによって，酸素-オスミウム結合の切断が起こり，ジオールと 6 価のオスミウムが生じる．次に 6 価のオスミウムは，NMO と反応して 8 価のオスミウムに酸化されると，再びアルケンと反応する．

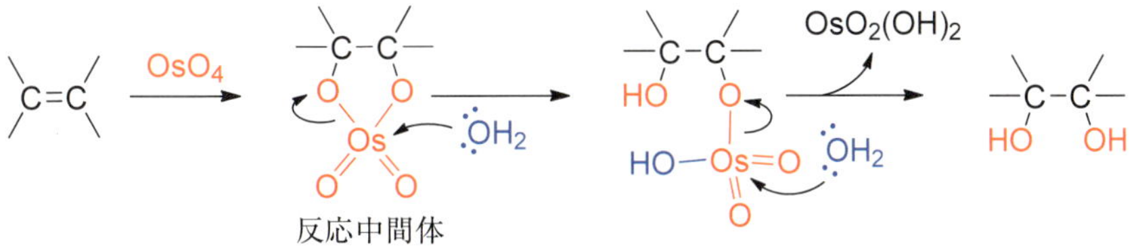

図 15-25　ジヒドロキシ化反応の反応機構

15-5-2　ジヒドロキシ化の立体選択性

アルケンの p 軌道は上下に出ているため，四酸化オスミウムとの反応はアルケンの上部あるいは下部から進行する（図 15-26）．アルケンの π 電子と同時に 2 つの結合をつくるため，四酸化オスミウムもまた，アルケンに対してシン付加する．

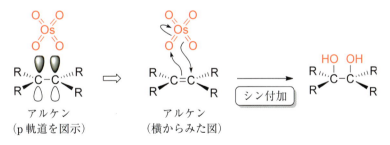

図 15-26　立体選択的ジヒドロキシ化反応

アルケンのジヒドロキシ化は立体特異的反応である．反応する基質のアルケンの立体化学に依存している（図 15-27）．(E)-アルケンからはシン-ジオール体が得られ，(Z)-アルケンからはアンチ-ジオールが得られる．反応機構からわかるように π 結合が 1 つ切れると同時に，σ 結合が 2 つできるのでアルケンの立体化学がそのまま反映される．

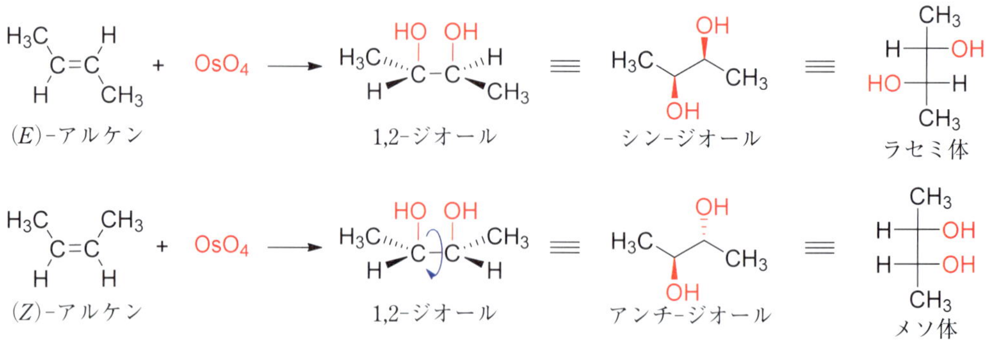

図 15-27　立体特異的ジヒドロキシ化反応

1,2-ブタンジオールの立体配座によって，2 つのヒドロキシキ基の立体化学はシンまたはアンチになる（図 15-28）．そこで，立体配座を示す際には最も安定な立体配座を考える．すなわち，ニューマン投影式で書くとアンチ形配座であり，最も長い炭化水素鎖（母体）を折れ曲がったかたちで書く．そのときに 2 つのヒドロキシ基が同じ側を向いているようならシン，違う方を向いているならアンチと呼ぶ．したがって，構造式（B）ではなく，構造式（A）を書き，2 つのヒドロキシ基がどちらの方向を向いているかを判断する．

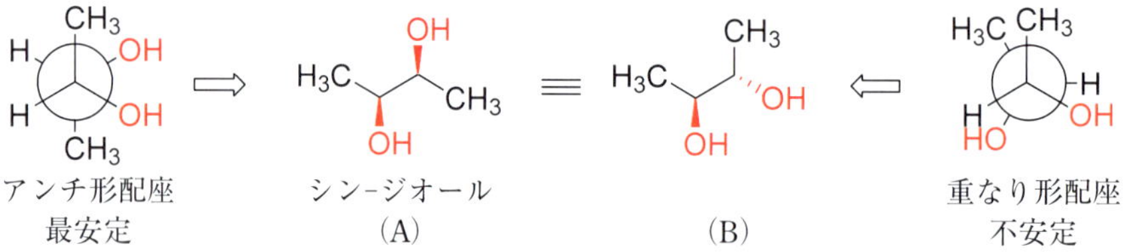

図 15-28　シン-ジオールの表記方法

ジオールの立体選択的な合成として主に四酸化オスミウムについて述べた（図 15-29）．得られるジオールの立体化学はシン体である．一方，過酸でアルケンをエポキシドにした後，塩基性条件でエポキシドの開環を行うとアンチ体が得られる．

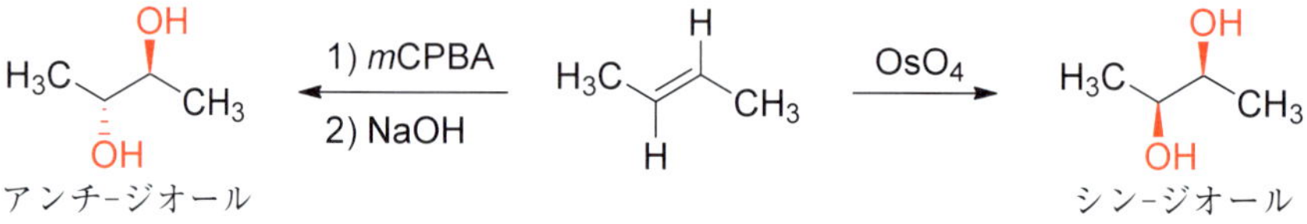

図 15-29　シンおよびアンチ-ジオールの合成

| T O P I C S | 水俣病（アセトアルデヒドの合成） |

水俣病は工場の排水に含まれていた有機水銀（メチル水銀）が生物濃縮されたことが原因であるといわれている．それでは工場で何をつくっていたのであろうか．実際に工場で製造されていたのはアセトアルデヒドであり，酸化水銀（II），硫酸，水の条件でアセチレンから製造されていた．

主反応

$HC \equiv CH$ アセチレン $\xrightarrow[\text{H}_2\text{SO}_4,\ \text{H}_2\text{O}]{\text{HgO}}$ （構造式）$\xrightarrow{\text{H}_2\text{SO}_4}$ （構造式）$\longrightarrow$ （構造式）アセトアルデヒド

この反応の過程で酸化水銀（II）は一部 0 価の水銀に還元されるので，水和反応を進めるために水銀を 2 価に酸化する必要がある．1951 年までは酸化剤として MnO_2 が使われていたが 1952 年からは HNO_3 に変更された．この酸化剤の変更が水俣病発生のきっかけになったとされる．なお，酸化剤変更により，メチル水銀の生成量が 10 倍になったといわれている[1]．

副反応

（構造式）$\xrightarrow[\text{H}_2\text{O}]{\text{H}_2\text{SO}_4}$ （構造式）$\xrightarrow{\text{酸化剤}}$ （構造式）$\xrightarrow{\text{CO}_2}$ $\boxed{\begin{array}{c} CH_3HgCl \\ \text{メチル水銀} \end{array}}$

「水俣病＝有機水銀（メチル水銀）」と知っている人は多いだろう．しかし，メチル水銀が生成するメカニズムを知っている人はどれだけいるだろうか．「結果には必ず原因がある」のはもちろんだが，その原因となった過程も重要である．

1）西村肇，岡本達彦（2006）水俣病の科学，日本評論社

15-6 練習問題

15. 1 次の各アルケンを，それぞれ（A）硫酸を用いた水和反応，（B）オキシ水銀化-脱水銀化反応，（C）ヒドロホウ素化-酸化反応を行ったときに，得られる生成物の構造式を立体中心での立体化学に注意して書け．

1)　　　　　　　2)　　　　　　　3)　　　　　　　4)

15. 2 3,3-diethyl-1-pentene を水和して（A）3,3-diethyl-2-pentanol および（B）3,3-diethyl-1-pentanol を合成する方法を示せ．

15. 3 次の各アルコールを，ヒドロホウ素化-酸化反応で選択的に合成したい．それぞれどのようなアルケンを用いればよいか．

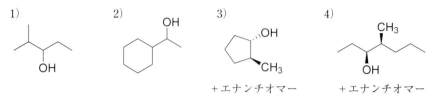

15. 4 次の化合物に四酸化オスミウム-亜硫酸水素ナトリウムを作用させたときの生成物を，立体中心での立体化学に注意して書け．

1) 2-methyl-2-pentene   2) 2-methyl-1-pentene   3) fumaric acid
4) (*E*)-4-methyl-2-pentene 5) 1-methylcyclohex-1-ene   6) (*Z*)-but-2-ene

15. 5 次の各化合物に（A）四酸化オスミウム-亜硫酸水素ナトリウムを作用させたときの生成物，（B）CCl$_4$ 中で Br$_2$ を作用させたときの生成物を，立体中心での立体化学に注意してフィッシャー投影式で書け．

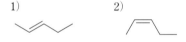

259

第16章 アルケン・アルキンの化学（酸化・還元）

　炭素–炭素多重結合を含む炭化水素のうち，アルケンの代表的な反応である付加反応については，第3章，第10章，第15章で詳しく学んできた．そこで本章では，その他の反応としてアルケンの酸化反応および還元反応について述べる．また，アルケンに類似した化合物として，炭素–炭素三重結合を有するアルキンの酸化・還元について解説するとともに，アルキンに対するハロゲンや水などの付加反応についても解説する．さらに，末端アルキンの構造に由来する特徴的な反応についても述べるので，アルケンの場合と比較しながら学んでほしい．

Key Word

内部アルキン（16-1）	末端アルキン（16-1）
オゾン分解（16-2-1）	モルオゾニド・オゾニド（16-2-1）
ウィルキンソン触媒（16-3）	シン付加（16-3-1）
アルキンの還元（16-3-2）	リンドラー触媒（16-3-2）
触媒毒（16-3-2）	金属溶解還元・バーチ還元（16-3-2）
ラジカルアニオン（16-3-2）	ビニルアニオン（16-3-2）
ハロゲン化水素の付加（16-4-1）	マルコフニコフ付加（16-4-1）
ジェミナルジハロゲン化合物（16-4-1）	アンチ付加（16-4-2）
トランス-ジハロゲン化合物（16-4-2）	水の付加・酸触媒（16-4-3）
エノール・互変異性（16-4-3）	ヒドロホウ素化-酸化反応（16-4-4）
アンチ-マルコフニコフ型付加（16-4-4）	ジシアミルボラン（16-4-4）
アセチレン水素・酸性度（16-4-5）	アセチリドアニオン（16-4-5）

16-1 アルキン

アルキンは炭素-炭素三重結合をもつ炭化水素で直線状の構造をしている．最も小さなアルキンはアセチレン（HC≡CH）と呼ばれ，これは無色の気体で1モルあたりの燃焼熱が大きく，非常に高温の炎を生じるので金属の溶接に用いられる．また，アルキンは三重結合の位置によって**末端アルキン**と**内部アルキン**に分類され，このうち，末端アルキンは炭素鎖の末端に三重結合が存在するので，三重結合炭素に直接結合した水素が必ず存在する．この水素は**アセチレン水素**と呼ばれ，第13章で学んだように高い酸性度を有し，この性質に起因した特徴ある反応を起こす．一方，内部アルキンは三重結合炭素の両方に炭素が結合した化合物をいうが，いずれのアルキンも2つのπ結合があるのでアルケンと類似した反応性を示す（図16-1）．

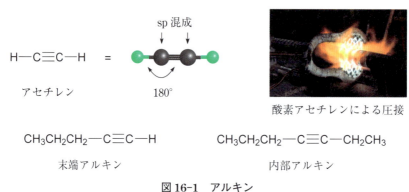

図 16-1　アルキン
（写真：日本コネクト）

また，天然物や医薬品のなかにも官能基としてのアルキンを含む化合物が知られている．図16-2，図16-3に代表例を示した．

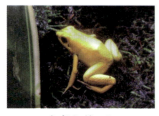

ヤドクガエル　　　　　　　　　ヒストリオニコトキシン

図 16-2　アルキンを含む天然物

ヒストリオニコトキシンは，南米に生息するヤドクガエルの皮膚から分泌される毒で，南米コロンビアのココ族が矢じりに塗る毒として用いてきた化合物である．

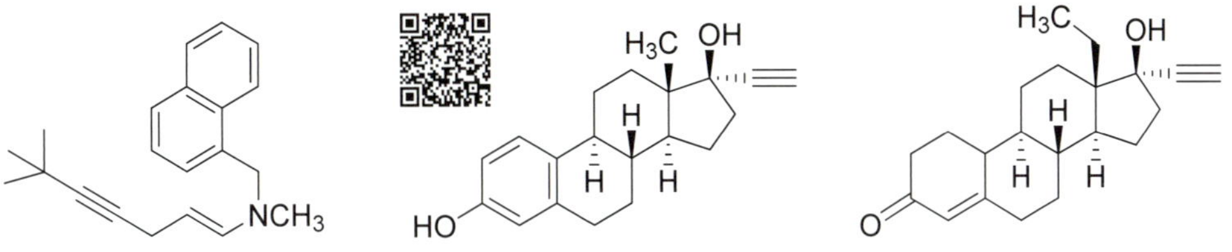

第 16 章　アルケン・アルキンの化学　　**261**

テルビナフィン
（抗真菌薬）

エチニルエストラジオール
（合成卵胞ホルモン）

レボノルゲストレル
（合成黄体ホルモン）

図 16-3　アルキンを含む医薬品

　テルビナフィンは，白癬（水虫）などの皮膚真菌症に用いられる化合物であり，エチニルエストラジオールとレボノルゲストレルは経口避妊薬に用いられる化合物である.

16-2　アルケン・アルキンの酸化

■ 16-2-1　アルケンの酸化開裂

　アルケンの酸化反応のうち最も有用な反応の 1 つに**オゾン分解**（ozonolysis）がある. この反応は，低温下でメタノールなどの溶媒に溶解したアルケンにオゾンを吹き込んだ後，亜鉛と酢酸，あるいはジメチルスルフィドで処理するもので，炭素-炭素二重結合が切れてカルボニル基が生成する. 本反応は，様々な化合物を合成するための合成ツールとしてきわめて有用であり広く使われている.

　オゾン分解は二重結合に置換している置換基の数によりケトンあるいはアルデヒドが得られる反応であり，図 16-4 に示すように，単純に炭素-炭素二重結合が開裂してカルボニル基が生成するところに注目してほしい.

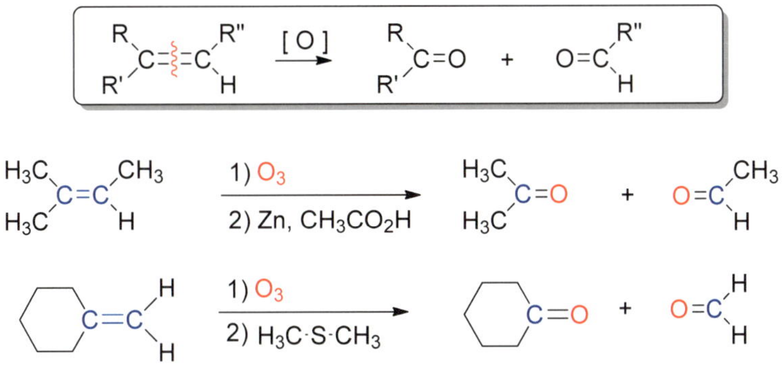

図 16-4　オゾン分解

262

オゾン分解は合成ツールとして有用であるばかりでなく，アルケンの二重結合の位置を決定するためにもしばしば用いられる反応でもある．皆さんは以下の例題を通してこのことを理解してほしい．

【例題】

C_5H_{10} の分子式をもつ未知のアルケンをオゾン分解したところ，イソブチルアルデヒドとホルムアルデヒドが得られた．この反応に用いたアルケンの構造式を書け．

アルケン
(C_5H_{10})
1) O_3
2) $(CH_3)_2S$
→
イソブチルアルデヒド + ホルムアルデヒド

【解答】

オゾン分解では，原料のアルケンの炭素数と生成物の炭素数は変わらず，生成物は原料のアルケンに酸素原子を 2 個足した分子式となる．さらに，オゾン分解は，単純にアルケンの二重結合が開裂してカルボニル基が生成するので，出発物質のアルケンは，2 つの酸素原子を取り除いて 2 つのカルボニル炭素を二重結合で連結すればよいことになる．

3-methylbut-1-ene

問題1 次の各反応の原料に用いたアルケンの構造式を書け．

アルケン
(C_5H_{10})
1) O_3
2) $(CH_3)_2S$
→ +

アルケン
(C_8H_{16})
1) O_3
2) $(CH_3)_2S$
→ +

アルケン
$(C_{10}H_{16})$
1) O_3
2) $(CH_3)_2S$
→

アルケン
(C_7H_{12})
1) O_3
2) $(CH_3)_2S$
→

アルケンのオゾン分解の反応機構は，図 16-5 に示したように進行すると考えられている．すなわち，最初の段階は，アルケンの二重結合に対するオゾンの求電子付加であり，この付加に

第16章 アルケン・アルキンの化学　　**263**

よって**モルオゾニド**（molozonide）といわれる不安定な中間体が生成する．その後，これが自然に転位して2つの反応性の高いフラグメントに分解した後，再び結合して**オゾニド**（ozonide）といわれる化合物を与える．このオゾニドは通常不安定な化合物であり，特に低分子量のオゾニドは爆発性があるため単離することなく，速やかに亜鉛と酢酸，あるいはジメチルスルフィドなどで還元的に処理して，生成物のアルデヒドやケトンを単離するのである．

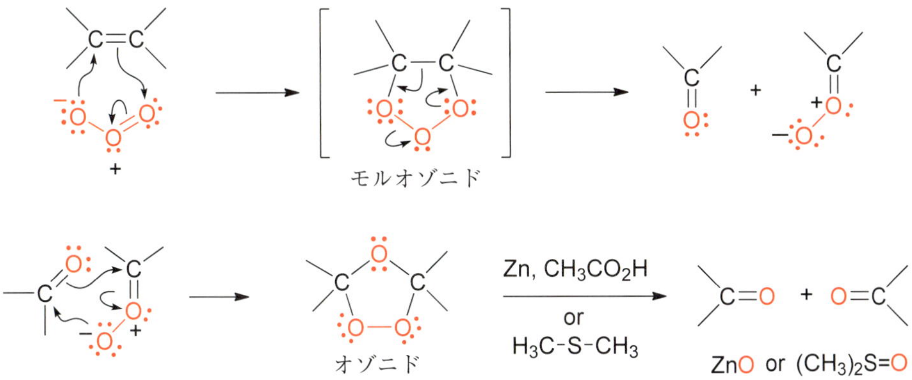

図16-5　オゾン分解の反応機構

■　16-2-2　アルキンの酸化開裂

　アルキンのオゾンによる酸化開裂反応もアルケンの場合と同様に，炭素-炭素三重結合が切れて生成物が得られるが，アルケンとの違いはカルボン酸が生成するところにある．さらに，末端アルキンの場合は，CO_2 を生じるところに注目してほしい（図16-6）．

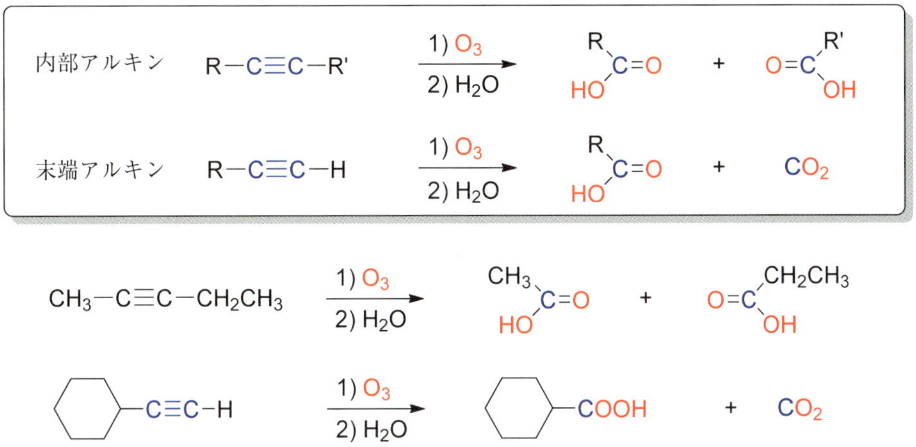

図16-6　アルキンのオゾンによる開裂

16-3 アルケン・アルキンの還元

16-3-1 アルケンの還元

アルケンは金属触媒の存在下，水素と反応してアルカンを生じる．よく用いられる触媒はパラジウム，白金，ニッケルなどであり，これらの金属の微粉末が用いられる．当然これらの触媒は溶媒に溶けない．

一方，反応溶媒に溶ける触媒も開発されており，リンやその他の配位子をもったロジウムやルテニウム錯体などがある．なかでも最もよく知られた触媒の1つに**ウィルキンソン触媒**（Wilkinson 触媒）があり，RhCl(PPh$_3$)$_3$ の構造を有している．

触媒のおもな作用は，水素を活性化して金属触媒表面に水素分子を吸着するところにある．金属触媒なしでは H–H 結合を切断することは不可能なのでアルケンの還元は起こらない．図 16-7 に金属触媒を用いたアルケンの還元イメージ図を示す．金属触媒表面で水素分子の H–H 結合が切断されて水素が金属表面に吸着される．続いてアルケンが金属表面に近づきアルケンの π 結合が金属に配位する．次に，2つの水素原子がアルケンの π 結合に連続して同じ側から移動してアルカンが生成する．最後に生成したアルカンは π 結合をもっていないので触媒表面から離れて反応が終了する．

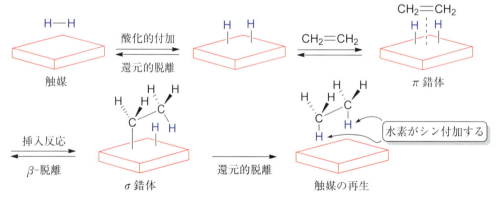

図 16-7　金属触媒を用いたアルケンの水素化の機構

ここで最も重要なことは，金属表面に吸着されている水素は，アルケンと同じ側から入り，シン付加が起こることである．図 16-8 に反応例を示すが，シン付加が起きていることを確認してほしい．

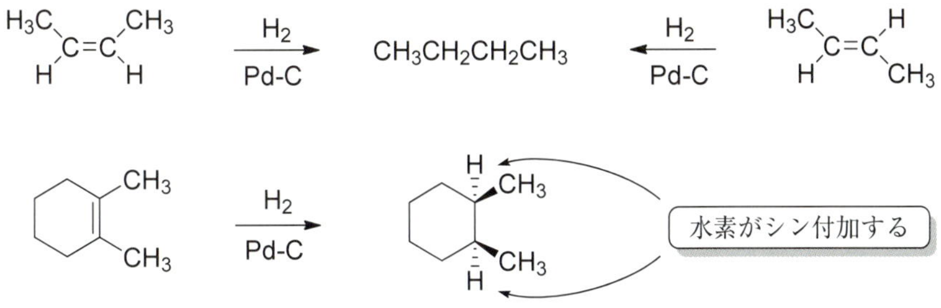

図 16-8　金属触媒を用いたアルケンの水素化

16-3-2　アルキンの還元

アルケンの水素化反応と同じ条件でアルキンの還元を行い，水素分子 1 当量の付加で反応を止めると，原理的にはアルケンが得られるはずであるがこれはできない．通常，アルキンもアルケンも容易に水素化反応が起こるので，その一部がアルカンまで還元されてしまうのである．しかし，触媒活性を下げた，ある種の触媒を用いてアルキンの水素化反応を行うと，中間体であるアルケンの段階で反応を止めることができる．この目的で様々な触媒が開発されているが，最もよく知られた触媒が**リンドラー触媒**（Lindlar 触媒）である．リンドラー触媒は，パラジウムを $CaCO_3$ に担持させて，**触媒毒**の酢酸鉛とキノリンを加えたものであり，活性の低い触媒である．リンドラー触媒を用いたアルキンの還元では，アルキンに 1 当量の水素分子がシン付加した段階で反応が止まり，生成するシス–アルケンは一般にそれ以上還元を受けない．

図 16-9 に反応例を示すが，水素がシン付加していることに着目してほしい．この反応によって得られるアルケンはシス–アルケンである（シス–ジャスモンはジャスミンの花から得られる香水の成分）．

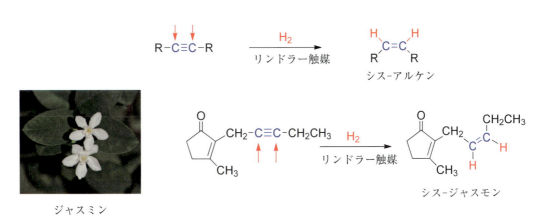

図 16-9　リンドラー触媒を用いたアルキンの水素化

リンドラー触媒を用いるアルキンの水素化反応は，シス–アルケンを得るための有用な方法であるが，トランス–アルケンを得ることはできない．しかし，アルキンを原料としてトランス–ア

ルケンを得る方法も開発されている．それは，リチウムやナトリウムなどのアルカリ金属を低温下で液体アンモニア中に溶かし，これにアルキンを作用させる方法である．この反応は**金属溶解還元**（dissolving metal reduction）あるいは**バーチ還元**（Birch 還元）と呼ばれ，トランス-アルケンを得るための有用な方法である．例えばこの方法により 3-ヘプチンはトランス-3-ヘプテンに還元される（図 16-10）．

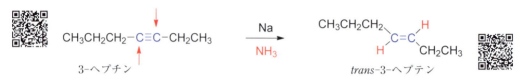

図 16-10　バーチ還元によるアルキンの水素化

バーチ還元の反応機構を図 16-11 に示したが，この反応はアルキンがナトリウムから 1 電子を 2 回受けとることによって進行すると考えられている．すなわち，まず三重結合に 1 電子が付加して負電荷と不対電子の両方をもつ**ラジカルアニオン**が生成する．次に，生成したラジカルアニオンが NH_3 からプロトンを引き抜き，**ラジカル**が生成する．このラジカルに再び 1 電子が付加して**ビニルアニオン**が生成した後，ビニルアニオンがプロトンを受けとってアルケンが生成するのである．

では，なぜバーチ還元ではトランス-アルケンが得られるのだろう．それは，図 16-11 の四角で囲ったビニルアニオンの安定性に依存しているのである．このビニルアニオンは R 基に関して 2 つの異なる配置が可能であるが，大きな置換基 R が立体障害を避けるように，互いにより離れた位置に存在する．その結果，このビニルアニオンがプロトンを受けとって，最も安定なトランス-アルケンが得られるのである．

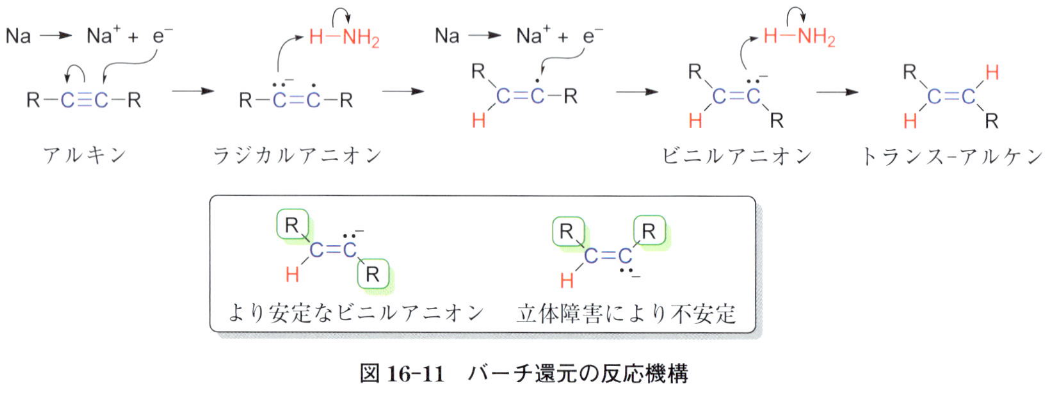

図 16-11　バーチ還元の反応機構

最後にアルキンの還元についてまとめた図を図 16-12 に示すので，ここでもう一度ポイントを押さえておこう．
1. パラジウム金属を触媒にしたアルキンの水素化反応では，触媒活性が非常に強いので，三重結合は完全に還元されてアルカンが得られる．

2. 触媒の活性を落としたリンドラー触媒を用いたアルキンの水素化反応では，1当量の水素分子が付加した段階で反応が止まり，シス–アルケンが得られる．
3. バーチ還元によるアルキンの還元では，より安定なトランス–アルケンが得られる．

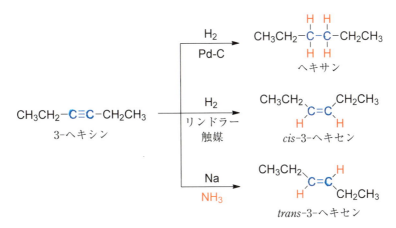

図 16-12　アルキンの還元

16-4　アルキンの反応

　アルキンは2つのπ結合を有しているので電子密度が高く，アルケンと同様にハロゲン化水素やハロゲンなどの求電子試薬の攻撃を受けやすく求電子付加反応が起こる．本節では，アルキンに対する求電子付加反応を解説するとともに，末端アルキンの有する酸性度の高いアセチレン水素に由来する特徴ある反応についても解説する．皆さんは，アルケンの場合と比較しながら学んでほしい．

16-4-1　ハロゲン化水素の付加

　アルキンに対するハロゲン化水素の付加は，基本的にアルケンの場合と同じである．ただし，アルキンはπ結合を2つもつので最大2当量のハロゲン化水素が付加する．また，反応は段階的であるので1当量のハロゲン化水素が付加した段階で反応を止めることもできる．図16-13に反応例を示すが，最も重要なことは，この反応がアルケンの場合と同様に**マルコフニコフ則**に従うところにある．

反応（1）
反応（2）
反応（3）

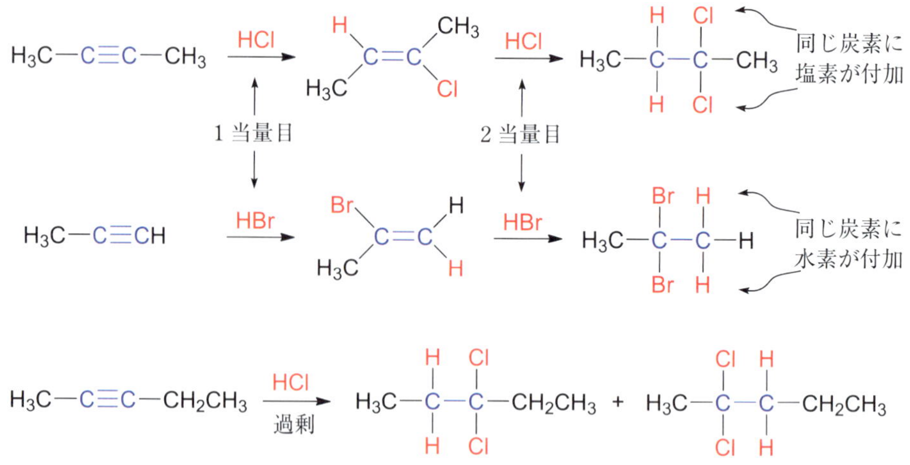
HCl
HCl
1 当量目
2 当量目
同じ炭素に
塩素が付加
HBr
HBr
同じ炭素に
水素が付加
HCl
過剰

図 16-13　アルキンへのハロゲン化水素の付加

反応（1）は対称内部アルキンを用いた塩化水素の付加の例であるが，1 段目の付加はアルキンが対称なので 1 種類のハロアルケンが得られる．次に 2 段目の付加は，左右不対象アルケンに対する付加なので，マルコフニコフ則に従った付加が起こり，**ジェミナルジハロゲン化合物**（同じ炭素に臭素が 2 個置換している化合物）が得られる．

一方，反応（2）は末端アルキンを用いた例であるが，皆さんは，1 段目の付加も，2 段目の付加もマルコフニコフ則に従った付加が起こっていることに注目してほしい．さらに，反応（3）では非対称内部アルキンを用いた付加であり，2 種類のジェミナルジハロゲン化合物が生成する．これは，はじめのプロトンの付加がいずれの sp 炭素に対しても同等に起こるからである．

16-4-2　ハロゲンの付加

アルキンに対するハロゲンの付加は，アルケンへの付加（第 10 章 10-3-2 参照）と同様に進

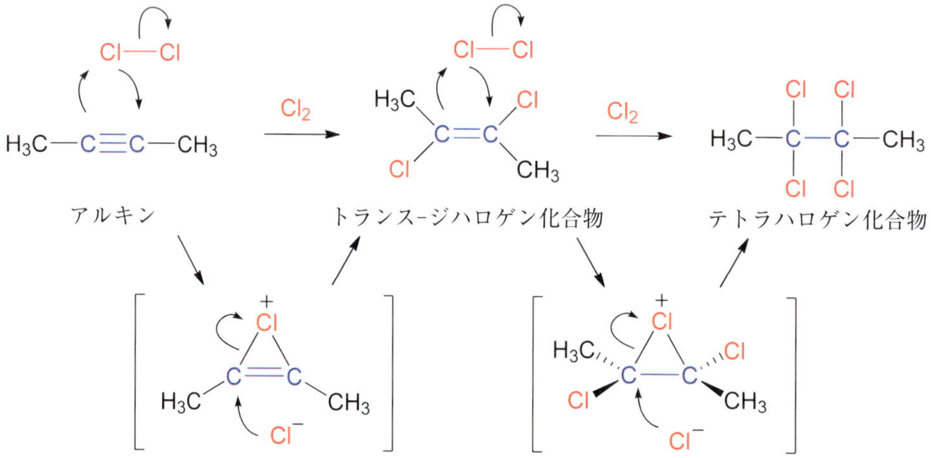
Cl_2
Cl_2
アルキン
トランス-ジハロゲン化合物
テトラハロゲン化合物

図 16-14　アルキンへのハロゲンの付加

行し，まず 1 当量目のハロゲンがアンチ付加を起こし**トランス-ジハロゲン化合物**が生成する．次いで 2 当量目のハロゲンが再度アンチ付加を起こすことでテトラハロゲン化合物を与えるのである（図 16-14）．

一方，アルキンに対して 1 当量のハロゲンだけを用いれば，トランス-ジハロゲン化合物を単離することが可能となる．例えば，図 16-15 の例のように，臭素の当量を規制した反応では高収率でトランス-ジハロゲン化合物が得られている．

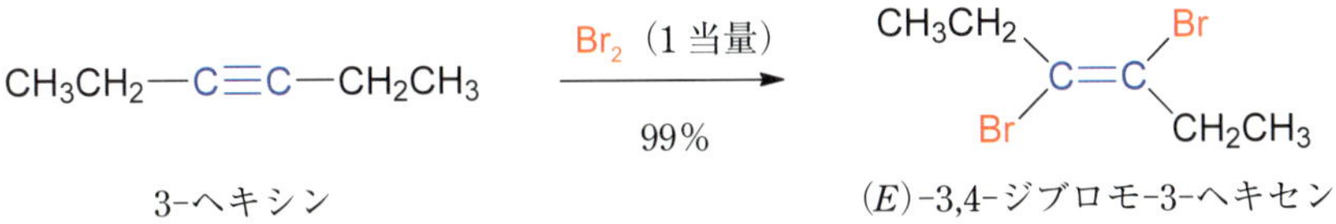

CH3CH2—C≡C—CH2CH3
Br2（1 当量）
99%
CH3CH2
Br
C=C
Br
CH2CH3
3-ヘキシン
(E)-3,4-ジブロモ-3-ヘキセン

図 16-15　アルキンの臭素化

16-4-3　水の付加

第 15 章にて，アルケンは酸触媒によって水の付加反応が起こることを学んだ．この場合の生成物はアルコールであったことを思い出してほしい．では，アルキンも酸触媒によって水の付加を起こすが，アルケンの場合とどこが違うのだろうか．それは，最初の付加により生じる生成物がエノールであることである．**エノール**（enol）とはその名のとおり，エン（二重結合）とオール（アルコール）を合わせた言葉であって，炭素-炭素二重結合の sp^2 炭素の 1 つに OH 基が結合した化合物を意味している．エノールは図 16-16 に示すように直ちにケトンに異性化する（ケト-エノール互変異性と呼ぶ）ので，生成物としてアルコールが得られるのではなく，ケトンが得られるのである．

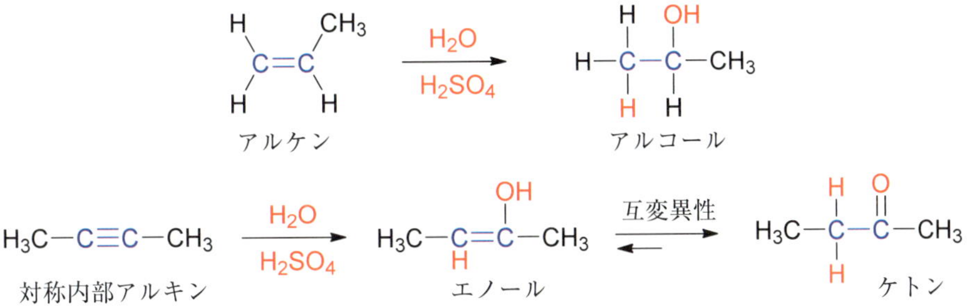

H
CH3
C=C
H
H
H2O
H2SO4
H
OH
H—C—C—CH3
H
H
アルケン
アルコール
H3C—C≡C—CH3
H2O
H2SO4
OH
H3C—C=C—CH3
H
互変異性
H
O
H3C—C—C—CH3
H
対称内部アルキン
エノール
ケトン

図 16-16　アルケンおよびアルキンの酸触媒による水の付加

図 16-16 に示したアルキンは，対称内部アルキンの例であったので単一のケトンしか得られない．しかし図 16-17 に示す非対称内部アルキンを用いた場合には 2 種類のケトンが得られている．これは，最初のプロトンの付加がそれぞれの sp 炭素に対して等しく起こっているからである．

また，末端アルキンの反応では硫酸水銀（$HgSO_4$）が加えられているが，これは触媒であり，

内部アルキンに比べて末端アルキンの反応性が低いので，付加反応の速度を増大させるために加えているのである．水銀イオンの関与する反応機構を図 16-18 に示す．

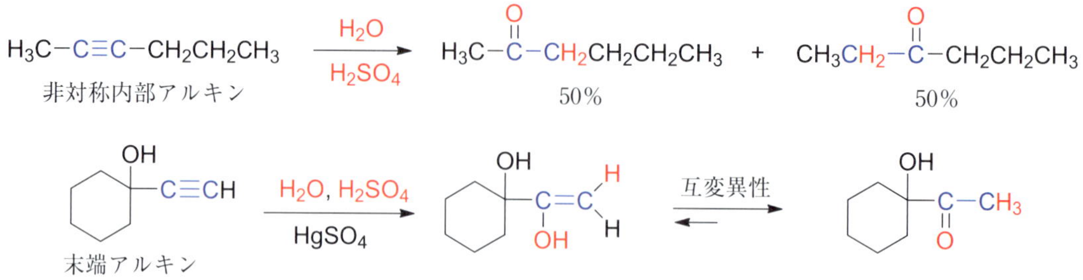

図 16-17　アルキンの酸触媒による水の付加

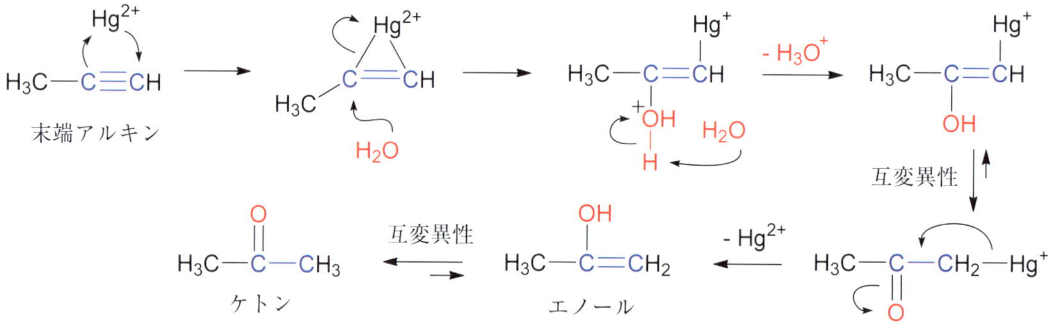

図 16-18　水銀イオンが触媒するアルキンの水の付加

■ 16-4-4　ボランの付加：ヒドロホウ素化-酸化反応

　ボランはアルケンの場合と同様にアルキンにも付加する．すなわち，1 分子の BH_3 は，3 分子のアルキンに付加してホウ素置換アルケンを生成する．図 16-19 の反応は，対称内部アルキンを用いた例なので，生成物は 1 種類しか得られず，さらに，アルケンの場合と同様にアルキンに対してシン付加を起こしているところに注意してほしい．続いて，水酸化ナトリウム水溶液と過酸化水素で処理すると，アルケンに結合したホウ素は OH 基に置き換わり，生成したエノールは，速やかに異性化してケトンが得られる．

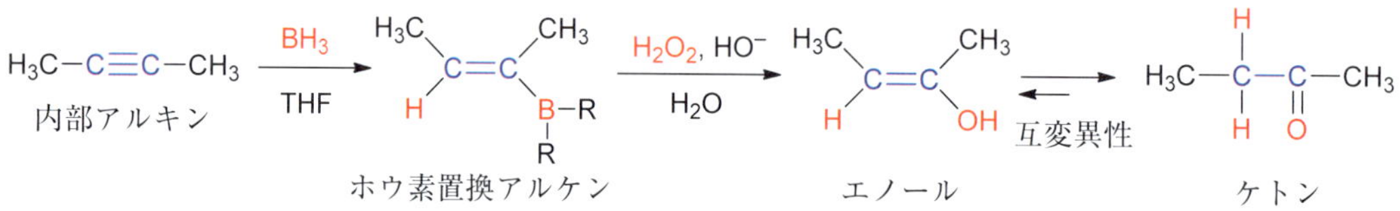

図 16-19　対称内部アルキンのヒドロホウ素化-酸化反応

第16章　アルケン・アルキンの化学　*271*

　一方，末端アルキンの場合は**アンチ-マルコフニコフ型の付加**が起こり，ホウ素は置換基の少ない末端炭素に結合する．しかし，一般に末端アルキンは立体障害が小さいので，BH_3を用いると得られるホウ素置換アルケンがさらに2段目の付加反応を起こす．1段目の付加で反応を止める目的には，ジシアミルボランやジシクロヘキシルボランなどが用いられ，これらの試薬は2段目の付加を妨げることができる．さらに，ここで得られたホウ素置換アルケンは，アルカリ性過酸化水素で処理することによりエノールを経てアルデヒドを生成する（図16-20）．

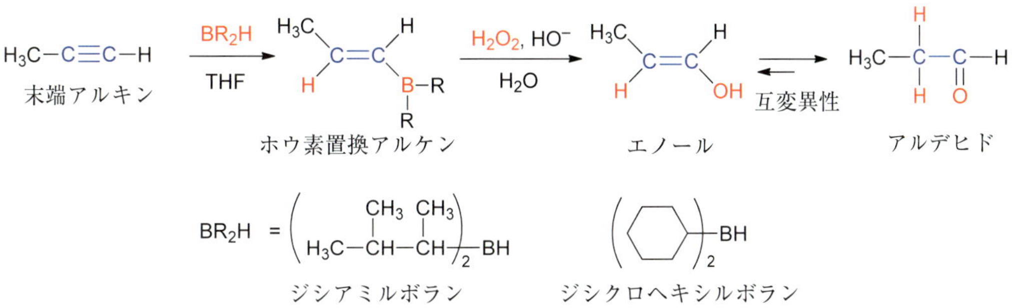

図16-20　末端アルキンのヒドロホウ素化-酸化反応

　以上，アルキンに対する付加反応について解説してきたが，ここでもう一度，水の付加とボランの付加を比較してみたい．すなわち，前項で解説した末端アルキンの水の付加は，マルコフニコフ型の付加であった．一方，ここで解説したヒドロホウ素化-酸化反応では，アンチ-マルコフニコフ型の付加で反応が進行した．これらの事実はアルケンの場合と同じである．そこで，これらの事実を踏まえ，皆さんは次の例題を考えてほしい．

【例題】

　$CH_3CH_2C \equiv CH$ に，以下の試薬を反応させたときの生成物の構造式を書け．

1）H_2O，H_2SO_4，$HgSO_4$
2）最初に BR_2H（ジシアミルボラン）を反応，その後 H_2O_2，HO^-

【解答】

　ポイントとなるところは反応の配向性である．つまり，マルコフニコフ型の付加が進行したか否かである．

1）の反応では，マルコフニコフ型の付加が起こり，メチルケトンが生成する．
2）の反応では，アンチ-マルコフニコフ型の付加が起こり，アルデヒドが生成する．

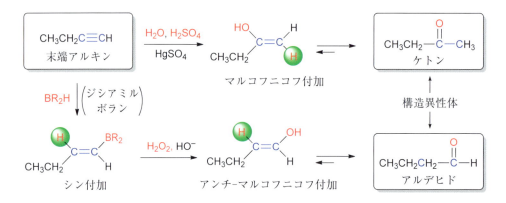

16-4-5 アセチレン水素の置換

本章の最後に，末端アルキンの構造に由来する特徴的な反応について解説を加える．既に第13章で学んだが，末端アルキンの炭素に結合している水素はアセチレン水素と呼ばれ，アルカンやアルケンに結合している水素よりもかなり酸性である．図16-21に示した化合物のpK_aを比較してほしい．

$$HC\equiv CH \qquad H_2C=CH_2 \qquad H_3C-CH_3$$
アセチレン $pK_a = 25$　　　エチレン $pK_a = 44$　　　エタン $pK_a = 50$

図 16-21　末端アルキンの酸性度

そこで，この性質を利用すると図16-22に示すような反応が可能となる．すなわち，末端アルキンに$NaNH_2$やNaHなどの強い塩基を作用させると，酸性の強いアセチレン水素が速やかに脱プロトン化されて**アセチリドアニオン**（アルキニルアニオンとも呼ばれる）が生成する．そして，このアニオンは求核性が高いので第一級ハロアルカンと求核置換反応を起こして内部アルキンを与える．しかし，第二級や第三級のハロアルカンを用いた場合は，置換反応に代わって脱離反応が主に起こる．これはハロアルカンの立体障害のためにアセチリドアニオンが求核試薬としてよりも塩基として作用した結果で，E2脱離が起こるからである．皆さんは，これらの反応が第11章，第12章で解説した，置換反応・脱離反応と基本的に同じであることに気づいてほしい．

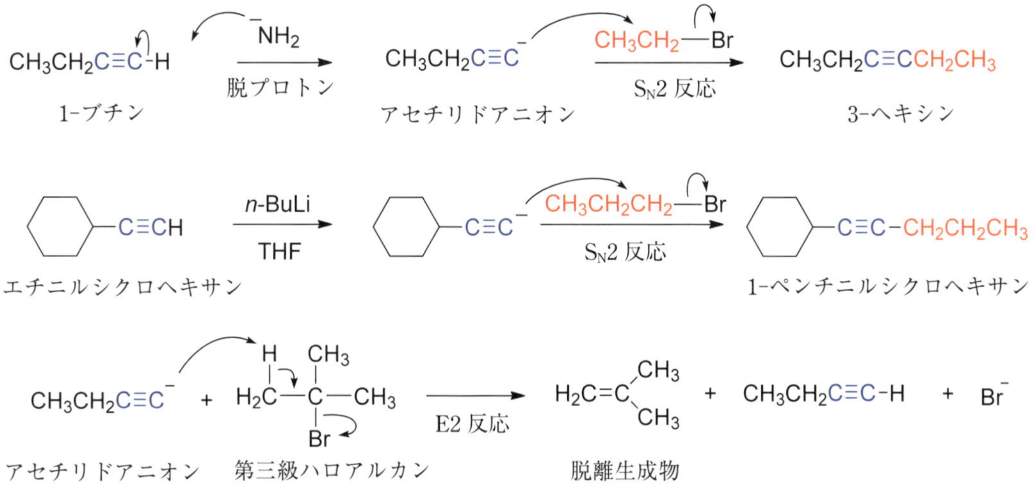

第16章 アルケン・アルキンの化学 **273**

$$CH_3CH_2C{\equiv}C{-}H \quad \xrightarrow[\text{脱プロトン}]{^-NH_2} \quad CH_3CH_2C{\equiv}C^- \quad \xrightarrow[\text{S}_N2 \text{ 反応}]{CH_3CH_2{-}Br} \quad CH_3CH_2C{\equiv}CCH_2CH_3$$

1-ブチン　　　　　　　　　　　　　　　アセチリドアニオン　　　　　　　　　　　　3-ヘキシン

エチニルシクロヘキサン $\xrightarrow[\text{THF}]{n\text{-BuLi}}$ シクロヘキシル$-$C≡C$^-$ $\xrightarrow[\text{S}_N2 \text{ 反応}]{CH_3CH_2CH_2{-}Br}$ シクロヘキシル$-$C≡C$-$CH$_2$CH$_2$CH$_3$

エチニルシクロヘキサン　　　　　　　　　　　　　　　　　　　　　　　1-ペンチニルシクロヘキサン

$$CH_3CH_2C{\equiv}C^- \;+\; H_2C{-}\underset{Br}{\overset{CH_3}{C}}{-}CH_3 \quad \xrightarrow{\text{E2 反応}} \quad H_2C{=}C\overset{CH_3}{\underset{CH_3}{}} \;+\; CH_3CH_2C{\equiv}C{-}H \;+\; Br^-$$

アセチリドアニオン　　　第三級ハロアルカン　　　　　　　　脱離生成物

図 16-22　アセチリドアニオンとハロアルカンの反応

問題 2　1-ブチン（HC ≡ CCH$_2$CH$_3$）を出発物質として，次の化合物を合成する方法を考えよ．

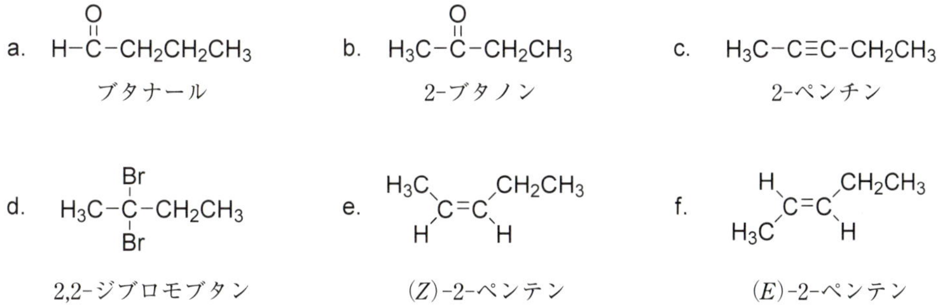

a. $H-\overset{\overset{O}{\|}}{C}-CH_2CH_2CH_3$
ブタナール

b. $H_3C-\overset{\overset{O}{\|}}{C}-CH_2CH_3$
2-ブタノン

c. $H_3C-C{\equiv}C-CH_2CH_3$
2-ペンチン

d. $H_3C-\underset{Br}{\overset{Br}{C}}-CH_2CH_3$
2,2-ジブロモブタン

e. $\underset{H}{\overset{H_3C}{}}C{=}C\underset{H}{\overset{CH_2CH_3}{}}$
(Z)-2-ペンテン

f. $\underset{H_3C}{\overset{H}{}}C{=}C\underset{H}{\overset{CH_2CH_3}{}}$
(E)-2-ペンテン

T O P I C S　　　　　　　　　不飽和脂肪酸

　皆さんは，構造中に二重結合をもつ化合物といえば，不飽和脂肪酸を思い浮かべないだろうか．不飽和脂肪酸は構造中に1つ以上の二重結合をもつ脂肪酸のことをいい，二重結合を1つもつものを「一価不飽和脂肪酸」，2つ以上もつものを「多価不飽和脂肪酸」という．当然，二重結合をもたない脂肪酸もあり，これは飽和脂肪酸という．鎖状に結合している多価不飽和脂肪酸のなかで，末端メチル基から数えて6個目の炭素に二重結合があるものを，「オメガ6脂肪酸」といい，3個目の炭素に二重結合があるものを「オメガ3脂肪酸」という．オメガ6脂肪酸にはリノール酸，γ-リノレン酸等があり，オメガ3脂肪酸には，リノレン酸，ドコサヘキサエン酸（DHA），エイコサペンタエン酸（EPA）等がある．

　食生活における動物性脂肪などの飽和脂肪酸の摂取は，動脈硬化や心臓病のリスクが高まることが報告されている．しかし，この関連性は，アラスカで暮らすエスキモー族（イヌイット族）ではかならずしも成立しない．彼らは植物が少ない過酷な環境で暮らすので，冬に備えて動物性脂肪を多く摂取する．そのために血液中のコレステロールレベルが高いのであるが，動脈硬化や心臓病にかかる率がきわめて低いのである．これは，彼らの摂取する脂肪が，おもにオメガ3脂肪酸が含まれる魚の脂肪であり，こ

れによってオメガ３脂肪酸は動脈硬化などの危険性を低減することが確認されたのである．

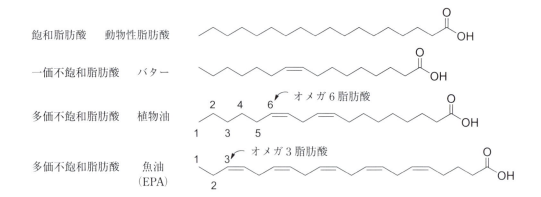

さて，ここで二重結合の立体化学に注目すると，天然の不飽和脂肪酸は，図のようなシス型で存在するものがほとんどである．しかし，なかにはトランス型の二重結合をもつ「トランス脂肪酸」と呼ばれるものもあり，牛肉や乳製品等の天然の食品中に微量含まれている．また，植物油を原料としてつくられるマーガリンには，その製造過程でトランス脂肪酸が生成し，よって，それらを原材料として使用したパン，ケーキ，ドーナツ等にもトランス脂肪酸が含まれているのである．トランス脂肪酸の摂取量が多いと，血液中のLDL（悪玉）コレステロールの増加とともに，HDL（善玉）コレステロールが減少するとの報告があり，その他，心臓病のリスクを高めるとの報告もある．すなわち多量の摂取には注意が必要なのである．

16-5 練習問題

16．1 次のアルケンをオゾン分解（O_3 で処理後，CH_3SCH_3）したときの生成物を書け．

1)　　　　　2)　　　　　3)　　　　　4)

16．2 次のアルキンをオゾン分解（O_3 で処理後，H_2O）したときの生成物を書け．

1) $H_3C-C\equiv C-CH_3$　　　2)　　　3) $H-C\equiv C-CH_2CH_2-C\equiv C-CH_3$

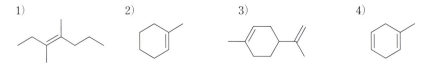

16.3 次のアルケンを Pd-C を触媒として水素化を行ったときのすべての立体異性体を書け．

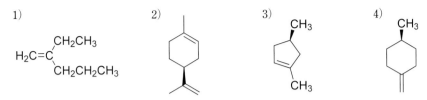

16.4 次の試薬を 1-butyne と反応させたときの生成物を書け．
1) HBr　1モル　　　2) HBr　2モル　　　3) Br$_2$　1モル
4) Br$_2$　2モル　　　5) H$_2$，リンドラー触媒　　　6) 液体 NH$_3$ 中 Na
7) 液体 NH$_3$ 中 NaNH$_2$，次いで CH$_3$I　　　8) BH$_3$，次いで H$_2$O$_2$，HO$^-$
9) H$_2$SO$_4$ および HgSO$_4$ 触媒下，H$_2$O

16.5 次の試薬を 2-butyne と反応させたときの生成物を書け．
1) HBr　1モル　　　2) HBr　2モル　　　3) Br$_2$　1モル
4) Br$_2$　2モル　　　5) H$_2$，リンドラー触媒　　　6) 液体 NH$_3$ 中 Na
7) BH$_3$，次いで H$_2$O$_2$，HO$^-$　　　8) H$_2$SO$_4$ および HgSO$_4$ 触媒下，H$_2$O

16.6 アセチレンを出発物質として用い，次の各化合物を合成する方法を書け．
1) HC≡C-CH$_2$CH$_2$CH$_3$　　　2) CH$_3$CH$_2$CHClCH$_2$Cl　　　3) CH$_3$CH$_2$CBr$_2$CHBr$_2$
4) H$_3$C-C≡C-CH$_2$CH$_2$CH$_3$　　　5) CH$_3$CH$_2$CH$_2$COCH$_3$　　　6) CH$_3$CH$_2$CH$_2$CH$_2$CHO

16.7 次のアルキンを合成するために必要な，アセチリドアニオンとハロゲン化アルキルの組合せを書け．

1) HC≡C-CH$_2$CH$_2$CH$_3$　　　2) C$_6$H$_{11}$-C≡C-CH$_3$　　　3) H$_3$C-C(CH$_3$)$_2$-C≡C-CH$_2$CH$_3$

16.8 アルキン (A) に NaNH$_2$ を反応させた後，CH$_3$I を加えると生成物 (B) が得られると考え実験を行った．しかし，結果は予想した化合物とは異なるものが得られた．実際に得られた化合物の構造式を書き，なぜこのような結果になったかを説明せよ．

HC≡C-CH$_2$CH$_2$CH$_2$OH　$\xrightarrow[\text{2) CH}_3\text{I}]{\text{1) NaNH}_2}$　✗　H$_3$C-C≡C-CH$_2$CH$_2$CH$_2$OH
アルキン (A)　　　　　　　　　　　　　　　　　　　　生成物 (B)

第17章 アルコール・フェノール・エーテル

　アルコールは，アルカンにヒドロキシ基が結合した化合物群である．ベンゼン環に直接ヒドロキシ基が結合したフェノール類とは区別して扱うこととする．

　また，エーテルは，酸素に2つの炭素原子が結合した化合物である．この炭素はアルキルでもアリールでもよい．

　酸素は2組の非共有電子対をもっている．したがってルイス塩基としての働きをもっている．また，アルコールでは，酸素に結合した水素があり，この水素はプロトンとして抜けやすい．

　アルコールとエーテルの反応の差はC–O結合とH–O結合の開裂のしやすさに大きく関係する．

Key Word

アルコールの水素結合（17-1）

アルコールの酸化（17-2-5）
フェノールの合成，クメン法（17-4-2）
エポキシド（17-6-1）
酸と塩基を使ったエポキシドの
　開裂反応（17-6-2）

アルコールのカルボン酸エステル化・
　スルホン酸エステル化（17-2-1，17-2-4）
フェノールの酸性（17-4-1）
ウィリアムソンのエーテル合成（17-5-2）
アルケンからエポキシドの合成方法（17-6-1）
立体特異的反応（17-6-3）

17-1　アルコール・フェノール・エーテルの物理的性質

代表的なアルコール，フェノールおよびエーテルの物理的性質を表 17-1〜表 17-3 に示す．

表 17-1　アルコールの物理的性質

示性式	名　称	融点 (°C)	沸点 (°C, 1 atm)	水に対する溶解度 (g/100 mL)
CH_3OH	methanol	−97	64.7	∞
CH_3CH_2OH	ethanol	−117	78.3	∞
$CH_3CH_2CH_2OH$	propyl alcohol	−126	97.2	∞
$CH_3CH(OH)CH_3$	isopropyl alcohol	−88	82.3	∞
$CH_3CH_2CH_2CH_2OH$	butyl alcohol	−90	117.7	8.3
$CH_3CH(CH_3)CH_2OH$	isobutyl alcohol	−108	108	10
$CH_3CH_2CH(OH)CH_3$	sec-butyl alcohol	−114	99.5	26
$(CH_3)_3COH$	tert-butyl alcohol	25	82.5	∞
$C_6H_5CH_2OH$	benzyl alcohol	−15	205	4
$HOCH_2CH_2OH$	ethylene glycol	−12.6	197	∞
$HOCH_2CH(OH)CH_2OH$	glycerol	18	290	∞

表 17-2　フェノールの物理的性質

示性式	名　称	融点 (°C)	沸点 (°C, 1 atm)	水に対する溶解度 (g/100 mL)
C_6H_5OH	phenol	43	182	9.3
o-$CH_3C_6H_4OH$	o-cresol	30	191	2.5
m-$CH_3C_6H_4OH$	m-cresol	11	201	2.6
p-$CH_3C_6H_4OH$	p-cresol	35.5	201	2.3
o-HOC_6H_4OH	catechol	104	246	45
m-HOC_6H_4OH	resorcinol	110	281	123
p-HOC_6H_4OH	hydroquinone	173	286	8
2,4,6-trinitrophenol	picric acid	122	昇華，爆発	1.4

表 17-3　エーテルの物理的性質

示性式	名　称	融点 (°C)	沸点 (°C, 1 atm)	水に対する溶解度 (g/100 mL)
CH_3OCH_3	dimethyl ether	−142	−25	7.1
$CH_3OC_2H_5$	ethyl methyl ether	−139	7.4	−
$C_2H_5OC_2H_5$	diethyl ether	−116	34.6	6〜8
$CH_3OCH_2CH_2OCH_3$	dimethoxyethane	−68	83	混和する
$C_6H_5OCH_3$	anisole	−37.3	158.3	0.16
	tetrahydrofuran	−108	65.4	混和する

エーテルの沸点は，ほぼ同じ分子量の炭化水素の沸点に近い．しかし，アルコールの沸点は，構造異性体のエーテルの沸点よりも高い．これは，先に述べたように，アルコールは水素結合によって分子間で会合ができるのに対し，エーテルでは，酸素に結合する水素がなく水素結合を形成できないためである（図 17-1）．

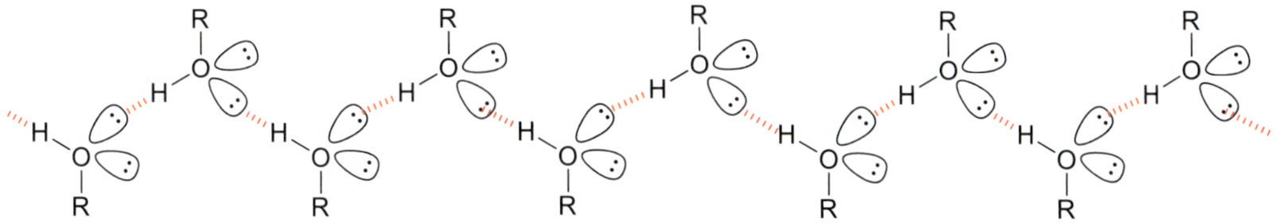

図 17-1　アルコールの水素結合

簡単なフェノールは，液体か低融点の固体である．また，アルコールと同様に水素結合のためその沸点は非常に高い．また，ニトロフェノールの異性 3 種類の物理的性質を比較すると水素結合の違いがよくわかる（表 17-4）．

表 17-4　ニトロフェノールの物理的性質

名　称	沸点 (°C/70 mmHg)	水に対する溶解度 (g/100 mL)
o-ニトロフェノール	100	0.2
m-ニトロフェノール	194	1.35
p-ニトロフェノール	分解	1.69

パラ異性体とメタ異性体は，分子間水素結合のため沸点が非常に高い．また，水に対する溶解度が大きいのは，水分子との水素結合に基づいている（図 17-2）．

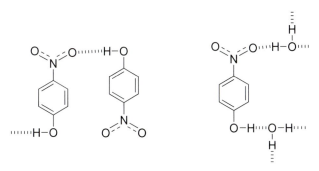

図 17-2　パラニトロフェノールの分子間水素結合（左）と水との水素結合（右）

これに対し，オルト異性体では，分子内で水素結合が形成しうるため，ほかの 2 つの異性体に比べて沸点が低く，水への溶解度も低い（図 17-3）．

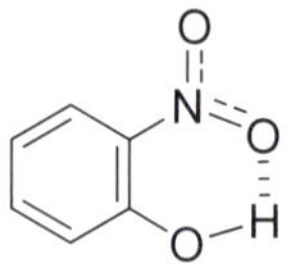

図 17-3　オルトニトロフェノールの分子内水素結合

　また，フェノールは，比較的酸性な化合物である．この点に関しては，同じヒドロキシ基をもつアルコールとは非常に異なっている．ほとんどのアルコールの pK_a が 15 から 18 であるのに対し，フェノールの pK_a は 11 以下であり，カルボン酸に比べるとかなり弱い酸である．カルボン酸とフェノールを分離するとき，炭酸水素ナトリウムの水溶液と水と混ざらない有機溶媒とで分液操作するとよい．酸性の強いカルボン酸は，炭酸水素ナトリウムの水溶液でも塩となり水の層に溶けるが，酸性の弱いフェノールは，炭酸水素ナトリウムでは塩になれず，水に混ざらない有機溶媒に溶ける．これらのことは，高校時代の化学で学習している．

　「ベンゼン環に電子求引性の置換基が結合するとその酸性度はフェノールよりも高くなる傾向にある．」

問題1　フェノールの共役塩基フェノキシドアニオンの共鳴構造を書き，フェノキシドアニオンが安定なことを示せ．

問題2　パラニトロフェノールの共役塩基の共鳴構造式を書き，そのアニオンがフェノールの共役塩基よりも共鳴構造が多くかけることを示せ．

17-2　アルコールの反応

■ 17-2-1　ハロゲン化水素との反応

　アルコールは，ハロゲン化水素と加熱することで置換反応が進行し，ハロゲン化アルキルと水を生成する．ハロゲン化水素 HX の反応性の順序は HI > HBr > HCl であり HF は反応しない．アルコール側の反応性は，アリル，ベンジル＞第三級＞第二級＞第一級となる．この反応は，ハロゲン化水素が酸として，アルコールがルイス塩基として反応する．まず，アルコールの酸素がハロゲン化水素の水素と結合をつくりオキソニウムとなる．

　第一級アルコールでは，このオキソニウムの炭素をハロゲン化物イオンが求核置換反応を起こす（S_N2 反応，図 17-4 上）．

　一方，第三級アルコールでは，生成したオキソニウムから先に水が脱離し，安定な第三級カルボカチオンが生成する．この第三級カルボカチオンにハロゲン化物イオンが攻撃し結合を生成する（S_N1 反応，図 17-4 下）．

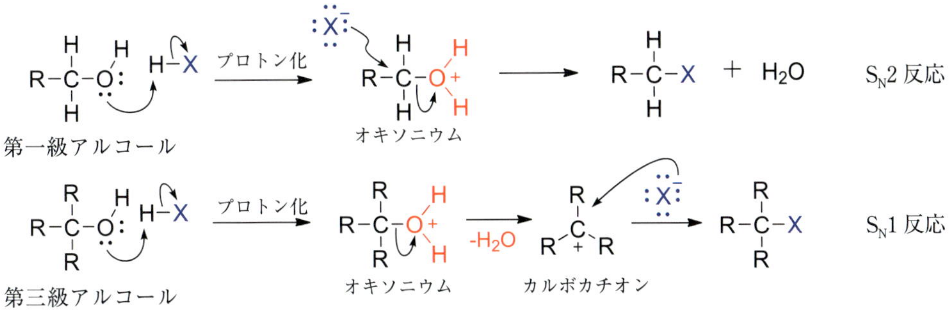
第一級アルコール
プロトン化
オキソニウム
SN2 反応
第三級アルコール
プロトン化
オキソニウム
-H2O
カルボカチオン
SN1 反応

図 17-4　アルコールへのハロゲン化水素を使ったハロゲン化

ハロゲン化物イオン（ヨウ化物イオンや臭化物イオン）は，強い求核試薬であるが，アルコールを直接攻撃してヨウ化物や臭化物を与えることはない（図 17-5）．脱離するヒドロキシアニオンが強い塩基となるため，置換反応を起こさない．

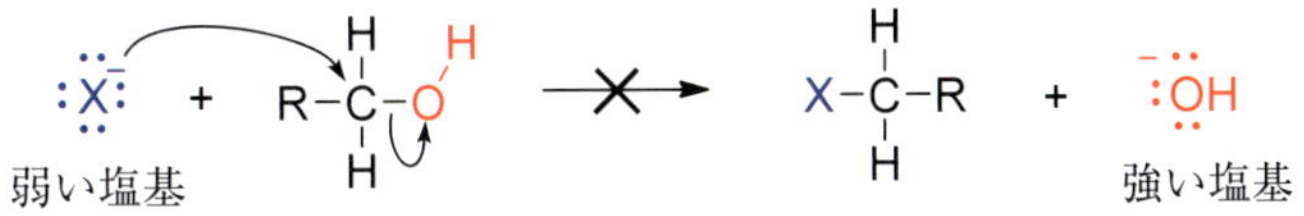
弱い塩基
強い塩基

図 17-5　強い塩基ができるアルコールの直接的なハロゲン化

しかし，アルコールをスルホン酸エステルへと誘導すると，置換反応が起こりやすくなる（図 17-6）．脱離するスルホン酸アニオンが弱い塩基であるためである．

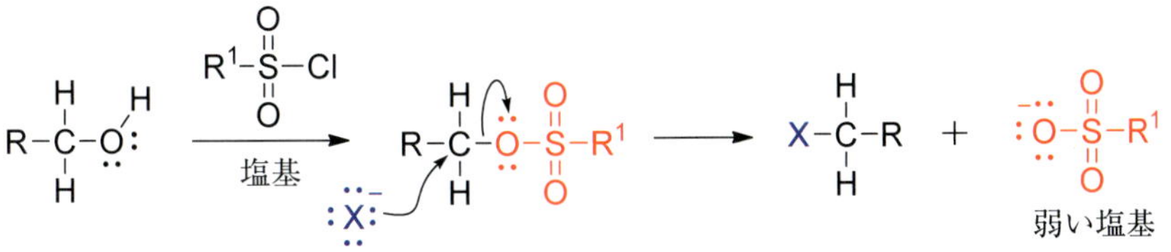
塩基
弱い塩基

図 17-6　アルコールのスルホン酸エステル化と置換反応

スルホン酸エステルの合成には，塩化スルホニルと塩基の組合せが使われる．塩化スルホニルの R^1 は，*p*-$CH_3C_6H_5$-，CH_3- および CF_3- のことが多く，それぞれ，塩化パラトルエンスルホニル（Ts-Cl），塩化メタンスルホニル（Ms-Cl）および，塩化トリフルオロメタンスルホニル（Tf-Cl）と呼んでいる．また，**Ts**（*p*-$CH_3C_6H_4$-SO_2-）をトシル基，**Ms**（CH_3-SO_2-）をメシル基および **Tf**（CF_3-SO_2-）をトリフィル基とそれぞれ省略して呼ぶことも多い．さらに生成したスルホン酸エステルをそれぞれ，**トシレート**（tosylate），**メシレート**（mesylate）および**トリフレート**（triflate）と呼んでいる（表 17-5）．17-2-4 でもう一度取り上げる．

表 17-5 スルホン酸エステルに使う試薬

R^1-	$R^1-\overset{\overset{O}{\|}}{\underset{\underset{O}{\|}}{S}}-Cl$	$R^1-\overset{\overset{O}{\|}}{\underset{\underset{O}{\|}}{S}}-OR$
p-CH$_3$C$_6$H$_4-$	塩化パラトルエンスルホニル（Ts-Cl）	tosylate
CH$_3-$	塩化メタンスルホニル（Ms-Cl）	mesylate
CF$_3-$	塩化トリフルオロメタンスルホニル（Tf-Cl）	triflate

■ 17-2-2 三ハロゲン化リンやハロゲン化チオニルの反応

　第一級または第二級アルコールは，三ハロゲン化リンとの反応によってハロゲン化合物へ変換できる．この反応は，はじめにリン原子での求核置換反応が起き，プロトン化されたジブロモ亜リン酸アルキルと臭化物イオンが生成する．次に脱離した臭化物イオンが，プロトン化されたジブロモ亜リン酸アルキルの酸素に結合した炭素に S$_N$2 反応する．生成した HOPBr$_2$ は，あと 2 回臭素化に使える（図 17-7）．

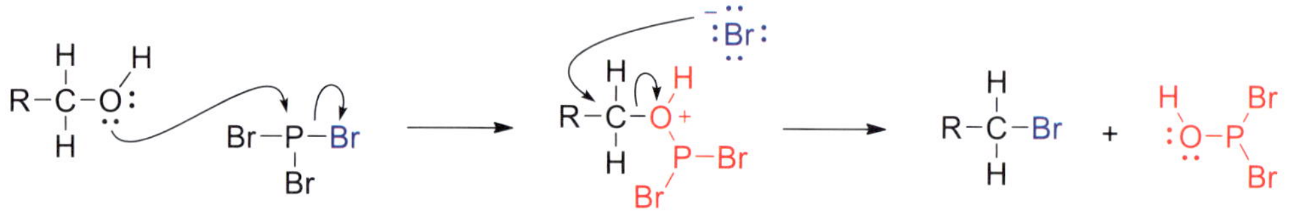

プロトン化された
ジブロモ亜リン酸アルキル

図 17-7 三臭化リンを使ったアルコールのハロゲン化

　また，塩素化には塩化チオニル（SOCl$_2$）もよく使われる試薬である．この反応は，アルコールの酸素が塩化チオニルの硫黄に付加・脱離反応をする．その結果，クロロ亜硫酸アルキルと塩化物イオンが生成する．ここで脱離した塩化物イオンがクロロ亜硫酸アルキルの酸素に結合した炭素に求核置換反応を起こす（図 17-8）．

　副生するものが二酸化硫黄と塩化水素の気体となるので，ハロアルカンの単離精製が容易に行える．

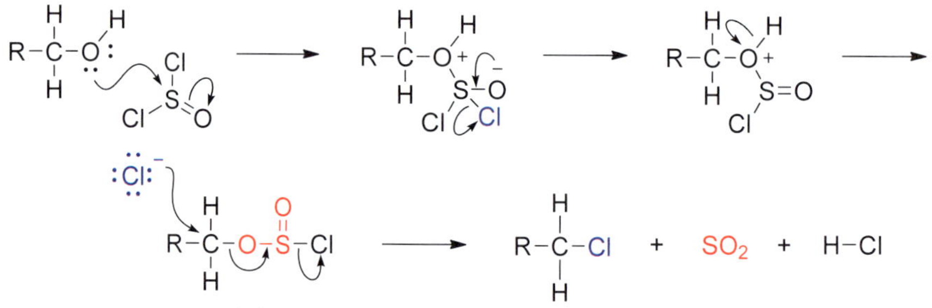

クロロ亜硫酸アルキル

図 17-8 塩化チオニルを使ったアルコールのハロゲン化

第 17 章　アルコール・フェノール・エーテル　**283**

■　17-2-3　脱水反応を使ったアルケンの合成

　アルコールからの脱水反応は，第 4 章と第 12 章でも述べた．アルコールを硫酸やリン酸を使って高温にすると脱離反応が進行して，アルケンを与える．第 12 章で述べたようにアルコールの酸触媒脱水反応は，第三級＞第二級＞第一級の順である．その例を挙げると，

1.　第一級アルコールは最も脱水されにくい．エタノールからエチレンの生成では，濃硫酸中 180℃という条件が必要である．
2.　第二級アルコールは，もっと温和な条件で脱水する．シクロヘキサノールは，85%リン酸で 170℃に加熱すれば脱水される．
3.　第三級アルコールは，きわめて容易に脱水する．*tert*-ブタノールは 20%硫酸中 85℃で 2-メチルプロペンを生じる．

　この理由は，生成するカルボカチオンの安定性に関係している．

　第二級と第三級アルコールの脱水反応は E1 機構で進行する．これらのアルコールでは，まず酸素がプロトン化される．使われる酸は硫酸が多いが，硫酸の共役塩基 HSO_4^- は求核性が低いことに理由がある．酸としてハロゲン化水素を用いると，17-2-1 で述べたハロゲン化が進行してしまう．

　次に，水が脱離してカルボカチオンとなる．この段階が律速段階である．生成したカルボカチオンに隣接している炭素上のプロトンを生成した水が塩基として攻撃し，アルケンとオキソニウムイオンとなる（図 17-9）．

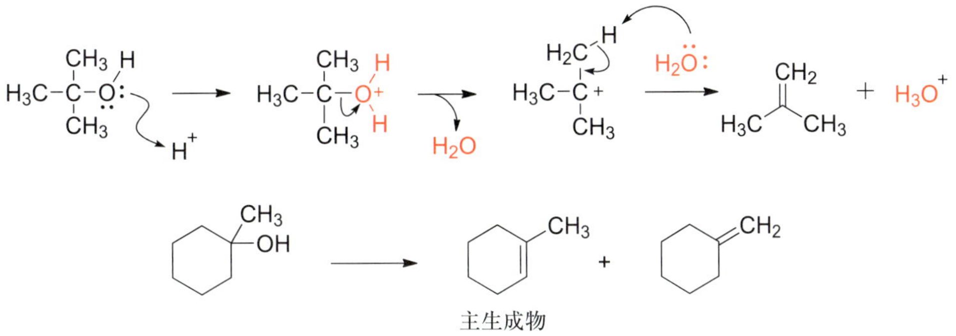

図 17-9　第三級アルコールの脱水反応によるアルケンの合成

　第二級アルコールから生成したカルボカチオンは，より安定な第三級カルボカチオンに転位することがある．この転位は正電荷をもった炭素に隣接する炭素原子から水素やアルキル基が移動（1,2-シフト）して，より安定な第三級カルボカチオンとなる（図 17-10）．この後は，より安定なアルケンが生成する方向に反応が進行していく．第一級アルコールでも同様のことが起こり得る．

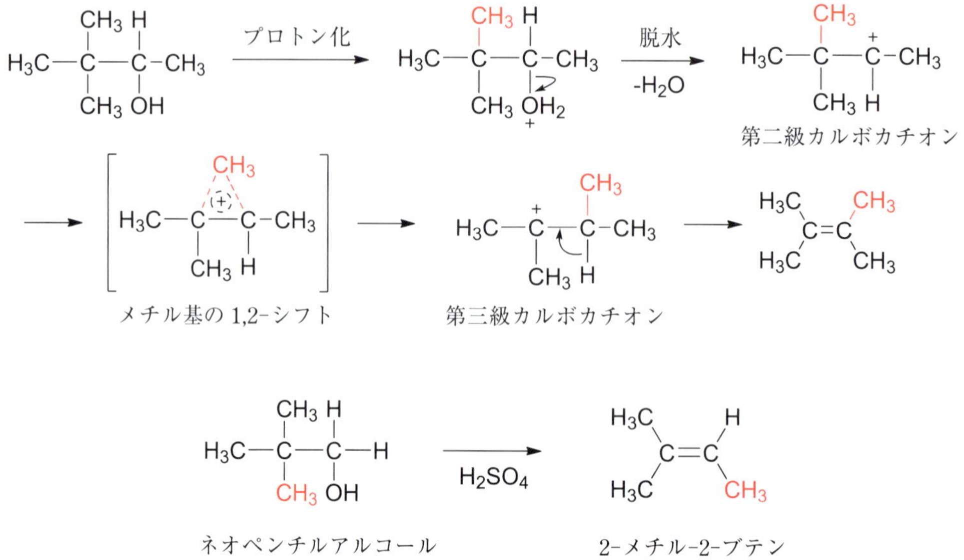

図17-10　転位を伴ったアルコールの脱水反応によるアルケンの合成

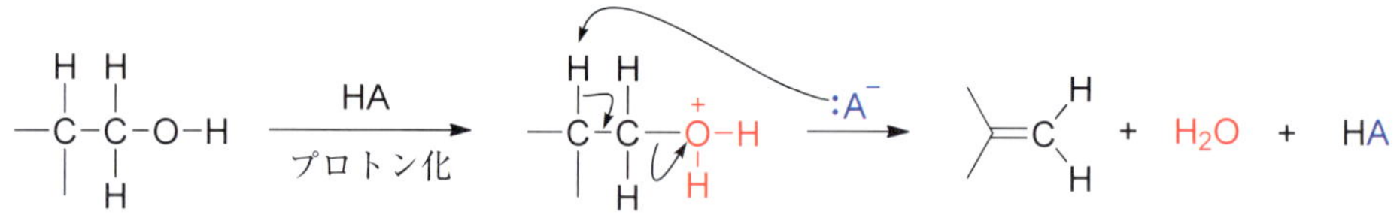

図17-11　第一級アルコールの脱水によるアルケンの合成

第一級アルコールの酸触媒脱水反応は，E2 反応で起こる．E1 機構で脱水したときに生成するカルボカチオンが不安定だからである．第一級アルコールはプロトン化され，そこで生じた共役塩基 A⁻ が β 炭素に結合した水素をとり，同時にプロトン化されたヒドロキシ基が水として脱離してアルケンとなる（図17-11）．

■ 17-2-4　エステル化

アルコール（またはフェノール）は，カルボン酸の酸ハロゲン化物や酸無水物と反応して，エステルを与える．反応には反応系が酸性になることを防ぐ目的で，第三級アミンやピリジンなどの弱塩基を同時に用いる．この方法をショッテン-バウマン（Schotten-Baumann）のエステル合成法と呼んでいる．また，フィッシャーのエステル合成は，カルボン酸に過剰のアルコールと酸触媒を用い，カルボン酸エステルを合成する．これらのことについては第20章のカルボン酸誘導体で詳しく述べる．また，17-2-1 の最後に述べたように，アルコールに求核置換反応を行うには，アルコールをスルホン酸エステルに変換し，その後で求核置換反応を行うとよい．ヒドロキシ基がキラル中心に結合しているとき，スルホン酸エステルの生成は，立体保持で進行する．

第17章　アルコール・フェノール・エーテル　**285**

次の置換反応がS_N2反応で進行するなら，立体化学は反転する（図17-12）.

ピリジン

立体は保持される

Nu:

立体は反転する　　　よい脱離基

TsCl
ピリジン

NaOH

(R)-2-ブタノール　　　トルエンスルホン酸エステル　　(S)-2-ブタノール
　　　　　　　　　　　立体は保持される　　　　　　　立体は反転する

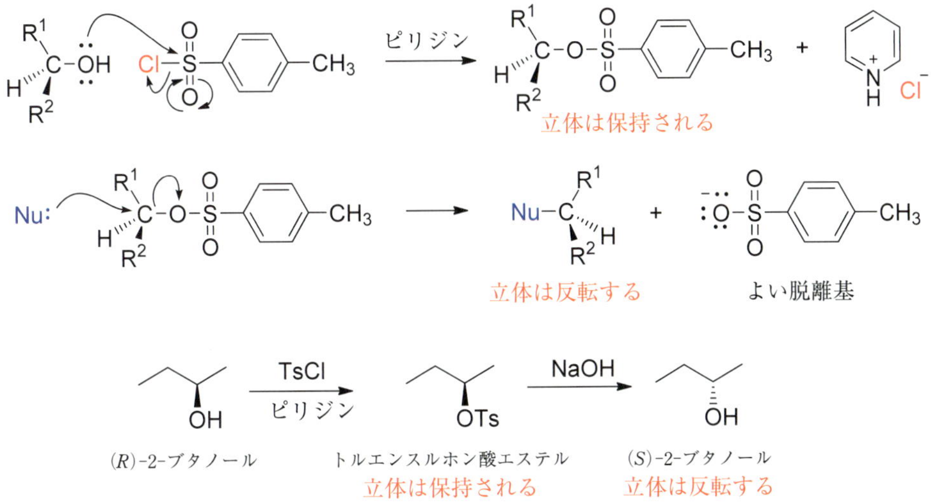

図17-12　スルホン酸アルキルの合成と続く求核置換反応での立体化学

■ 17-2-5　酸　化

(1) 第一級アルコール：アルデヒドに酸化される

第一級アルコールは，クロム酸H_2CrO_4を用いるとアルデヒドに酸化できる（図17-13）.

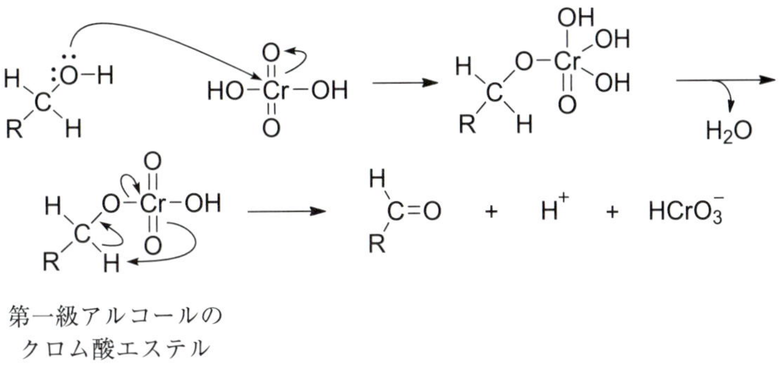

H_2O

第一級アルコールの
クロム酸エステル

図17-13　第一級アルコールのクロム酸を用いた酸化反応（アルデヒドまで）

アルデヒドはそれ自身酸化されやすいのでアルデヒドが酸化される前に反応混合物からとり出す必要がある．しかし，水溶液中では，生成したアルデヒドが水溶液中で水和物となり，この水和物がクロム酸エステルとなってさらに酸化される（図17-14）.

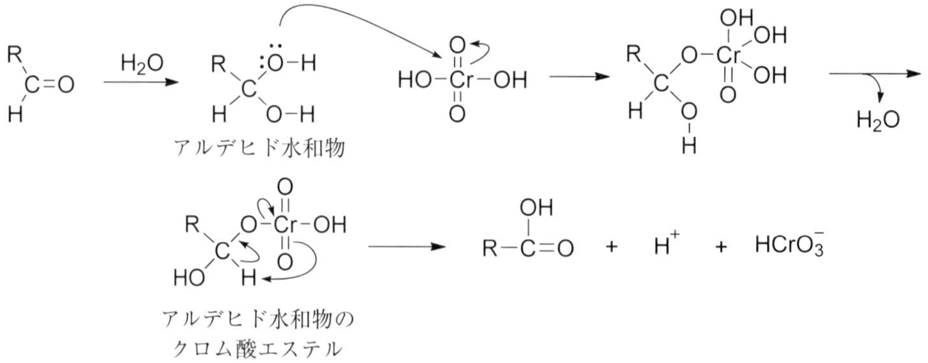

図 17-14　水を溶媒としたアルデヒドのクロム酸を用いた酸化反応

　したがって，アルデヒドを得るためには，アルデヒドの水和物が生成しないように反応を水溶液で行わなければよい．このために，よく使われるのは，クロム酸誘導体のクロロクロム酸ピリジン（PCC：pyridinium chlorochromate）であり，CH_2Cl_2 溶液中ではアルデヒドで酸化反応を止められる（図 17-15）.

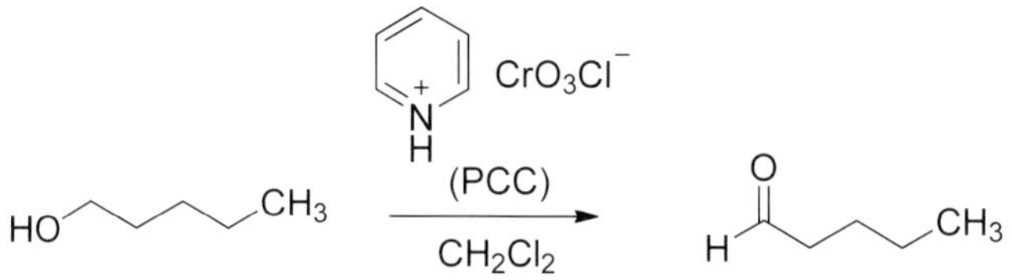

図 17-15　クロロクロム酸ピリジンと第一級アルコールのアルデヒドへの酸化

(2) 第一級アルコール：カルボン酸に酸化される

　第一級アルコールは，通常 $KMnO_4$ 水溶液中で加熱すれば，カルボン酸にまで酸化することができる．反応が終結したとき，反応溶液から MnO_2 をろ過し，カルボン酸のカリウム塩水溶液を酸性に液性を変換すると，水に不溶なカルボン酸が析出する（図 17-16）.

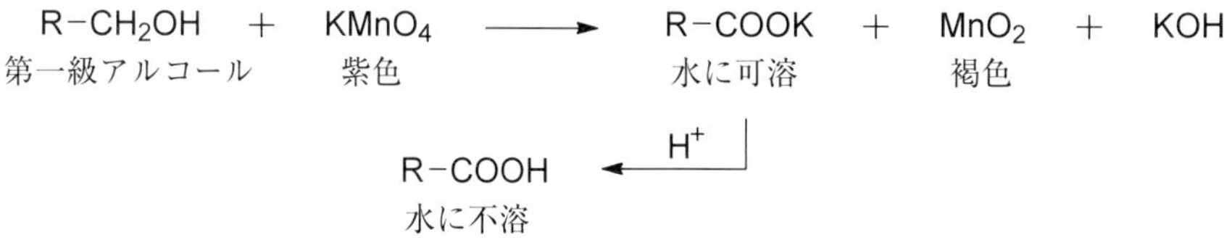

図 17-16　第一級アルコールの過マンガン酸カリウムによる酸化

(3) 第二級アルコール：ケトンに酸化される

　第二級アルコールのクロム酸酸化の反応機構は図 17-17 のとおりである．アルコールのクロム酸エステル中に脱離できる水素があるので，酸化が進行する．

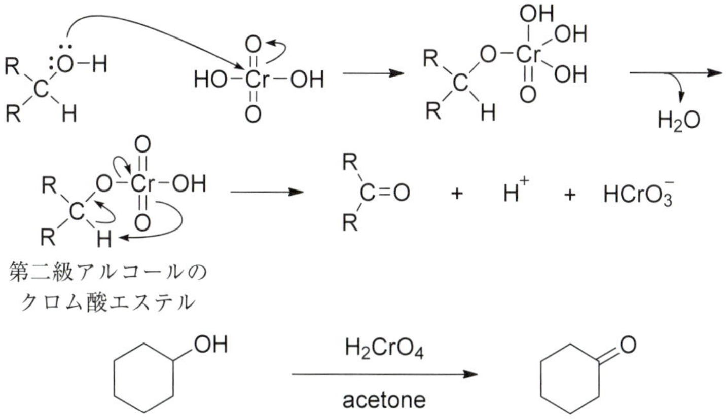

第 17 章　アルコール・フェノール・エーテル　**287**

図 17-17　第二級アルコールのクロム酸酸化

第二級アルコールの
クロム酸エステル

水-アセトン中 CrO_3 を用いて酸化する反応をジョーンズ（Jones）**酸化**と呼んでいる.

（4）第三級アルコール：酸化されにくい

第三級アルコールでは，第三級アルコールのクロム酸エステルができる（図 17-18）.

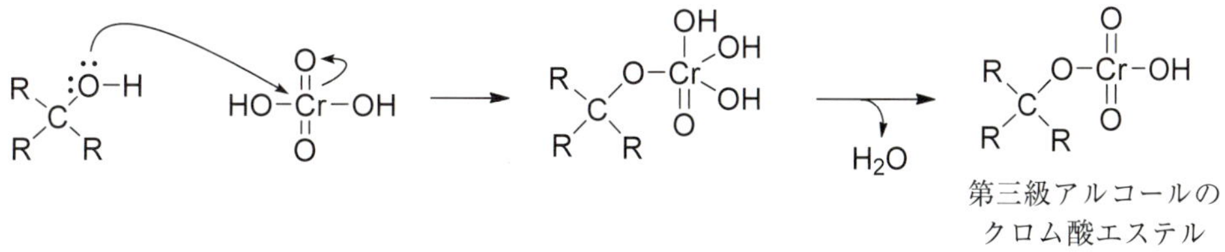

第三級アルコールの
クロム酸エステル

図 17-18　第三級アルコールのクロム酸エステル

　しかし，このエステルには脱離しやすい水素がなく，酸化するには C–C 結合を切る必要がある. したがって，通常の条件で，第三級アルコールは酸化されない. 後処理のときに出発物質の第三級アルコールに戻ってしまう.

17-3　アルコールの合成

■ 17-3-1　アルケンからアルコール合成

　アルケンに H_2O を付加させる水和反応やオキシ水銀化-脱水銀化反応およびヒドロホウ素化-酸化反応については，付加反応の項目で述べた. 水和反応とオキシ水銀化-脱水銀化反応ではマルコフニコフ（Markovnikov）則に従ってヒドロキシ基が導入できたのに対し，ヒドロホウ素化-

酸化反応では，アンチ-マルコフニコフ配向となった．また，ヒドロホウ素化-酸化反応では，–H
と –OH が同じ方向から付加するシン付加であることを思い出してほしい．

問題3　次のアルコールを 1-methylcyclohexene から合成せよ．

1）　1-methylcyclohexanol

2）　*trans*-2-methylcyclohexanol

■　17-3-2　ケトン・アルデヒドからアルコールの合成

　ケトンを還元すると第二級アルコールが，アルデヒドを還元すると第一級アルコールがそれぞ
れ生成する．これらを還元する試薬は，$NaBH_4$ や $LiAlH_4$ が使われる．これらの試薬からは，H^-
（ヒドリド）ができ，これがカルボニル炭素に求核付加する（図17-19）．

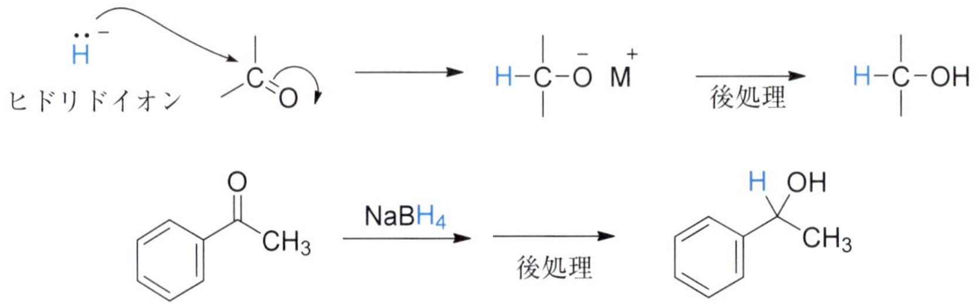

図 17-19　ヒドリドによるカルボニルの還元反応

　さらにカルボニル炭素に付加しアルコールを生成する反応にグリニャール（Grignard）反応が
ある．ハロアルカンやハロゲン化アリールにマグネシウムを反応させるとグリニャール試薬
（R-MgX，Ar-MgX）となる．この試薬のアルキル部分やアリール部分は，求核試薬としてカル
ボニル炭素に付加反応しアルコールを生成する．これらのことは第18章でも述べる（図17-20）．

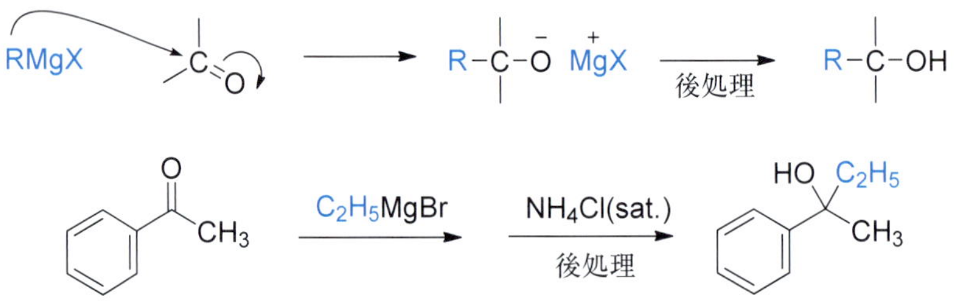

図 17-20　グリニャール反応によるアルコールの合成

　エステルも $LiAlH_4$ やグリニャール試薬と反応してアルコールを与える．エステルと $LiAlH_4$ と
の反応では第一級アルコールが，グリニャール試薬との反応では第三級アルコールが生成する．
反応機構は，カルボン酸誘導体，図20-75，図20-77を参考にしてほしい．また，酸塩化物と

第 17 章　アルコール・フェノール・エーテル　　**289**

$NaBH_4$ との反応でも第一級アルコールが生成する（図 17-21）.

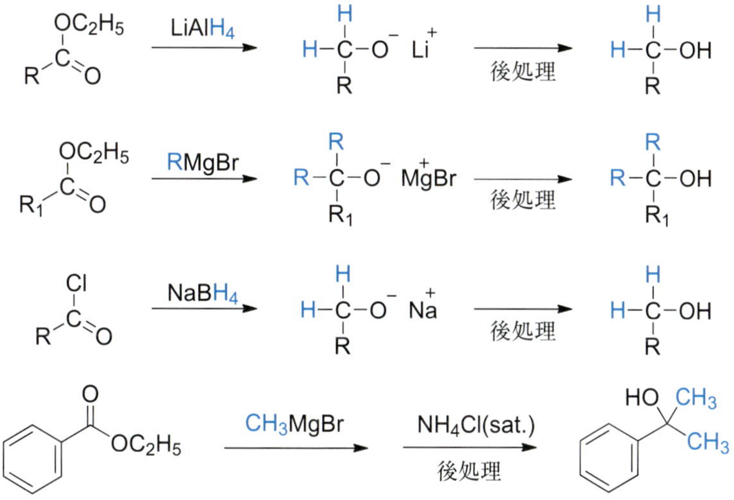

図 17-21　エステルからのアルコールの合成

17-4　フェノール

■　17-4-1　フェノールの反応

　ベンゼン環にヒドロキシ基が置換した化合物がフェノールであるので，アルコールのヒドロキシ基と同様の反応を示すことがある．単体のナトリウムと溶解したフェノールを反応させると，水素を発生し，ナトリウムフェノキシドとなる．エステルの合成もアルコールのときと同様の方法で合成できる（図 17-22）.

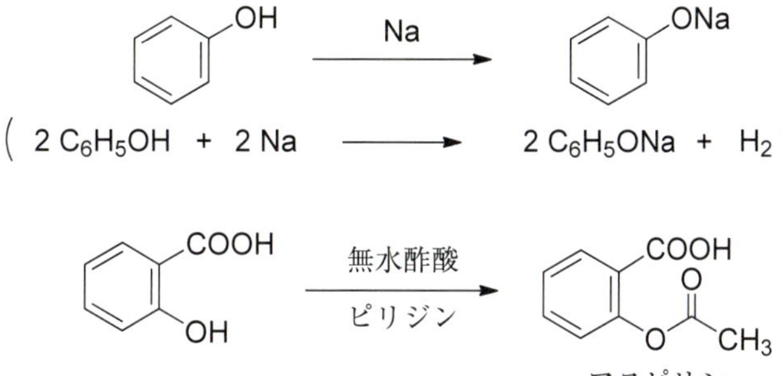

サリチル酸

アスピリン
サリチル酸のエステル

図 17-22　フェノールとナトリウムの反応（上）とフェノールのエステル化（下）

290

　ナトリウムフェノキシドは，ナトリウムアルコキシドと同様に求核置換反応の試薬として，ハロゲン化アルキルと反応しフェニルエーテルを合成できることは，この後のエーテルの合成（17-5-2）で詳しく学ぶ．

　一方，フェノールはベンゼン環にヒドロキシ基が結合しているので，アルコールとは違う反応性を示すこともある．フェノールは先に述べたように弱い酸性を示す．強塩基の水酸化ナトリウムの水溶液ではナトリウムフェノキシドとなって水に溶けるが，弱塩基の炭酸水素ナトリウムの水溶液では塩をつくれず水に不溶である．炭酸はフェノールよりも強い酸であるので，より弱いフェノールからより強い炭酸が生じることはない．これは第13章の13-4-2で既に学んだのであるが，もう一度確認しよう（図17-23）．

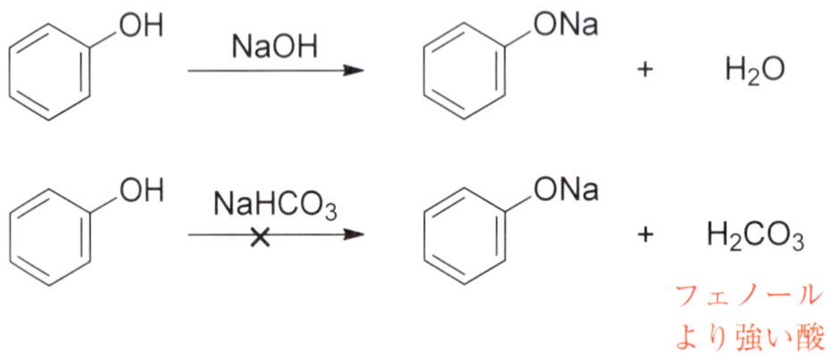

フェノールより強い酸

図17-23　フェノールと水酸化ナトリウムおよび炭酸水素ナトリウムとの反応

　また，ヒドロキシ基は，ベンゼン環に置換すると電子供与基として働き，芳香族求電子置換反応ではベンゼンよりも反応が速やかに反応する．例えば，フェノールの水溶液に臭素水を加えると触媒なしで3分子の臭素（Br_2）と反応して2,4,6-トリブロモフェノールの白色の沈殿を生じる．この反応はフェノールの検出に用いられることは高校の化学で履修した（図17-24）．

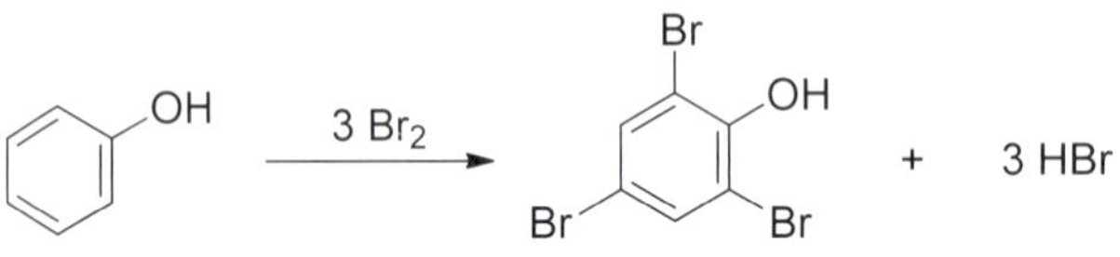

図17-24　フェノールと臭素の反応

　さらに，濃硝酸と濃硫酸の混酸と反応させるとオルト-パラ配向性を示し，ニトロフェノールやパラニトロフェノールを合成できることは，第14章14-2で既に学んだ．

■ 17-4-2　フェノールの合成

　工業的なフェノールの合成法として，クメン（Cumene）法やダウ（Dow）法がある．このうちベンゼンスルホン酸ナトリウムのアルカリ融解を用いるダウ法は現在用いられていない．一方，クメン法は現在でも用いられており，まずフリーデル-クラフツ反応でベンゼンからイソプロピルベンゼン（クメン）を合成し，次にクメンをクメンヒドロペルオキシドに酸化する（図17-25）．

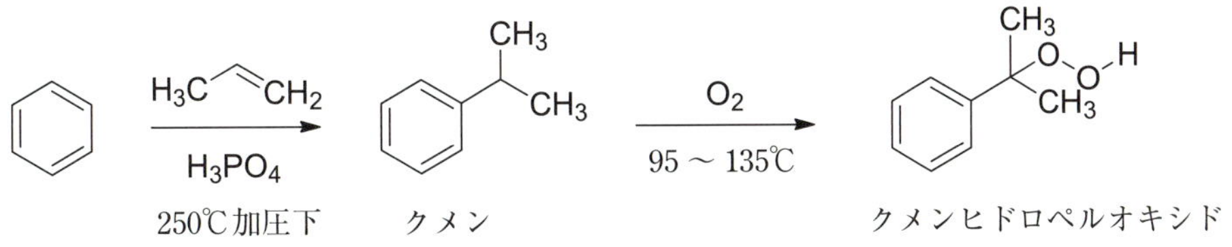

図 17-25 フェノールの合成（クメン法の第 1 段階）

最後に 10 % 硫酸で処理するとクメンヒドロペルオキシドは脱水と転位反応を伴ってフェノールとアセトンを生成する（図 17-26）.

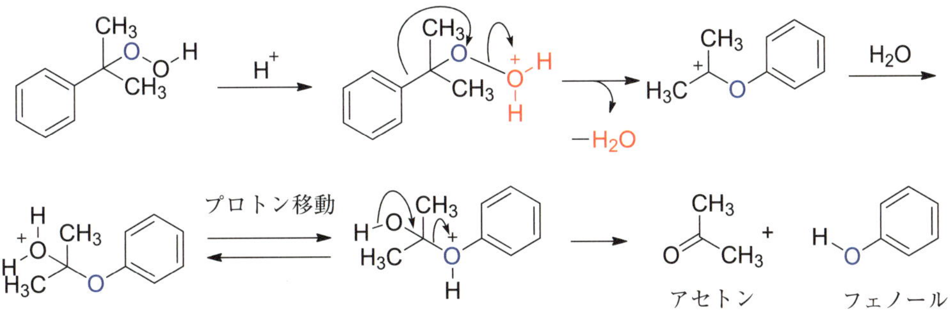

図 17-26 フェノールの合成（クメン法の第 2 段階）

実験室的な合成法は，ベンゼンジアゾニウム塩の加水分解による方法がある（図 17-27）.

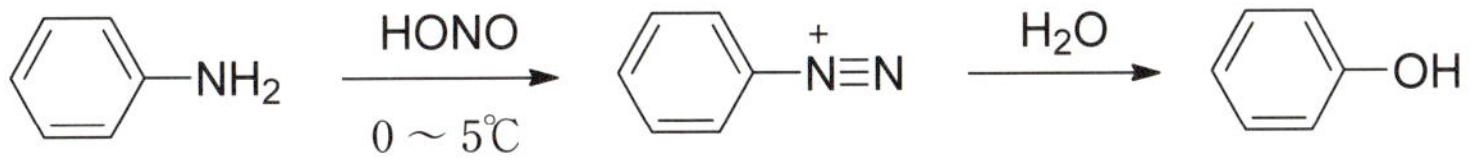

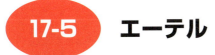

図 17-27 フェノールの合成（ベンゼンジアゾニウム塩の加水分解）

この方法については，第 21 章の 21-4-2 で詳しく学習する.

17-5 エーテル

17-5-1 エーテルの反応

エーテルは反応性が乏しい化合物である．このため，有機合成の溶媒としてよく利用される．唯一，酸と反応して C–O 結合が開裂する．例えばエーテルを冷濃 HBr で処理するとアルコールと，ブロモアルカンが得られる．さらに高温では，生成したアルコールが HBr との求核置換反応でブロモアルカンとなる（図 17-28）.

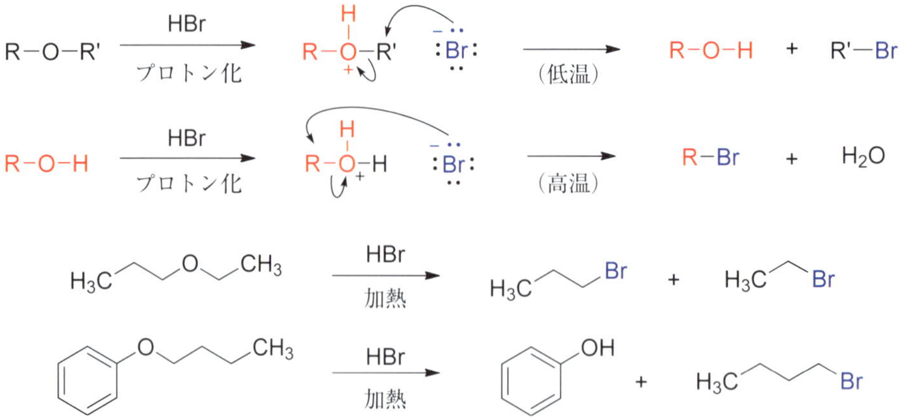

図17-28　エーテルの酸による開裂反応

　フェニルエーテルでは，フェノールとブロモアルカンとなる．フェノールのヒドロキシ基は臭化物イオンで置換されない．芳香族での求核置換反応となり，臭化物イオンのような弱い共役塩基では反応が進行しない．

■ 17-5-2　エーテルの合成方法

　アルコールの分子間の脱水反応については，第4章で述べた．第一級アルコールを酸の存在下，分子内脱水反応でアルケンを生成するときより低温で反応を行うと，分子間で脱水反応が進行してエーテルを与える．この反応はまず，アルコールの酸素がプロトン化することから始まる．次にもう1つのアルコールの酸素が，プロトン化された方のアルコールをS_N2機構で攻撃をする（図17-29）．

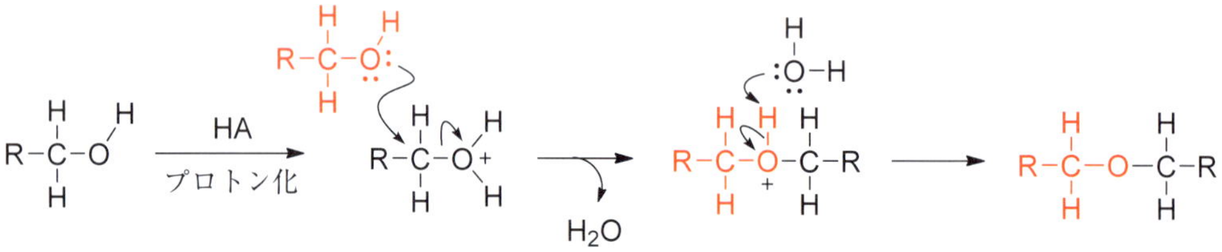

図17-29　第一級アルコールから対称なエーテルの合成

　この方法は，対称なエーテル合成には向いているが，非対称なエーテル合成には向いておらず，エーテルの混合物が得られる（図17-30）.

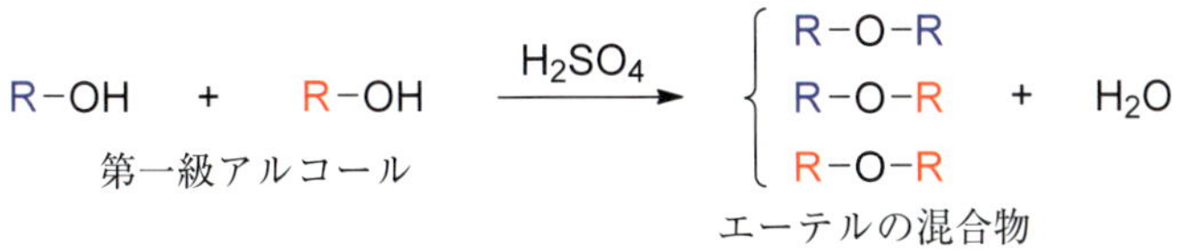

第 17 章 アルコール・フェノール・エーテル **293**

$$R-OH \quad + \quad R-OH \quad \xrightarrow{H_2SO_4} \quad \begin{cases} R-O-R \\ R-O-R \quad + \quad H_2O \\ R-O-R \end{cases}$$

第一級アルコール　　　　　　　　　　　　　　　エーテルの混合物

図 17-30　第一級アルコールから非対称なエーテルの合成

　しかし，一方が *tert*-ブチル基，もう一方が第一級アルキル基のエーテル合成はうまくいく．室温で第一級アルコールと硫酸の混合物に *tert*-ブタノールを加えるとよい．第一級アルコールからのエーテル合成は，厳しい条件が必要であったが，室温では反応しない．そこに *tert*-ブタノールを加えると，こちらがプロトン化後すぐに脱水して安定なカルボカチオンになる．そこに第一級アルコールが求核試薬として S_N1 反応する（図 17-31）．

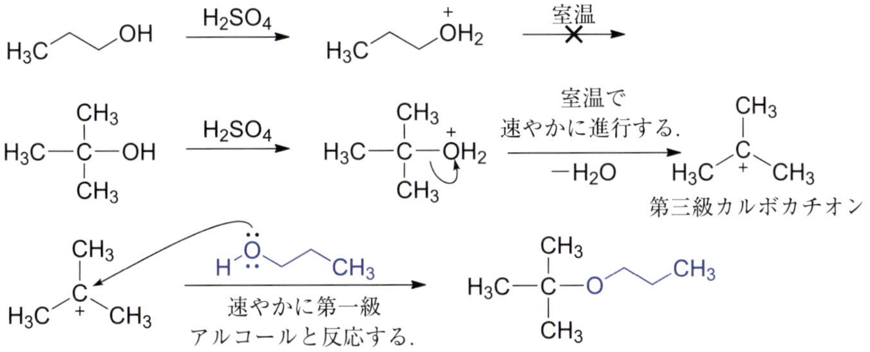

図 17-31　*tert*-ブタノールを使った非対称なエーテルの合成

　非対称エーテルの合成方法には**ウィリアムソン（Williamson）のエーテル合成**が知られている（図 17-32）．この合成方法は，ハロゲン化アルキルあるいはスルホン酸のアルキルエステルとナトリウムアルコキシドとの S_N2 反応で進行する．L はよい脱離基である．

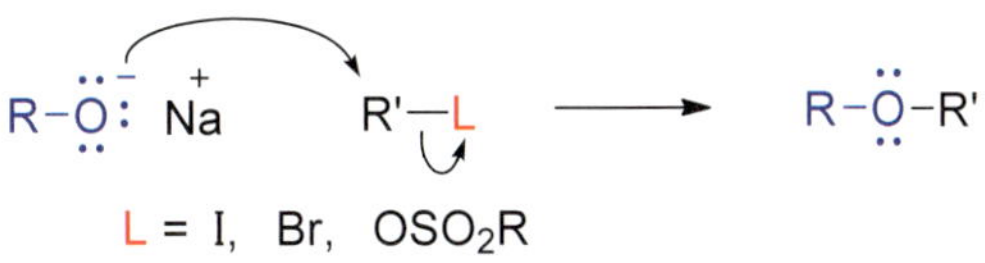

L = I, Br, OSO_2R

図 17-32　ウィリアムソンのエーテル合成

　ウィリアムソン（Williamson）のエーテル合成は，S_N2 反応であるので特に基質 R' が第三級であると立体障害のため置換反応は進行せず，脱離反応が有利になる（図 17-33）．非対称エーテルの合成計画には，このような点を考慮する必要がある．

　また，基質をハロベンゼンやハロゲン化ビニルとしても，ウィリアムソン（Williamson）のエーテル合成は進行しない．その理由は，ハロベンゼンやハロゲン化ビニルの炭素-ハロゲン結

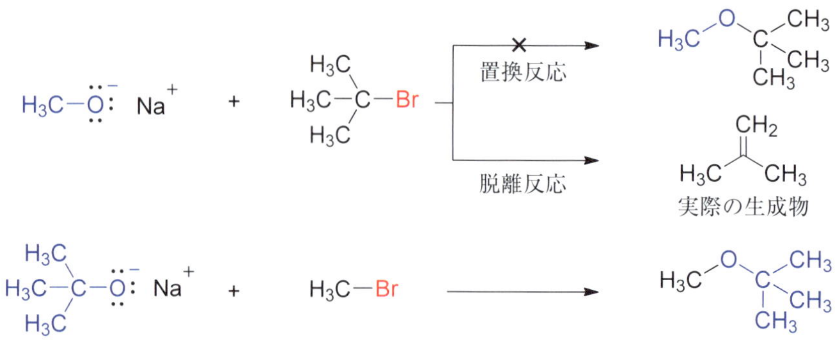

図 17-33　エーテルの合成計画

合がハロアルカンの炭素-ハロゲン結合よりも強く，またベンゼン環や二重結合は，求核試薬の背面からの接近を妨害するためである．

例として，アニソール（anisole）の合成計画を示す（図 17-34）．a のように切断して考える場合，メトキシドアニオンとブロモベンゼンとの反応となり，この反応は進行しない．一方，b のように切断して考える場合，フェノキシドアニオンと臭化メチルの求核置換反応となる．臭化メチルは第一級のハロアルカンであり，求核置換反応は容易に進行することがわかる．

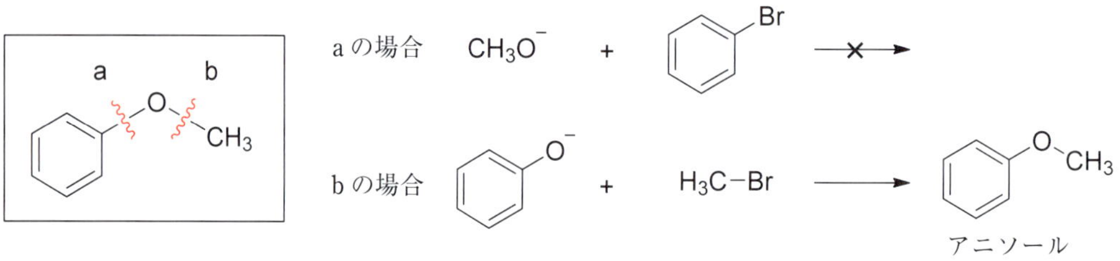

図 17-34　アニソールの合成計画

17-6 環状のエーテル

環状のエーテルには，図 17-35 のような化合物が知られている．

オキシラン oxirane　オキセタン oxetane　テトラヒドロフラン tetrahydrofuran　テトラヒドロピラン tetrahydropyran　1,4-ジオキサン 1,4-dioxane

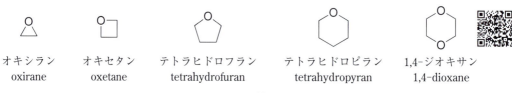

図 17-35　環状のエーテル

第 17 章　アルコール・フェノール・エーテル　**295**

　環状のエーテルの反応性および性質に関しては，大部分が鎖状のエーテルの反応性および性質と同じである．また，環状のエーテルの合成は，分子内でウィリアムソンのエーテル合成を行えばよい．テトラヒドロフランの合成法は図 17-36 に示すように行う．

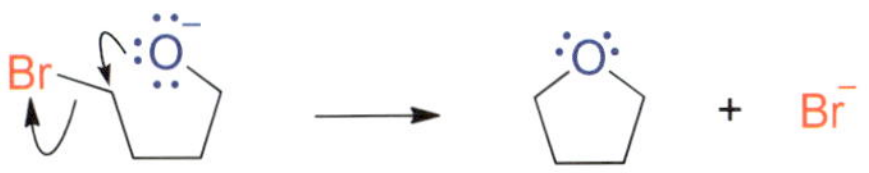

図 17-36　分子内ウィリアムソンのエーテル合成を使ったテトラヒドロフランの合成

　環状のエーテルのうち，3 員環の環状エーテルである**エポキシド**は異常な反応を示すので注目に値する．通常のエーテルは，反応性に乏しいが，エポキシドは，環の角度ひずみの影響（鎖状のエーテルの C–O–C 結合の角度が約 110° であるのに対し，エポキシドのそれは，約 60°）やねじれひずみ（シクロプロパンの炭素の 1 つが酸素となったと考えてみる．第 6 章 6-2-1 を参照）の影響で，反応性に富み，ほかのエーテルとは違う反応性を示す．この後は，エポキシドについて詳しくみてみよう．

■ 17-6-1　アルケンからエポキシドの合成方法

　アルケンを水溶液中，ハロゲンと反応させると隣接する炭素にハロゲンとヒドロキシ基がそれぞれ結合したハロヒドリン（ブロモヒドリンあるいはクロロヒドリン）が生成する．このハロヒドリンを塩基で処理するとエポキシドとなる（図 17-37）．この反応は，先に示した分子内のウィリアムソン（Williamson）のエーテル合成の 1 つと考えよう．

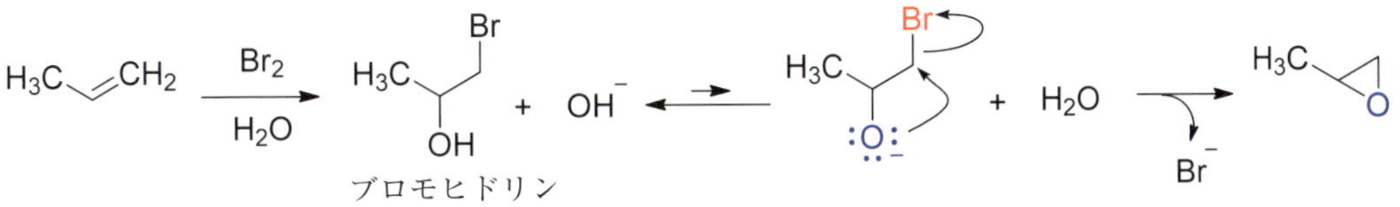

図 17-37　ハロヒドリンからエポキシドの合成

　アルケンから直接的にエポキシドを合成するためには，アルケンを過酸（RCOOOH）で処理するとエポキシドが得られる．過酸としてよく使われるのが，メタクロロ過安息香酸（*m*CPBA）である．反応を表す矢印が込み合っているので，矢印の順序等を確認しながら反応機構を理解しよう（図 17-38）．

　この反応は 3 員環を形成するため，立体特異的でシン（*syn*）付加で反応が進行する．アルケンの立体化学は保持されることに注目しよう．

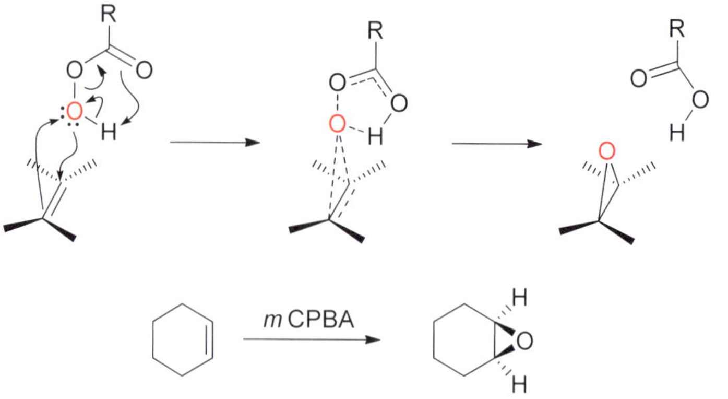

図 17-38　アルケンから過酸を使ったエポキシドの合成

■ 17-6-2　エポキシドの反応 I

　エポキシドは，角度ひずみやねじれひずみが存在するので，ほかのエーテルと異なり求核試薬
と反応し，開環反応が進行する．この開環反応は，酸性条件下と塩基性条件下で開裂の方向が
違ってくる．

　酸触媒を用いる場合，まずは，エポキシドの酸素がプロトン化される．この後，求核試薬は，
置換基の多い炭素を背面攻撃し，アンチ付加する．ここでの反応は S_N2 性をもって求核攻撃を受
ける．反応する位置と立体化学は，オキシ水銀化-脱水銀化反応に似て，多置換の炭素上で立体
反転をともなって反応する（図 17-39）．

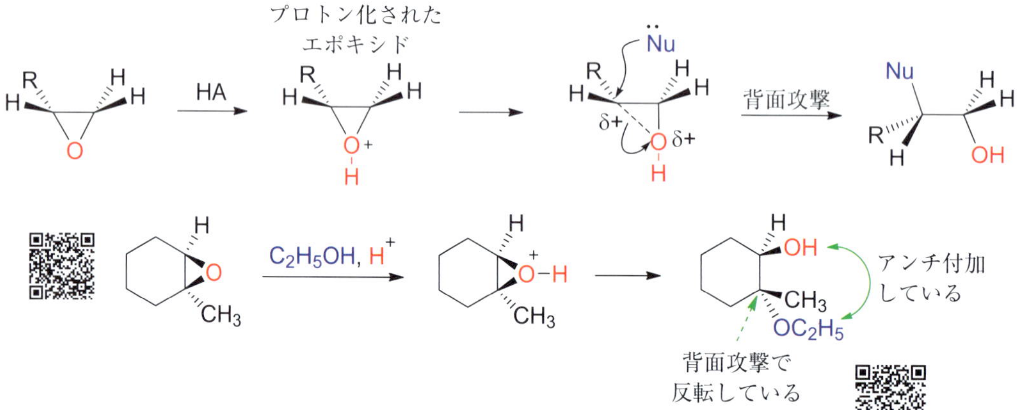

図 17-39　エポキシドの酸を使った開裂反応

　一方，塩基条件下では，プロトン化は起こらない．求核試薬は，S_N2 反応で立体障害の少ない
エポキシド炭素上で立体反転をともなって反応する（図 17-40）．

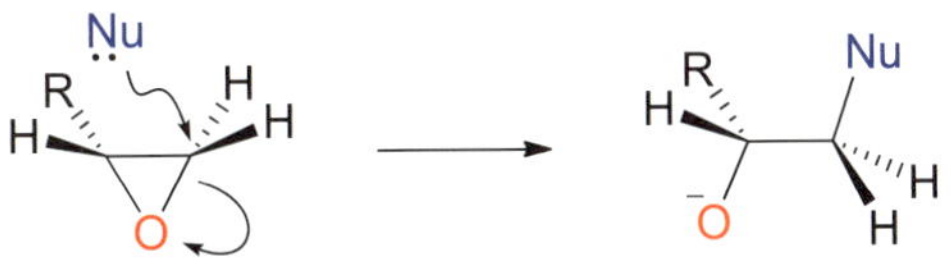

図17-40 エポキシドの塩基性条件下での開裂反応

オキシラン（エチレンオキシド，C_2H_4O）は，グリニャール（Grignard）試薬と反応し，炭素が2個多いアルコールの合成に使われる．置換基のあるエポキシドにおいては，グリニャール試薬は，ルイス塩基性をもつので立体障害の少ない炭素を攻撃し，エポキシド環が開裂する（図17-41 下）．

図17-41 エポキシドを基質とする求核置換反応

17-6-3 エポキシドの反応 II

アルケンに過酸を反応させエポキシドを合成したとき，立体特異的に反応が進行することは，17-6-1で述べた．すなわち，Z体（シス体）の2-ブテンからはシス体のエポキシド，シス-2,3-ジメチルオキシラン（dimethyloxirane）が生成する．このエポキシドはメソ化合物である（図17-42）．

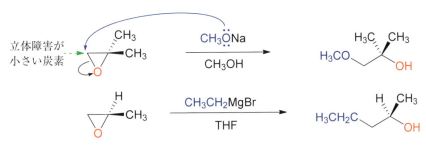

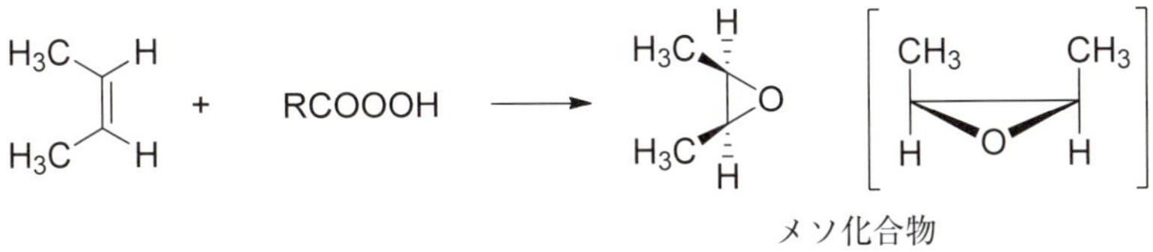

図17-42 シス-2-ブテンのエポキシ化

一方，E体（トランス体）の2-ブテンからはトランス体のエポキシド，トランス-2,3-ジメチルオキシランができる．この生成物は，エナンチオマーの混合物のラセミ体になる（図17-43）．

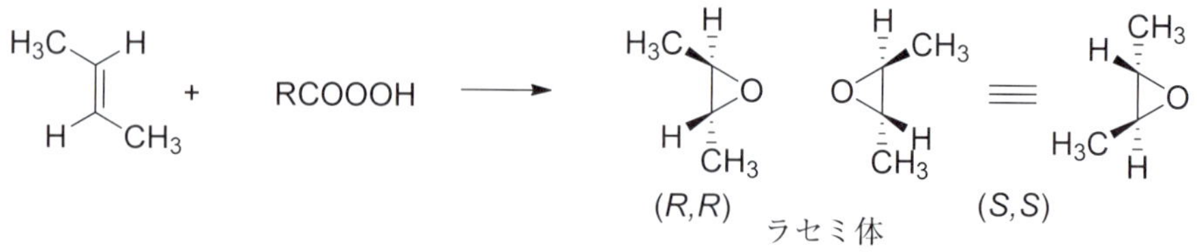

図 17-43　トランス-2-ブテンのエポキシ化

　これらエポキシドを酸性条件下,加水分解するとアンチ配置の1,2-ジヒドロキシ化ができる.
図 17-39 の求核試薬が水だと考えてほしい.

　シス-2,3-ジメチルオキシランを酸性条件下で加水分解すると,ブタン-2,3-ジオール(butane-
2,3-diol)がエナンチオマーの混合物として得られる(図 17-44).

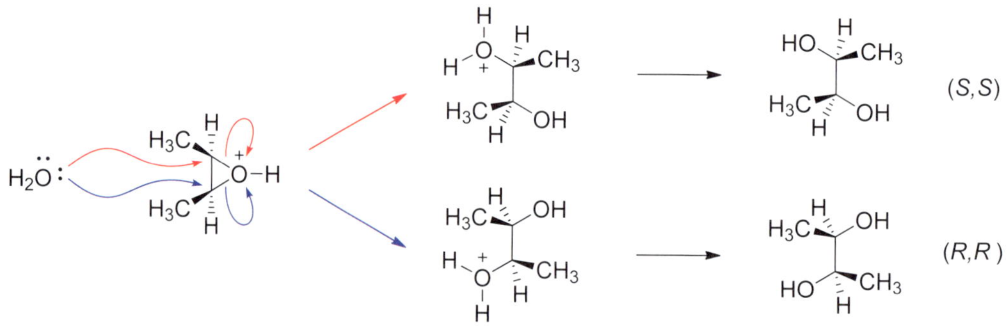

図 17-44　シス-2,3-ジメチルオキシランの酸性条件下での加水分解

　一方,トランス-2,3-ジメチルオキシランでは,どうであろうか?(R,R)体のトランス-2,3-
ジメチルオキシランからは,単一の生成物としてメソ体のブタン-1,2-ジオールが得られる(図
17-45).

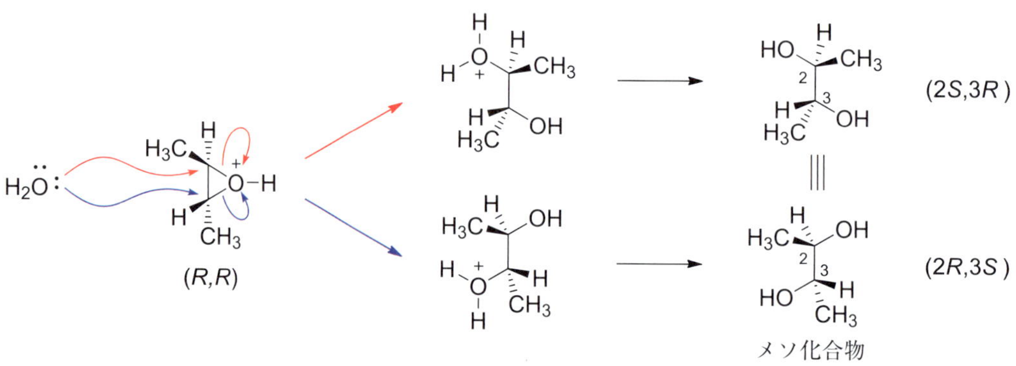

図 17-45　(2R,3R)-トランス-2,3-ジメチルオキシランの酸性条件下での加水分解

　では,(S,S)体のトランス-2,3-ジメチルオキシランからはどう反応が進行するのであろうか.

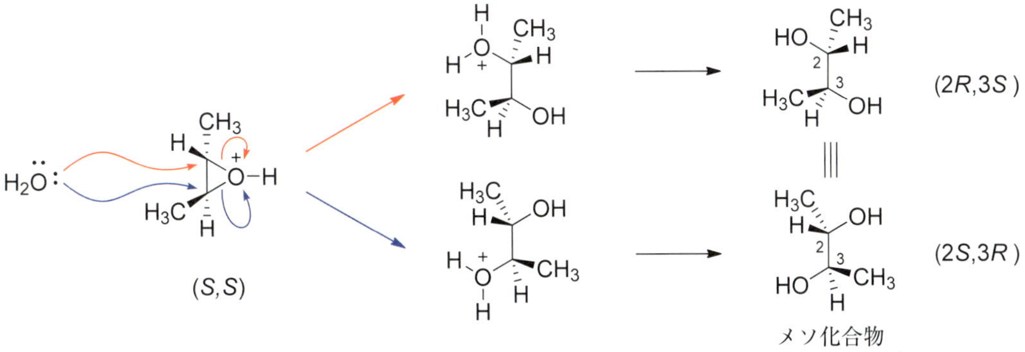

第 17 章　アルコール・フェノール・エーテル　　**299**

図 17-46　(2*S*,3*S*)-トランス-2,3-ジメチルオキシランの酸性条件下での加水分解

　やはり，(2*R*,3*S*)-ブタン-2,3-ジオールが生成する（図 17-46）．つまり，トランス体のエポキ
シドからは，単一の生成物としてメソ体の (2*R*,3*S*)-ブタン-2,3-ジオールが生成する．

　アルケンからエポキシドを経て，ジオールまでの変換は全体的にみても立体特異的な反応であ
る．

■　17-6-4　エポキシドの反応（まとめ）

　トランス体の 2-ブテンからは，ラセミ体のエポキシドが生成する．その後の加水分解では，
どちらのエナンチオマーからもメソ体のブタン-2,3-ジオールが生成する（図 17-47 上）．

　一方，シス体の 2-ブテンからは，メソ体のエポキシドが生成する．その後の加水分解では，
ラセミ体のブタン-2,3-ジオールが生成する（図 17-47 下）．

　全行程を通してみると，エポキシ化-酸加水分解反応は二重結合へのアンチジヒドロキシ化で
あり立体特異的な反応である．

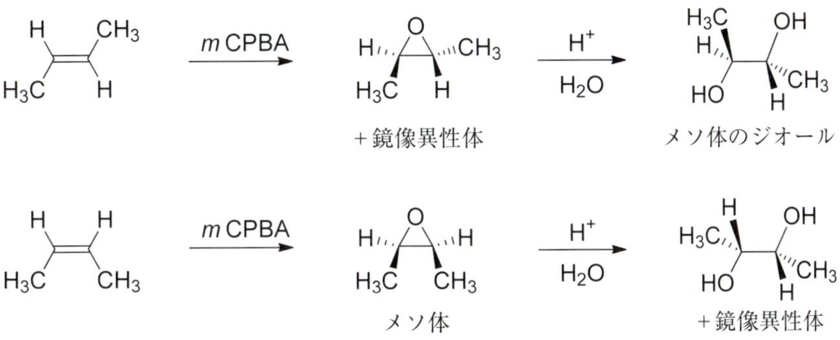

図 17-47　2-ブテンへのエポキシ化-酸加水分解反応（アンチ 1,2-ジヒドロキシ化）

T O P I C S　　エーテルの合成と王冠のようなエーテル

　アルケンからのエーテル合成にはアルコキシ水銀化–脱水銀化反応が用いられる．この反応は，アルケンへの付加反応である．オキシ水銀化–脱水銀化反応の溶媒をアルコールに替えることでエーテル合成に用いられる．アルコキシ基は，マルコフニコフ（Markovnikov）配向で付加する．また，アルコキシ水銀化まではアンチ付加するが，その後の脱水銀化（水素化）に立体選択性はない．

アルコキシ水銀化–脱水銀化反応によるエーテル合成

　環状のエーテルにクラウンエーテルと呼ばれる一連の化合物がある．クラウンエーテルは 18-クラウン-6（18-crown-6）のように表記される．18 は環を形成している原子の数，6 はそのうちの酸素原子の数を示すエチレングリコールの重合体である．

18-クラウン-6　　　　　　　　　　　　　　　　　　15-クラウン-5　　　12-クラウン-4

クラウンエーテル

　クラウンエーテルは，その空間に金属イオンを取り込む．18-クラウン-6 ではカリウムイオンを，15-クラウン-5 ではナトリウムイオンを，12-クラウン-4 ではリチウムイオンをそれぞれ取り込むことができる．これら金属塩の対イオンつまり陰イオンは，非プロトン性溶媒では溶媒和されないので強い求核試薬となり，求核置換反応が容易に進行する．クラウンエーテルは，デュポン社のチャールズ・ペダーセンによって開発され，1987 年にノーベル化学賞を受賞している．

練習問題

17.1 次の出発原料を使って，目的とするアルコールを合成したい．適している試薬を示せ．

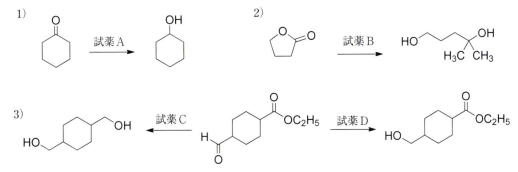

17.2 ウィリアムソンのエーテル合成により，次のエーテルを合成する方法を示せ．複数の合成法があれば，どちらの方法がよりよくエーテルを与えるかを示せ．

1) 1-エトキシブタン
2) 2-エトキシブタン
3) 2-メトキシ-2-メチルプロパン
4) アニソール（メトキシベンゼン）

17.3 次のエーテルを，HBrで高温にて処理したときのそれぞれの主生成物を示せ．

17.4 メトプロロールは，ロプレソール®という名称で田辺三菱製薬から販売されている β 遮断薬である．この合成には，エーテル結合の合成と，エポキシドの開裂を使っている．はじめに，ウィリアムソンのエーテル合成を行う．4-(2'-メトキシエチル)フェノールを NaOH 溶液に溶解してできたフェノキシドと，エピクロロヒドリン（Cl ）を反応させエーテルを合成する．次いで，エポキシドの立体障害の少ない炭素を，イソプロピルアミンの窒素が攻撃し，エポキシドが開裂する．化合物 A およびメトプロロールの構造を示せ．

ロプレソール®（田辺三菱製薬）

302

4-(2'-メトキシエチル)フェノールの
フェノキシド

17.5 反応の主生成物の構造を示せ.

(*S*)-2-ブタノール $\xrightarrow[\text{2. CH}_3\text{I}]{\text{1. Na}}$ ⬚ 1 $\xrightarrow{\text{冷濃 HBr}}$ ⬚ 2 ＋ ⬚ 3

練習問題・解答

第5章 化合物の性質/命名

5. 1

1) 3-ethyl-2-methylhexane 　　2) 3-ethyl-4,6-dimethyloctane

3)

5. 2

1) 1-(*tert*-butyl)-5-ethyl-2,3,4-trimethylcyclohexane

2) 8-methylbicyclo[4.3.2]undecane

5. 3

1) 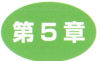　　2)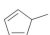

　3-propylhex-1-ene 　　　5-methylcyclopenta-1,3-diene

5. 4

1) 2-ethyl-1,3,5-trimethylbenzene 　　2) 2-ethyl-1-methyl-4-propylbenzene

3) 2-nitronaphthalene

5. 5

1) 3-chloroprop-1-ene 　2) (bromomethyl)benzene 　3) (trifluoromethyl)benzene

4)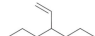

5.6

1) propane-1,2,3-triol
2) 2-methyl-4-phenylbut-3-en-2-ol
3) 2-methyl-4-vinylheptan-3-ol
4) 2-methylcyclopent-3-enol
5) picric acid (2,4,6-trinitrophenol)
6) 2,6-diisopropylphenol

5.7

1) 2-methyl-1-(vinyloxy)propane
2) (allyloxy)benzene
3) 1-(2-chloroethoxy)cyclohex-1-ene
4)

5.8

1) ethane-1,2-diamine
2) *N,N*-dimethylprop-1-yn-1-amine
3) cyclopropanamine
4) *N*-ethyl-*N*-methylcyclohexanamine
5)

5.9

1) 1-chloropropan-2-one
2) acetophenone
3) cyclohexane-1,3-dione
4) cyclohex-2-enecarbaldehyde
5)

5.10

1) 4-aminobutanoic acid
2) phenyl pivalate
3) 2-benzamidoacetic acid
4) 2,3-dihydroxysuccinic acid
5) 4-aminobenzoic acid
6) 2-hydroxybutanenitrile
7) butane-1,2,3-tricarboxylic acid
8) 2,2-dimethyl-3,4-dioxobutanoic acid
9) 3-formylbenzoic acid

第6章 アルカンの化学 I

6.1

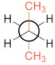
アンチ形配座

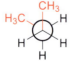
ゴーシュ形配座

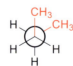
ゴーシュ形配座

重なり形配座

6.2

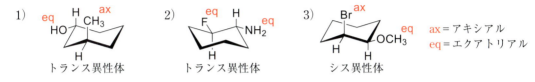

6.3

1) トランス異性体　2) トランス異性体　3) シス異性体

ax = アキシアル
eq = エクアトリアル

6.4

トランス異性体 < シス異性体（安定性）

トランス異性体にはアキシアル位にメチル基があるので，1,3-ジアキシアル相互作用が働く．
一方，シス異性体にはアキシアル位のメチル基がないのでシス異性体の方が安定である．

6.5

6.6

アキシアル位にメチル基があるので，
1,3-ジアキシアル相互作用が働く

アキシアル位のメチル基がない
ので，こちらの方が安定

6.7

第7章 アルカンの化学 II

7.1
1) 同一化合物　　2) 同一化合物　　3) エナンチオマー　　4) ジアステレオマー
5) ジアステレオマー　　6) 同一化合物　　7) ジアステレオマー　　8) エナンチオマー
9) 同一化合物　　10) エナンチオマー　　11) 同一化合物　　12) 同一化合物

7.2 キラル化合物：2, 3, 5, 7, 8　　アキラル化合物：1, 4, 6, 9, 10

7.3 1) S　2) R　3) R　4) S　5) S　6) R　7) R　8) S　9) R　10) R

7.4
1)

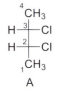

2) A（$2R, 3S$）　　B（$2S, 3S$）　　C（$2R, 3R$）

3) メソ化合物はA

7.5

$$\text{エナンチオマー過剰率} = \frac{10.8}{13.5} \times 100 = 80\%$$

(S)-エナンチオマー：(R)-エナンチオマー $= 90 : 10$

第8章 反応式を学ぶ

8.1

1) 　　2) 　　3) 　　4) 　　5)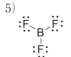

練習問題・解答　　*307*

8. 2

1) 2) 3) 4)

8. 3

1) 2) 3) 4) 5)

6) 7) 8) 9) 10)

8. 4

1)

メチルビニルエーテル

2)

アセト酢酸メチル

3)

フェノール

4)

ベンジルカチオン

8. 5

1) 2) 3)

4) 5)

第9章 ベンゼンの化学Ⅱ

9.1

芳香族性を示すもの
　2, 3, 4, 5, 6, 8, 9, 12, 14, 15, 19, 21, 23, 25, 28, 29, 30, 33, 35, 37, 39

芳香族性を示さないもの
　1, 7, 10, 11, 13, 16, 17, 18, 20, 22, 24, 26, 27, 31, 32, 34, 36, 38

9.2

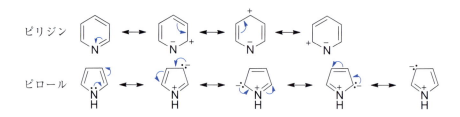

9.3

1) ピリジンの塩基性はピロールの塩基性よりはるかに大きい．
　ピリジン（pK_b = 8.8），ピロール（pK_b = 約 13.3）

2) 一般にピリジンの求電子置換試薬への反応性は低く，ピロールの反応性は高い．
　求電子置換反応に関して，ピリジンがニトロベンゼン程度，ピロールがフェノール程度の反応性をもつといわれている（図 14-20 参照）．

9.4

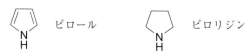

ピロールは，複素環式芳香族化合物であり，ピロリジンは脂肪族第二級アミンである．

1) ピロールはほとんど塩基性をもたない（問 9.2 参照）．ピロリジンは強い塩基（pK_b = 2.7）である．したがって，ピロールは塩酸と反応しないが，ピロリジンは塩酸と反応して，塩酸塩を形成する．

2) ピロールの NH は酸性を有しているため，金属カリウムと反応する．（H_2↑発生）ピロリジンは反応しない．

9.5

イミダゾールは，1位にピロール型のNと3位にピリジン型のNの両方をもつ5員環構造を有した過剰複素環式芳香族化合物である．

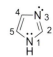

1) イミダゾール，ピリジンおよびピロールのpK_bは，それぞれ7.1, 8.8 および 13.3 であり，塩基性の強さは，イミダゾール＞ピリジン＞ピロールの順である．分子の塩基性に関与するのはピリジン型N上にある非共有電子対である．イミダゾールとピロールでは，イミダゾールが3位にピリジン型Nをもつのに対して，ピロールはピリジン型Nをもたないので，イミダゾールの方がピロールより塩基性が強い．また，イミダゾールの環全体の電子密度はピリジンよりも大きいため，ピリジン型Nの非共有電子対を引き付ける力がピリジンよりも弱い．結果として，Nの非共有電子対の電子供給能が増し，塩基性が強くなる．

2) ピロール型Nは求電子置換反応を促進するが，ピリジン型Nは抑制する（問9.3参照）．イミダゾールは両方のNをもっているため，ピリジンとピロールの中間の性質，すなわちピリジンより反応性が高く，ピロールより反応性が低いと考えられる．

第10章 アルケンの化学II

10.1

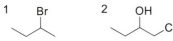

1 2-bromobutane
2 1-chlorobutan-2-ol
3 2-chloro-2-methylbutane
4 2-chloro-1-iodo-2-methylpropane

10.2

1)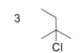

ブロモニウムイオン

2)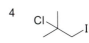

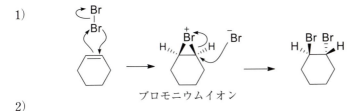

マルコフニコフ則

10.3

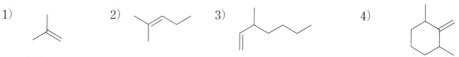

1) 2-methylprop-1-ene
2) 2-methylpent-2-ene
3) 3-methylhept-1-ene
4) 1,3-dimethyl-2-methylenecyclohexane

10.4

1) （1,2-付加物） ＋ （1,4-付加物）

2) （1,2-付加物と1,4-付加物は同一化合物）

10.5

第11章 ハロアルカンの化学 I

11.1

1) A　立体障害が少ない．
2) A　DMSO は，極性の非プロトン性溶媒であるので，CH$_3$O$^-$ の求核性が B より高くなる．
3) B　ヨウ素の方がブロムよりも脱離能力が高い．
4) A　OH$^-$ の方はアニオンなので，H$_2$O よりも求核性が高い．

11.2

1) A　第三級ハロアルカンであるので，Br の脱離で生成するカチオンが安定である．
2) B　H$_2$O の方が DMSO より比誘電率が大きいので，カチオンの安定化能力が大きい．
3) B　ヨウ素の方がブロムよりも脱離能力が高い．
4) A　Br の脱離で生成するアリルカチオンの方が，アルキルカチオンより安定である．

11.3

1)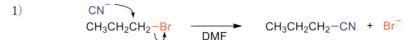

2)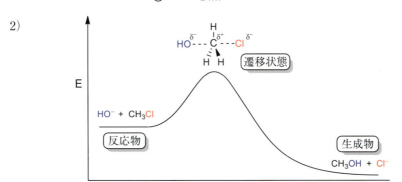

3) 反応速度 = $k[\text{RBr}][\text{CN}^-]$ mol L^{-1}s^{-1}（二次式となる）

   RBr = CH$_3$CH$_2$CH$_2$CH$_2$Br k：速度定数, [ ]：濃度

4)
   a) 立体障害のために反応速度が遅くなる．
   b) 反応速度が3倍になる．
   c) 反応速度が9倍になる．
   d) 溶媒和により CN$^-$ の求核性が弱くなり，反応速度が遅くなる．
   e) ヨウ素の方がブロムよりも脱離性が高いので，反応速度が速くなる．

11.4

1)

2)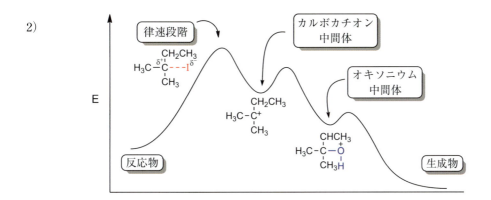

312

3)

反応速度 = $k[(CH_3CH_2)(CH_3)_2CCl]$ mol L^{-1}s^{-1} （一次式となる）

k：速度定数，[　]：濃度

4)

a) 第二級ハロアルカンなので，S$_N$1 反応は進行しにくくなり，反応速度は遅くなる．

b) S$_N$1 反応は求核試薬の濃度に依存しないので，反応速度は変わらない．

c) 反応速度が3倍になる．

d) DMF は H$_2$O に比較して溶媒和能力が小さいので，カチオン中間体を安定化できずに，反応速度は遅くなる．

e) Cl$^-$ の方が I$^-$ に比べて脱離性が低いので，反応速度が遅くなる．

11. 5

1 ～ 4 の構造式

11. 6

1) 第三級のハロアルカンなので，立体障害のために S$_N$2 反応は進行せず，ほとんどが E2 脱離が進行した生成物となるため．

2) S$_N$2 反応が起こるが，S$_N$2 反応は立体反転を伴うので，この立体化学の保持した生成物は得られない．

3) 橋頭位に脱離基があるので，S$_N$1 反応が進行しない．これは，橋頭位が平面カルボカチオン構造をとると立体構造に大きなひずみが出るからである．

4) S$_N$1 反応が進行する反応条件（加水分解）であるので，ラセミ化をともなうために，標記の生成物の収率は低くなる．また，E1 脱離も競争的に起こるので，一層収率は低くなる．

11. 7

表 11-6 をみると，酢酸とギ酸の比誘電率に大きな違いがあることに気がつく．酢酸に比較してギ酸の比誘電率がかなり大きい．比誘電率の大きい溶媒ほどカルボカチオンを溶媒和して安定化するので，律速段階であるカルボカチオンの生成速度が速くなるのである．よって，ギ酸を用いた加溶媒分解の速度が 5,000 倍も速くなったのである．

11.8 分子式が $C_5H_{11}Br$ で示されるハロアルカンのすべて異性体．

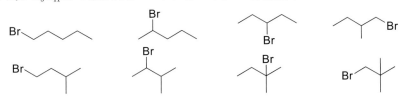

1) 最も S_N2 反応を起こしやすいもの．

1-bromopentane

2) S_N2 反応が進行しにくいもの．

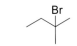

2-bromo-2-methylbutane

3) S_N2 反応にて立体化学が反転するもの．

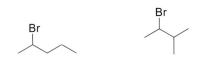

2-bromopentane　　2-bromo-3-methylbutane

4) 最も S_N1 反応を起こしやすいもの．

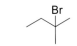

2-bromo-2-methylbutane

第 12 章　ハロアルカンの化学 Ⅱ

12.1

ハロアルカン	求核剤の種類			
R−X R=	弱い求核剤 (H₂O など)	強い求核剤 弱塩基 (I⁻，CN⁻など)	強塩基 立体障害なし (CH₃O⁻など)	強塩基 立体障害 ((CH₃)₃CO⁻など)
メチル	反応しない	S_N2	S_N2	S_N2
第一級　立体障害なし	反応しない	S_N2	S_N2	E2
第一級　立体障害	反応しない	S_N2（遅い）	E2	E2
第二級	遅い S_N1, E1	S_N2	E2	E2
第三級	S_N1, E1	S_N1, E1	E2	E2
配向性			ザイツェフ配向	ホフマン配向

12.2

1) 正しい．カルボカチオン中間体を経由する反応で，カルボカチオンの安定性は第三級の方が高い．

2) 正しい．

3) 誤り．1-ブテンが生成する．図 12-19 を参照すること．

4) 誤り．アンチ脱離できる水素は 1 位，3 位に存在する．1 位の水素が脱離に関与した方が安定な多置換の 1-メチルシクロヘキセンが生成する．

5) 誤り．化合物 A のエナンチオマーを使っても化合物 B が得られる．

12.3

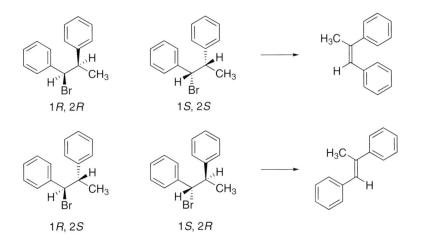

12.4

12.5

シス体は，安定な配座でアンチ脱離しやすい配置になる．一方，トランス体の安定な配座ではアンチ脱離しやすいジアキシアルの配置をとれない．環を反転してジアキシアルの配置をとろうとしても嵩高い基がアキシアル位をとることは少ない．

12. 6

ザイツェフ則 → 3-メンテン ＋ 2-メンテン
　　　　　　　　　主生成物　　　　副生成物

塩化ネオメンチルの安
定な立体配座

塩化メンチルの
安定な立体配座 ← → 塩化メンチルの
不安定な立体配座 → 2-メンテン

第 13 章　酸と塩基

13. 1

1)　NH_2^- ＞ H^- ＞ $HC\equiv C^-$ ＞ $CH_3CH_2O^-$ ＞ HO^- ＞ H_2O

2)　$CH_3CH_2O^-$ ＞ $C_6H_5O^-$ ＞ NH_3 ＞ $CH_3CO_2^-$ ＞ CH_3CH_2OH ＞ Cl^-

13. 2

1)　H_2SO_4 ＞ H_3O^+ ＞ CH_3CO_2H ＞ $CH_3NH_3^+$ ＞ NH_3 ＞ CH_3CH_3

2)　CF_3CO_2H ＞ C_6H_5OH ＞ $H_3C-C\equiv CH$ ＞ H_2 ＞ $H_3CCH=CH_2$ ＞ CH_3CH_3

13. 3

1)　$CH_3CCl_2COO^-$ ＞ $CH_3CHClCOO^-$ ＞ $CH_2ClCH_2COO^-$ ＞ $CH_3CH_2COO^-$

2)　$CH_2FCHClCOO^-$ ＞ $CH_2FCH_2COO^-$ ＞ $CH_2ClCH_2COO^-$ ＞ $CH_3CH_2COO^-$

13. 4

1)　$HC\equiv CH$ ＋ NH_2^- $\xrightarrow{\text{ethanol}}$ $CH_3CH_2O^-$ ＋ $HC\equiv CH$ ＋ NH_3

　　溶媒のエタノールの方がアセチレンよりも酸性が強いので，エタノールと反応する．

2)　$HC\equiv CH$ ＋ $CH_3CH_2O^-$ $\xrightarrow{\text{ethanol}}$ $HC\equiv CH$ ＋ $CH_3CH_2O^-$

　　アルコキシドの塩基性では，アセチレンから脱プロトンはできない．

13. 5

1)　HB

2)　Na^+A^- ＋ BH_3 ⇌ Na^+B^- ＋ HA

　　HB の方が強い酸なので，弱い酸である HA ができる方向に平衡がかたよる．

練習問題・解答　*317*

13. 6

1) $CH_3\ddot{O}H$ + $H-\ddot{\underset{\cdots}{I}}:$ ⟶ $CH_3\overset{+}{\ddot{O}}H_2$ + $:\ddot{\underset{\cdots}{I}}:^-$

2) $CH_3\ddot{N}H_2$ + $H-\ddot{\underset{\cdots}{Cl}}:$ ⟶ $CH_3\overset{+}{N}H_3$ + $:\ddot{\underset{\cdots}{Cl}}:^-$

3) $\underset{H}{\overset{H}{C}}=\underset{H}{\overset{H}{C}}$ + $H-\ddot{\underset{\cdots}{F}}:$ ⟶ $\overset{H}{\underset{H}{C}}-\overset{H}{\underset{H}{\overset{+}{C}}}-H$ + $:\ddot{\underset{\cdots}{F}}:^-$

13. 7

1) $\underset{Et}{\overset{Et}{:\ddot{O}:}}$ + BF_3 ⟶ $\underset{Et}{\overset{Et}{:\overset{+}{\ddot{O}}-\overset{-}{B}F_3}}$

2) $CH_3CH_2-\underset{\|}{\overset{:\ddot{O}:}{C}}-\ddot{O}-H$ + Na^+ $:\ddot{O}-H$ ⟶ $CH_3CH_2-\underset{\|}{\overset{:\ddot{O}:}{C}}-\ddot{O}:^-$ Na^+ + $H_2\ddot{O}$

3) $HC\equiv C-H$ + Na^+ H^- ⟶ $HC\equiv \ddot{C}:^-$ Na^+ + H_2

4) $\underset{\overset{|}{\underset{pK_a\,18}{}}}{\ddot{O}-H}$ + Na^+ $:\ddot{O}-H$ ⇌ $\overset{|}{\ddot{O}}:^-$ Na^+ + $\underset{pK_a\,15.7}{H_2\ddot{O}}$

5) $CH_3CH_2-\ddot{O}-H$ + Li^+ $^-\ddot{C}H_2CH_3$ ⟶ $CH_3CH_2-\ddot{O}:^-$ Li^+ + CH_3CH_3

$HC\equiv C-H$ pK_a 25	CH_3CH_2O-H pK_a 16

溶媒のエタノールの方がアセチレンよりも酸性が強いので，エタノールと反応する．

第 14 章　ベンゼンの化学Ⅲ

14. 1

14.2

14.3

14.4

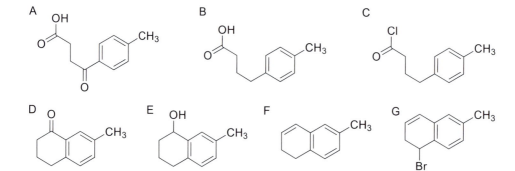

14. 5

より安定なカチオンへとヒドリド（H⁻）転移が起こるので，いずれのハロアルカンからも同一の第三級カチオン中間体を生じ，これを経て反応が進行する．

14. 6

反応中間体であるカルボカチオンは，第一級カチオンと第三級カチオンの共鳴混成体として存在している．このうち，より安定な第三級カチオンの寄与度が大きいので，第三級カチオンを経由した反応生成物が得られる．

第15章 アルケンの化学III

15.1

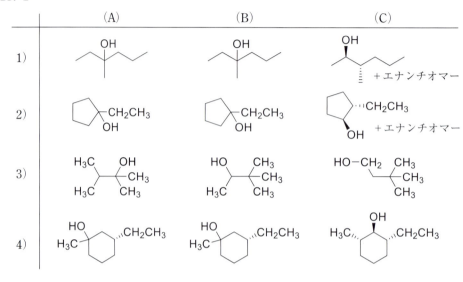

15.2

15.3

15.4

15. 5

1)

+エナンチオマー 　　 1) OsO$_4$　2) NaHSO$_4$, H$_2$O 　　 (E) - pent - 2 - ene 　　 Br$_2$／CCl$_4$ 　　 +エナンチオマー

2)

+エナンチオマー 　　 1) OsO$_4$　2) NaHSO$_4$, H$_2$O 　　 (Z) - pent - 2 - ene 　　 Br$_2$／CCl$_4$ 　　 +エナンチオマー

第 16 章　アルケン・アルキンの化学

16. 1

1)

2)

3) + HCHO

4)

16. 2

1) CH$_3$CO$_2$H

2) PhCO$_2$H

3) CO$_2$ + （CH$_2$CO$_2$H / CH$_2$CO$_2$H）+ CH$_3$CO$_2$H

16. 3

1)
+エナンチオマー

2)

3)

4)

16. 4

1)

2)

3)

4)

5)

6)

7)

8)

9)

16. 5

1) [structure: 2-bromo-2-butene type with Br]
2) [structure: 2,2-dibromobutane]
3) [structure with Br, Br]
4) [structure with Br, Br, Br, Br]
5) [cis-alkene structure]
6) [trans-alkene structure]
7) [ketone structure with O]
8) [ketone structure with O]

16. 6

1) $HC{\equiv}CH$ $\xrightarrow[\text{THF}]{\text{NaNH}_2}$ $HC{\equiv}C^-$ $\xrightarrow{\text{CH}_3\text{CH}_2\text{CH}_2\text{Br}}$ $HC{\equiv}C-CH_2CH_2CH_3$

2) $HC{\equiv}CH$ $\xrightarrow[\text{2) CH}_3\text{CH}_2\text{Br}]{\text{1) NaNH}_2}$ $HC{\equiv}C-CH_2CH_3$ $\xrightarrow[\text{リンドラー} \atop \text{触媒}]{\text{H}_2}$ [alkene] $\xrightarrow{\text{Cl}_2}$ [structure with Cl, Cl]

3) $HC{\equiv}C-CH_2CH_3$ 2）より $\xrightarrow[\text{2 等量}]{\text{Br}_2}$ [structure with Br, Br, Br, Br]

4) $HC{\equiv}C-CH_2CH_2CH_3$ 1）より $\xrightarrow[\text{2) CH}_3\text{Br}]{\text{1) NaNH}_2}$ $H_3C-C{\equiv}C-CH_2CH_2CH_3$

5) $HC{\equiv}C-CH_2CH_2CH_3$ 1）より $\xrightarrow[\text{HgSO}_4]{\text{H}_2\text{O, H}_2\text{SO}_4}$ $CH_3CH_2CH_2COCH_3$

6) $HC{\equiv}C-CH_2CH_2CH_3$ 1）より $\xrightarrow[\text{2) H}_2\text{O}_2\text{, OH}^-]{\text{1) HBR}_2}$ $CH_3CH_2CH_2CH_2CHO$

16. 7

1) $HC{\equiv}C^-$ $\xrightarrow{\text{Br}-\text{CH}_2\text{CH}_2\text{CH}_3}$ $HC{\equiv}C-CH_2CH_2CH_3$

2) [cyclohexyl]$-C{\equiv}C^-$ $\xrightarrow{\text{I}-\text{CH}_3}$ [cyclohexyl]$-C{\equiv}C-CH_3$ $\left[\ ^-C{\equiv}C-CH_3\ \xrightarrow{\text{cyclohexyl}-\text{Br}}\ \text{[cyclohexene]}\ \ \text{多量の脱離生成物が得られる}\ \right]$

3) $H_3C-\overset{\text{CH}_3}{\underset{\text{CH}_3}{C}}-C{\equiv}C^-$ $\xrightarrow{\text{Br}-\text{CH}_2\text{CH}_3}$ $H_3C-\overset{\text{CH}_3}{\underset{\text{CH}_3}{C}}-C{\equiv}C-CH_2CH_3$ $\left[\ ^-C{\equiv}C-CH_2CH_3\ \xrightarrow{\text{[t-Bu]}-\text{Br}}\ \text{[isobutylene]}\ \ \text{置換反応は進行せず，脱離生成物が得られる}\ \right]$

16. 8

$HC{\equiv}C-CH_2CH_2CH_2OH$ $\xrightarrow{\text{NaNH}_2}$ $HC{\equiv}C-CH_2CH_2CH_2O^-$ $\xrightarrow{\text{CH}_3\text{I}}$ $H_3C-C{\equiv}C-CH_2CH_2CH_2OCH_3$

　アルキン（A）　　　　　　　　　　　　　　　　　　　　　　　　　　　　生成物（C）

　　アセチレン水素よりもアルコール水素の方が酸性度が高いので，アルコール水素が優先的
　に脱プロトン化される．その後，ヨウ化メチルが反応するので生成物（C）が得られる．

練習問題・解答　　**323**

第17章　アルコール・フェノール・エーテル

17. 1

1) NaBH$_4$ or LiAlH$_4$

2) CH$_3$MgBr

3)

　　試薬 C　アルデヒドとエステルの両方が還元されているので，LiAlH$_4$ を使う．

　　試薬 D　アルデヒドは還元され，エステルは還元されていないので，NaBH$_4$ を使う．

17. 2

1)　どちらでも可能．

2)　a の方がよい．b は脱離反応が進行する．

3)　a の方がよい．b は第三級ハロアルカンを基質とするので求核置換反応ではなく脱離反応が進行する．

324

4) a の方がよい. b は芳香族求核置換反応になり, 通常, 進行しない.

H₃C—O[−] + (bromobenzene) →(a) / (phenolate) + Br—CH₃ →(b) (product: C₆H₅—O—CH₃, b側O—a側CH₃)

17. 3

(isopropyl methyl ether) $\xrightarrow{\text{HBr}}$ (isopropyl bromide) + H₃C—Br

(tert-butyl methyl ether) $\xrightarrow{\text{HBr}}$ H₃C—Br + (isobutylene)
tert-BuOH からの脱水

(tetrahydrofuran) $\xrightarrow{\text{HBr}}$ Br—(CH₂)₄—Br

17. 4

化合物 A   メトプロロール（ラセミ体）

17. 5

（structures: sec-butanol $\xrightarrow{\text{Na}}$ alkoxide $\xrightarrow{\text{CH}_3\text{I}}$ **1** $\xrightarrow{\text{HBr}}$ protonated ether）

$\xrightarrow{\text{Br}^-}$ **2** + CH₃Br **3**   第一級を攻撃

$\xrightarrow{\text{Br}^-}$ ✕ (sec-butyl bromide) + CH₃OH   第二級を攻撃 ⇩ 立体障害が大きい

黒字：上巻　　青字：下巻

索　引

あ

アイルランド-クライゼン
　転位　163
アキシアル　81
アキラル　91
アザ　57
アジドの還元　114
亜硝酸　116
アシリウムイオン　223
アスコルビン酸　28, 46
アスピリン　85
アズレン　134
アセタール　10, 214, 216
アセタールの加水分解　12
アセタールの生成機構　11
アセチリドアニオン　272
アセチルサリチル酸　85
アセチレン水素　260, 272
アセトアルデヒドの合成　257
アセト酢酸エステル合成法
　96
アセトニド　214
アゾ化合物　121
アデニン　129
アート錯体　253
アドナ®　15
アトルバスタチン　34
アドレナリン　128, 245
アドレナリン関連化合物の
　構造　245
アドレナリン受容体刺激薬
　246
アトロプ異性体　103
アニオン　119, 200
アニソールの合成計画　294
アニソールのニトロ化　20
アニリン　48
アヌレン　128
アミド　51, 65, 215
アミドによる安定化　86
アミドの塩基性　109
アミドの加水分解　87
アミドの還元　90, 114
アミドの合成　90
アミドの脱水反応　89
アミドの反応　85
アミドのホフマン転位　88

アミドの命名法　66
アミノ　62
アミノ酸　50
アミン　48, 62, 101
アミンの塩基性　106
アミンの合成　109
アミンの構造　105
アミンの酸化　124
アミンの相対的な塩基性の
　強さ　107
アミンの反応　116
アミンの物理的性質　104
アミンの命名法　63
アラキドン酸　28
アリザリン　127
アリザリンイエロー　128
アリールアミン　102
アール　63
アルカロイド　125
アルカン　55
アルカンの異性体　71
アルカンの化学　69, 89
アルカンのかたち　70
アルカンの立体配座　73
アルキニルアニオン　272
アルキルアミノ　62
アルキルアミン　102
アルキルアルキルエーテル
　62
アルキル置換基　72
アルキルベンゼン側鎖の
　酸化　235
アルキルベンゼン側鎖の
　ハロゲン化　237
アルキルボランの酸化と
　加水分解　253
アルキン　58, 260
アルキンの還元　265
アルキンの酸化開裂　263
アルキンの反応　267
アルケニルベンゼンの二重
　結合への付加　238
アルケン　57
アルケン・アルキンの化学
　259
アルケンからアルコール
　合成　246, 287
アルケンからエポキシドの

合成方法　295
アルケンの安定性　140
アルケンの化学　27, 139, 245
アルケンのかたち　29
アルケンの還元　264
アルケンの酸化開裂　261
アルケンのジヒドロキシ化
　254
アルケンの付加反応　30
アルケンメタセシス反応　179
アルコキシ基　62
アルコール　47, 277
アルコールからの脱水反応
　283
アルコールのクロム酸を
　用いた酸化　285
アルコールの合成　287
アルコールの水素結合　279
アルコールのスルホン酸
　エステル化と置換反応　281
アルコールの脱水反応　189
アルコールのハロゲン化　281
アルコールの反応　280
アルコールの付加　10
アルコールの物理的性質　278
アルコールの命名法　61
アルダー-エン反応　160
アルデヒド　49, 1, 25
アルデヒドの合成　17
アルデヒドの命名法　64
アルドール縮合　35
アルドール反応　34, 186
アルドール反応の立体
　選択性　187
アルドール付加　34
アレニウスの定義　23
アレニウムイオン　216, 139
安息香酸メチルのニトロ化
　20
アンチ形アルドール生成　187
アンチ形配座　75
アンチ脱離　193
アンチ付加　32, 269
アンチペリプラナー　192
アンチ-マルコフニコフ型
　の付加　271
アンチ-マルコフニコフ則
　251

安定なラジカル 173
アントラサイクリン系薬 241
アンモニア 48
アンモニアの誘導体 14
Alloc 基 215
IUPAC 命名法 52
R–S 規則 93
α 水素 27
α 脱離 150
α 炭素 4, 27
α–ハロケトン 32
α–ハロゲン化 32

い

いす形配座 79
異性体 71, 90
イソ 54
イソキノリン 135, 143
イソフルラン 155
一重項カルベン 176
一重項酸素 174
位置選択性 159
一置換シクロヘキサンの
　安定性 82
一置換ベンゼン 18
イナビル® 98
イミダゾール 132
イミン 13
イミン誘導体 14
医薬品の合成 237
イリド 184
イン 58
インジゴ 127
インドール 144
インフルエンザ 98
E1 反応 184
E2 反応 184
E 選択的ウィッティッヒ
　反応 185

う

ウィッティッヒ反応 8, 184
ウィリアムソンのエーテル
　合成 186, 293
ウィルキンソン触媒 264
ウェランド中間体 216
ウォルフ-キッシュナー
　還元 224
右旋性 96
ウラシル 129
ウルマン反応 222
Wittig 反応 184

え

エイコサペンタエン酸
　（EPA） 273
エキソ 158
エクアトリアル 81
エステル 51, 214, 217
エステル化 284
エステル交換反応 78
エステルとグリニャール
　試薬の反応 80
エステルのアミド化 79
エステルの還元 79
エステルの合成 81
エステルの酸加水分解 76
エステルの反応 75
エステルの命名法 65
エソメプラゾール 104
エタノール 47
エチニルエストラジオール
　261
エーテル 47, 277, 291, 213
エーテル合成 300
エーテルの物理的性質 278
エーテルの命名法 62
エナミン 15, 44
エナンチオマー 90
エナンチオマー過剰率 98
エノール 269, 25, 30
エノレート 27
エノレートアニオン 27
エノレートイオン 25, 27, 44
エノレート生成の立体
　選択性 187
エピルビシン 241
エポキシ化 148
エポキシド 148, 295
エポキシドの反応 299
エリブリン 75
塩化スルホニルとアミンの
　反応 122
塩基 22, 199
塩基の強さ 207
エンケファリン 126
エンド則 158
エン反応 156, 160
HDL（善玉）コレステ
　ロール 274
LDL（悪玉）コレステ
　ロール 274
LiAlH₄ による還元 206
LiBH₄ による還元 206
NaBH₄ 還元 205

s 性 213
S_N1 反応 160, 162
S_N1 反応におけるカルボ
　カチオンの生成段階 173
S_N1 反応における相対的な
　反応速度比 168
S_N2 反応 160
S_N2 反応における相対的な
　反応速度比 167
S_N2 反応を用いる官能基の
　変換 176
$SO_3 \cdot Py$ 酸化 202
sp 混成軌道 213
sp^2 混成軌道 213, 3
sp^3 混成軌道 213

お

オキサ 62
オキシ-コープ転位 162
オキシ水銀化-脱水銀化
　反応の位置選択性 249
オキシム 14
オキシムの還元 114
オキソ 63
オクテット則 111
オゾニド 263
オゾン分解 261
オピオイド受容体 126
オフロキサシン 238
オフロキサシンの合成 240
オメガ 3 脂肪酸 273
オメガ 6 脂肪酸 273
オメプラゾール 104
オール 61
オルト 18
オルト-パラ配向性 227
オレフィンの形成 184
オン 63
温室効果ガス 86

か

解離エネルギー 171
カウンターイオン 202
化学構造 245
化学構造と酸性度の関係 209
化学量論量 193
核酸塩基 129
覚せい剤 247
角度ひずみ 77
重なり形配座 74
過酸化ベンゾイル 171
過酸のアルケンへの付加 148
加水分解 165

加水分解酵素	11	
カチオン	117, 200	
活性化置換基	225	
活性メチレン	29, 95	
カップリング反応	121	
カテコールアミン	128	
価電子	110	
カプトプリル	86	
ガブリエル合成法	111	
加溶媒分解	165	
カラダの pH	201	
カリケアミシン	175	
カルバメート	215	
カルベジロール	247	
カルベン	176	
カルベンのアルケンへの 付加	149	
カルベンの反応	178	
カルボアニオン	200, 170	
カルボアニオン等価体	6	
カルボカチオン	200, 170	
カルボカチオン中間体	163	
カルボカチオンの構造	141	
カルボカチオンの骨格転位	222	
カルボカチオンの相対的 安定性	142, 168	
カルボニル化合物	49, 2	
カルボニル化合物の還元	16	
カルボニル化合物の合成	17	
カルボニル基	2	
カルボニル基の構造と性質	3	
カルボニル性	85	
カルボン酸とアルコールの 脱水縮合反応	68	
カルボン酸	28, 50, 49	
カルボン酸のアミド化	69	
カルボン酸のアルケンへの 付加	151	
カルボン酸のエステル化	71	
カルボン酸の塩素化	68	
カルボン酸の還元	71	
カルボン酸の合成	72	
カルボン酸の反応	65	
カルボン酸の命名法	64	
カルボン酸のメチルエステ ル化	70	
カルボン酸誘導体	51, 49	
カルボン酸誘導体と求核 試薬の反応	52	
カルボン酸誘導体の求核性	54, 92	
カルボン酸誘導体の		

求電子性	52	
カルボン酸誘導体の反応性	51	
還元的アミノ化	111	
還元的アミノ化反応	15	
還元的脱離	224	
還元反応	205	
環状エステル	19	
環状化合物	45	
環状のエーテル	294	
環状ヘミアセタール	10	
官能基	44, 1	
官能基変換	175	
環反転	80	
含フッ素医薬品	179	
慣用名	54	
簡略化式	71	
Cahn-Ingold-Prelog 規則	93	

き

危険ドラッグ	25	
キニーネ	135	
キノリン	135, 143	
キノロン系抗菌薬	239	
逆合成解析	233	
求核試薬	117, 159, 4	
求核試薬に対する反応性	5	
求核性	169	
求核性と塩基性	170	
求核置換反応	158, 160, 162	
求核置換反応による合成	110	
求核的	3	
求核付加反応	1, 4	
求核付加-プロトン化	5	
求電子試薬	19, 117, 216	
求電子的	3	
共役付加（1,4-付加）	41	
鏡像体	90	
協奏反応	160	
共鳴	112, 143, 31	
共鳴エネルギー	125	
共鳴効果	212, 225	
共鳴構造式	66	
共鳴混成体	113	
共役	29	
共役塩基	202	
共役酸	202	
共役ジエン	156	
共有結合	110	
共有結合の開裂	200	
共有電子対	37, 110	
極限構造式	113	
極限構造式の共鳴への寄与		

	115	
局在化	212	
キラリティー	91	
キラル	91	
キラルスイッチ製剤	104	
キラル炭素	92	
キラル中心	92	
キラル中心をもたない キラル分子	102	
キラルプール法	190	
キラル補助基	192	
銀鏡反応	73	
ギンゴライド B	232	
金属錯体の配位子	223	
金属溶解還元	266	
均等開裂	200	

く

グアニン	129	
空軌道	142	
クメン法	290	
クライゼン縮合	92	
クライゼン転位	163	
クラウンエーテル	300	
グラブス触媒	179, 222	
グリニャール試薬	288, 297, 5, 6, 224	
グリニャール反応	288	
グルタミン酸	129	
クルチウス転位	115	
クレメンゼン還元	223	
クロスカップリング反応	222	
クロム酸酸化	204	
クロラムフェニコール	155	
クロロクロム酸ピリジニ ウム	17	
クロロクロム酸ピリジン	286	
クロロホルム	149	

け

形式電荷	111	
ケイヒ酸	94	
ケクレ構造式	113	
結合・線式	71	
ケト-エノール互変異性	269, 30	
ケトプロフェン	21	
ケトン	49, 1, 25	
ケトン・アルデヒドから アルコールの合成	288	
ケトン体	50	
ケトンの合成	18	
ケトンの触媒的不斉還元		

反応	197	酸塩基反応	201, 208	化合物	268
ケトンの命名法	64	酸化的付加	224	ジェミナルハロアルカン	192
解熱鎮痛薬	85	酸化と還元	201	ジエン	157
ゲムツズマブオゾガマイ		酸化反応	202	1,4-ジオキサン	77
シン	175	三次元式	71	ジオキソラン	216
元素の効果	210	三重結合	110	ジオールの保護基	214
		三重項カルベン	176	軸キラリティー	103
こ		三重項酸素	174	軸不斉	103
光学異性体医薬品	105	酸触媒	269	シグマトロピー転位	156, 162
光学活性化合物	189	酸触媒による水和	246	シクロ	55
光学活性体	95	酸性度	206, 272	シクロアルカン	55
光学純度	98	酸性度定数	206	シクロアルカンの書き方	85
光学分割	241	酸性度と共鳴	66	シクロアルカンの環の	
光学分割法	190	酸性度に影響を与える要因		ひずみ	76
交差アルドール反応	37		209	シクロアルカンの立体異性	
交差アルドール反応の操作		酸素求核試薬	9		100
方法	38	三置換ベンゼンの合成	233	シクロオクタテトラエン	128
合成抗菌剤	122	ザンドマイヤー反応		シクロブタジエン	127
合成染料	127		113, 119, 135	シクロブタンの構造	78
光線過敏症	21	酸の強さ	205	シクロプロパンの構造	77
構造異性体	71, 90	酸ハロゲン化物	51	シクロヘキサノンへの求核	
構造活性相関	245	酸ハロゲン化物の命名法	65	付加反応	188
語幹	52	酸無水物	51, 51	シクロヘキサンの書き方	81
国際純正・応用化学連合	52	酸無水物のアミド化	63	シクロヘキサンの立体配座	
ゴーシュ形配座	75	酸無水物のエステル化	61		78
ゴーシュ相互作用	75	酸無水物の加水分解	61	シクロヘキセン	31
コープ脱離	124	酸無水物の還元	64	シクロヘキセンの付加反応	
コープ転位	162	酸無水物の合成	64		31
コレステロール	34	酸無水物の反応性	60	シクロヘプタトリエニル	
混合酸無水物	62	酸無水物の命名法	65	カチオン	130
コンゴーレッド	128			シクロペンタジエニルアニ	
混成による効果	213	**し**		オン	129
		1,3-ジアキシアル相互作用	82	シクロペンタンの構造	78
さ		ジアステレオ選択的な合成		シクロホスファミド	41
ザイツェフ則	187		190	ジクロロカルベン	150
酢酸	50	ジアステレオ選択的反応	252	四酸化オスミウム	254
錯体	138	ジアステレオマー	90	四酸化オスミウムによる	
鎖状化合物	45	ジアゾ化反応	117	ジヒドロキシ化	254
左旋性	96	ジアゾニウム塩	117	ジシアミルボラン	271
ザナミビル	99	ジアゾニウム塩の合成	120	ジシクロヘキシルカルボジ	
サリチル酸	85	ジアゾニオ基	117	イミド	69, 83
サルファ剤	122	ジアゾメタン 150, 70, 84, 176		ジシクロヘキシルボラン	271
酸	22, 199	シアノ水素化ホウ素ナトリ		シス	30, 140
酸塩化物とグリニャール		ウム	206	シス異性体	84
試薬の反応	59	シアノヒドリン	7	1,3-ジチアン	217
酸塩化物のアミド化	56	ジアルキルエーテル	62	シトシン	129
酸塩化物のエステル化	56	シアン化水素の付加	7	シネ置換	140
酸塩化物の加水分解	55	ジエチルエーテル	47	柴崎らの不斉アルドール	
酸塩化物の還元	58	ジエノフィル	156, 160	反応	199
酸塩化物の合成	59	ジエノン-フェノール転位		ジハロアルカン	192
酸塩化物の酸無水物への			166	ジヒドロキシ化	254
誘導	57	ジェミナルジオール	9	ジヒドロキシ化の立体	
酸塩化物の反応	54	ジェミナルジハロゲン		選択性	255

ジフェンヒドラミン	37	水素化ホウ素ナトリウム		多環式芳香族化合物	132

ジフェンヒドラミン　37
シプロヘプタジン　40
脂肪酸　50
脂肪族化合物　15
脂肪族炭化水素　45
脂肪族複素環式アミンの
　塩基性　108
N,N-ジメチルアミノピリ
　ジン　83
1,4-ジメチルシクロヘキ
　サン　84
N,N-ジメチルホルムア
　ミド　59
ジメチル硫酸　71
四面体中間体　5
シモンズ-スミス反応　179
シャープレス不斉エポキ
　シ化　194
シャープレス不斉ジヒドロ
　キシ化　196
18電子則　223
主基　52
酒石酸　195
触媒　247
触媒的不斉エポキシ化反応
　194
触媒的不斉ジヒドロキシ化
　反応　195
触媒的不斉炭素-炭素結合
　形成反応　198
触媒毒　265
ショッテン-バウマンの
　エステル合成法　284
ジョーンズ酸化　287
ジョンソン-クライゼン
　転位　163
シリルエーテル　212
シン形アルドール　187
シンバスタチン　75
シン付加　32, 146, 151, 264,
　157
シンペリプラナー　192
CBS還元　197
Jones試薬　18
σ（シグマ）結合　30, 3
σ-錯体　216

す

水酸基　47
水素化アルミニウムリチ
　ウム　16, 206
水素化ジイソブチルアルミ
　ニウム　79, 207

水素化ホウ素ナトリウム
　16, 205
水素化ホウ素リチウム　206
水素求核試薬　16
水素結合　47
水和　245
水和物　9
数詞　54
スクアレン　34
スクアレンの生合成　152
鈴木カップリング　222, 226
スティレカップリング　225
ストークエナミン反応　45
スルファニルアミド　123
スルホンアミド　122, 216
スルホン酸エステル　284
スルホン酸エステルに使う
　試薬　282
スワン酸化　202

せ

生体アミン　128
生物活性　245
接触水素化　239
絶対配置　93, 101
接頭語　52
接尾語　52
セミカルバゾン　14
セルシン®　15
0価パラジウム　225
セロトニン　128
遷移状態　160
旋光　96
全合成　232
選択性　248
選択的反応　183
*Z*選択的ウィッティッヒ
　反応　184

そ

相対配置　101
創薬化学者　10
速度論支配　147

た

対イオン　202
第一級アミンの付加-脱離　13
第一級ハロアルカン　186
第三級ハロアルカン　188
対称アルケン　33
第二級アミン　15
第二級ハロアルカン　187
ダウ法　290

多環式芳香族化合物　132
多環式芳香族複素環化合物
　142
多重結合　111
多置換アルキル化　222
多置換アルケン　140
多置換ベンゼンの合成　230
ダッシュ式　70
脱水銀化反応　248
脱水反応　36, 38
脱水反応を使ったアルケン
　の合成　283
脱ハロゲン化水素反応　38
脱保護　91
脱離基　159, 174
脱離しやすい官能基　174
脱離反応　36, 38, 116, 158,
　178, 183
脱離反応によるアルキンの
　合成　192
脱離反応の立体化学　192
脱離反応を使った医薬品　195
ダニシェフスキージエン　159
炭化水素　45
単環式芳香族複素環化合物
　141
単結合　110
単純付加（1,2-付加）　41
炭素化学種　169
炭素酸　27
炭素酸の酸性度　29
炭素-炭素結合反応　198
炭素陽イオン中間体　5

ち

チオアセタール　12
チオフェン　132, 144
チオールの付加　12
置換アニリン誘導体の
　塩基性　108
置換基　53
置換基の化学修飾　231
置換基の共鳴による電子
　求引　226
置換基の共鳴による電子
　供与　226
置換反応　36, 37, 116, 155
置換反応と脱離反応　184
置換ベンゼン　225
置換命名法　52
地球温暖化　86
チチバビン反応　151
チミン　129

中間体　163
超共役　142, 170
直鎖アルカン　70
直接置換　140
チリアンパープル　127
チロシン　128

つ

辻-トロスト反応　228

て

ディークマン縮合　93
ディールス-アルダー反応　156
デオキシリボ核酸　129
デス-マーチン酸化　203
テトラヒドロフラン　77
テトラヒドロフランの
　合成法　295
テトラメチルピペリジン
　N-オキシド　173
2,2,6,6-テトラメチルピペ
　リジン-1-オキシド　204
デヒドロゲナーゼ　38
テルビナフィン　261
転位反応　116, 248, 164
転位反応による合成　115
電子環状反応　156, 161
電子求引性　211
電子求引性基　225
電子求引性置換基　21
電子供与性　211
電子供与性基　225
電子供与性置換基　21
電子供与体　24
電子式　109
電子受容体　24
電子対供与体　203
電子対受容体　203
天然有機化合物　232
Dean-Stark 装置　81
DIBAL 還元　207
dl 表示法　102
D/L 表示法　102
DMP 酸化　203
DMSO 酸化　202
TEMPO 酸化　204

と

同一周期　210
同族元素　210
同族体　71
同族列　71

ドキソルビシン　241
ドコサヘキサエン酸（DHA）
　28, 273
トシル基　281, 71
トシレート　281
ドパミン　128
ドラッグデザイン　248
トランス　30, 140
トランス-アルケン　266
トランス異性体　84
トランス-ジハロゲン
　化合物　269
トランス脂肪酸　274
トランスメタル化　224
トリグリセリド　34
トリニトロトルエン　24
トリフィル基　281
トリプトファン　128
トリフルオロアセチル　216
トリフレート　281

な

ナイトロジェンマスタード　40
内部アルキン　260
ナトリウムフェノキシド　289
ナフタレン　133
ナフタレンのスルホン化　234
ナフタレンへの求電子置換
　反応　233
ナリジクス酸　239

に

2 価パラジウムを用いた
　官能基の導入　229
二重結合　39, 110
二重結合の結合距離　30
二重結合へのアンチ・シン
　付加　32
二重結合への付加反応　27
二置換シクロヘキサンの
　配座異性体　83
二置換ベンゼンの合成　230
二置換ベンゼン誘導体　59
ニトリル　40
ニトリルの還元　113
ニトリルの命名法　67
ニトロアルカン　40
ニトロアルドール反応　40
ニトロ化合物の還元　113
N-ニトロソアミン　117
ニトロニウムイオン　219
日本発の医薬品　238

二面角　74
ニューマン投影式　73

ね

根岸カップリング　227
ねじれ形配座　74
ねじれひずみ　74
ねじれ舟形配座　79
熱力学支配　148

の

野依触媒　222
野依不斉水素化反応　198
ノルアドレナリン　128

は

配位結合　112
配位子　223
配向性　225, 159
配座異性体　71, 73
配置異性体　72
バイナップ　103
パーキン反応　94
バクテリア　175
バーグマン-正宗反応　175
パスツール　195
バーチ還元　240, 266
パパベリン　135
パラ　18
ハラヴェン®　19, 75
パラジウム触媒による
　クロスカップリング　225
パラメトキシベンジルエー
　テル　213
パラレッド　128
ハリコンドリン B　19, 75
ハロアルカン　157
ハロアルカンの化学　155, 183
ハロゲン化アルキル　60
ハロゲン化合物の物理的
　性質　158
ハロゲン化水素との反応　280
ハロゲン化水素のアルケン
　への付加　144
ハロゲン化水素の付加　267
ハロゲン化メチル　186
ハロゲン置換基　229
ハロゲンのアルケンへの
　付加　145
ハロゲンの付加　268
ハロピリジンの求核置換
　反応　149
ハロホルム反応　33

反応式	109	ピロール	132, 144	の酸塩基	202
反応性	225	ピロールの求電子置換反応		ブレンステッド-ローリー	
反芳香族化合物	127		147	の定義	23
π 過剰芳香族複素環化合物		BH₃ 還元	208	プロセス化学研究者	12
	144			プロトン化-求核付加	5
π（パイ）結合	30, 3			プロトン供与体	144
π 欠如芳香族複素環化合物		ファボルスキー転位	166	プロトン性溶媒	171
	143	フィッシャーインドール		フロモキセフナトリウム	195
π 電子	30	合成	164	N-ブロモスクシンイミド	237
		フィッシャー投影式	101	ブロモニウムイオン	146
		フィッシャーのエステル化		プロントジル	122
非共有電子対	110		68	分極	3
非局在化	142, 210, 212	封鎖基	231	分枝アルカン	71
非局在化エネルギー	125	封筒形配座	78	分子間反応	152
非局在化状態	18	フェノール	47, 277, 289	分子内アルドール縮合	39
ビシクロ	56	フェノールの物理的性質	278	分子内反応	152
ビシクロアルカン	56	フェノール類の慣用名	61		
ビシナルジブロモアルカン		付加環化反応	156		
	191	不活性化置換基	225	閉殻構造	110
ビシナルハロアルカン	192	付加反応	30, 116, 139	平衡定数	206
ヒスタミン	129	不均等開裂	200	平面性六角形構造	17
ヒスチジン	129	副作用	248	平面偏光	96
ヒストリオニコトキシン	260	複素環式アミン	103	ヘック反応	227
ひずみ	76	複素環式芳香族化合物	131	ヘテロリシス	200
比旋光度	96	複素環芳香族化合物	131	ペニシリン	9
非対称アルケン	33	不斉合成	191	ペプチド	86
ビタミン	130	不斉ジヒドロキシ化の触媒		ヘミアセタール	10
ビタミン D₂	161	サイクル	196	ヘミアミナール	14
ビタミン E	174	不斉触媒	193	ペリ環状反応	156
ヒドラジン	14	不斉炭素	92	ヘロイン	62
ヒドラゾン	14	不斉補助基	192	ベンザイン中間体	140
ヒドリドイオン	16	ブタンの配座解析	75	ベンジルエーテル	213
ヒドリド反応剤	5	不対電子	200	ベンジルカチオン	235
ヒドロホウ素化-酸化反応		フッ素	179	ベンジルラジカル	236
	249, 270	舟形配座	79	ベンゼノイド芳香族化合物	
ヒドロホウ素化の位置		不飽和脂肪酸	29, 273		133
選択性	251	不飽和炭化水素	45	ベンゼン環	15
ピナコール-ピナコロン		フラン	132, 144	ベンゼン環上の電子密度	21
転位	164	フランの求核置換反応	152	ベンゼン	17, 31
ビニルアニオン	266	フリース転位	166	ベンゼンの安定性	125
非プロトン性極性溶媒	171	フリーデル-クラフツの		ベンゼンの化学 123, 215,	133
非プロトン性溶媒	171	アシル化	222	ベンゼンの還元	239
非ベンゼノイド芳香族		フリーデル-クラフツの		ベンゼンの構造	124
化合物	134	アルキル化	220	ベンゼンの酸化	239
非芳香族化合物	128	フリーデル-クラフツの		ベンゼンのスルホン化	219
比誘電率	173	アルキル化の問題点	221	ベンゼンのニトロ化	19, 218
ヒュッケル則（4n+2 則）		フリーラジカル	200	ベンゼンのハロゲン化	217
	126	フルボキサミン	155	ベンゼンの反応	19, 124
ビラジカル	174	フルマリン®	195	ベンゼン誘導体の電子分布	
ピリジン	131, 143	フレミング	9		21
ピリジンの求電子置換反応		ブレンステッド-ローリー		ベンゼン誘導体の反応性	20
	145		201	ヘンリー反応	40
ピリミジン	131	ブレンステッド-ローリー		β-ケトエステル	92

ほ

傍観イオン	202
芳香族アニオン	129
芳香族アミノ酸	135
芳香族イオン	129
芳香族化合物	15, 126
芳香族カチオン	130
芳香族求核置換反応	135
芳香族求電子置換反応	19, 216
芳香族ジアゾニウム塩	135
芳香族ジアゾニウム塩の カップリング反応	121
芳香族ジアゾニウム塩の 置換反応	119
芳香族性	126
芳香族炭化水素	45, 58
芳香族複素環化合物の化学 的性質	143
芳香族複素環化合物の求核 置換反応	149
芳香族複素環化合物の求電 子置換反応	144
芳香族複素環化合物の置換 反応	141
芳香族複素環式アミンの 塩基性	108
飽和脂肪酸	29
飽和炭化水素	45
保護	91
保護基	231, 12
保護基の化学	211
ホーナー‐ワズワース‐エモ ンズ反応	185
ホフマン則	188
ホフマン脱離	188, 123
ホフマン転位	88, 115
ホモリシス	200, 172
ボラン	207
ボランの付加	270
ホルボール	203
Boc 基	215

ま

マイケル付加	42
マイゼンハイマー	138
曲がった矢印	113, 119
末端アルキン	260
マルコフニコフ則	144, 251, 267
マルコフニコフ付加生成物	144

マロン酸エステル合成	95
マンニッヒ塩基	45
マンニッヒ反応	45

み

水の付加	269, 9
水俣病	257

め

メシル基	281
メシレート	281
メソ体	99
メタ	18
メタクロロ過安息香酸	149
メタセシス反応	179
メタノリシス	165
メタ配向性	227
メタンハイドレート	87
メタンフェタミン	247
メチルアミン	48
メチルエーテル	213
メチルシクロヘキサン	82
メチルシクロヘキサンの いす形配座	83
メチル水銀	257
2-メチル-6-ニトロ安息 香酸無水物	83
メディシナルケミスト	12
メバロン酸	34
メラトニン	128
メルファラン	41

も

モーラス®	22
モルオゾニド	263
モルヒネ	62, 126

や

薬剤性光線過敏症	21

ゆ

有機化合物	15
有機金属化学	221
誘起効果	211, 225
有機水銀	257
有機電子論	119
有機ハロゲン化合物	46
有機ハロゲン化物	60

よ

溶媒効果	171
溶媒和	171
ヨードラクトン化	151

ら

ラクタム	66
ラクタムの合成	90
ラクタムの反応	85
ラクタムの命名法	66
ラクトン	66, 75
ラクトンの合成	81
ラクトンの反応	75
ラクトンの命名法	66
ラジカル	200, 266, 171
ラジカルアニオン	266
ラセミ化	164, 31
ラセミ体	97, 164, 297
ラニナミビルオクタン酸 エステル水和物	98

り

リコピン	29
律速段階	163
立体異性体	71, 90
立体化学	89
立体効果	167
立体選択的アルケンへの 付加	252
立体選択的な化学反応	183
立体特異的	297
立体配座	73
立体配置	93
立体配置の決定法	95
立体反転	162
リノール酸	28
リノレン酸	273
リピトール®	34
リボ核酸	129
両頭矢印	113
リレンザ®	98
リンイリド	8
リンドラー触媒	265

る

ルイス	201
ルイス塩基	204
ルイス構造式	110
ルイス酸	204, 217
ルイスの酸塩基	203
ルイスの定義	23

れ

レチナール	28
レトロ‐アルドール反応	34
レボノルゲストレル	261
レボフロキサシン	238, 241

索　引　**9**

レボフロキサシンの合成　242

ろ

6員環遷移状態　187
6員環の分子内水素結合　31

ロスバスタチン　238
ロビンソン環化　43

わ

ワグナー–メーヤワイン

転位　165
ワッカー酸化　229
ワルデン反転　162

A

absolute configuration　93
acetal　10
achiral　91
acidity constant　206
activating group　225
active methylene　29
addition reaction　30
Alder–ene reaction　160
aldol addition　34
aldol condensation　35
aldol reaction　34, 186
aliphatic compound　15
alkaloid　125
alkene metathesis reaction　179
alkyl alkyl ether　62
alkyl halide　60
angle strain　77
anisole　294
annulene　128
anti conformation　75
anti periplanar　192
aprotic solvent　171
aromatic compound　15
asymmetric carbon　92
axial　81
2,2'–azobis isobutyronitrile
　（AIBN）　172

B

benzoyl peroxide（BPO）　171
BH_3　207
bimolecular nucleophilic
　substitution reaction　160
BINAP　103, 198
biradical　174
Birch　240
boat conformation　79
9–borabicyclo［3.3.1］nonane
　（9–BBN）　251
N–bromosuccinimide（NBS）
　　237

Brønsted–Lowry　201

C

γ–aminobutyric acid　129
carbene　149
catalyst　247
chair conformation　79
chiral　91
chiral carbon　92
chiral center　92
chirality　91
cis　30
Claisen rearrangement　163
Clemmensen　223
concerted reaction　160
configuration　93
conjugated diene　156
constitutional isomer　90
Cope elimination　124
Crafts　220
cross aldol reaction　37
Curtius rearrangement　115
cyanohydrin　7

D

Danishefsky diene　159
DCC　69, 83
deactivating group　225
delocalized　210
deprotection　91
Dess–Martin periodinane
　（DMP）　203
dextrorotatory　96
dialkyl ether　62
diastereomer　90
1,3–diaxial interaction　82
DIBAL　207
DIBAL–H　79
dielectric constant　173
Diels–Alder reaction　156
dienone–phenol rearrange-
　ment　166
dienophile　156

dihydroxylation　254
N,*N*–dimethylformamide
　（DMF）　59
dissolving metal reduction　266
DMAP　83
DNA　129

E

eclipsed conformation　74
electron donating　211
electron–donating group　225
electron–pair acceptor　203
electron–pair donor　203
electron withdrawing　211
electron–withdrawing group
　　225
electrophile　19, 117, 216
element effect　209
elimination reaction　158
enamine　15
enantiomer　90
enantiomeric excess　98
enol　269
epoxide　148
equatorial　81

F

Favorskii rearrangement　166
Fischer indole synthesis　164
Fischer projection　101
free radical　200
Friedel　220
Fries rearrangement　166
functional group　44

G

GABA　129
Gabriel synthesis　111
gauche conformation　75
gauche interaction　75
geminal dihaloalkane　192
G–protein coupled receptor
　（GPCR）　246

Grubbs catalyst 179

H

haloform reaction 33
Heck reaction 227
hemiacetal 10
hemiaminal 14
Henry reaction 40
heterolysis 200
highest occupied molecular
orbital （HOMO） 159
Hofmann elimination 123
Hofmann rearrangement 115
homolysis 200
Horner-Wadsworth-
Emmons reaction 185
Hückel 126
hybridization effect 209
hydroboration 250
hydrolysis 165

I

imine 13
inductive effect 211, 225
intermediate 163
intermolecular reaction 152
intramolecular reaction 152
Ireland-Claisen rearrange-
ment 163
isomer 90
IUPAC 52

J

Johnson-Claisen rearrange-
ment 163

K

K_a 206
K_{eq} 206
Kishner 223

L

leaving group 159, 235
levorotatory 96
Lewis 201
LiAlH$_4$ 16, 206
LiBH$_4$ 206
localized 212
lowest unoccu-pied molecu-
lar orbital （LUMO） 159

M

Mannich reaction 45

m-chloroperbenzoic acid
（mCPBA） 149
meso compound 99
mesylate 281
meta 18
meta director 225
methanolysis 165
N-methylmorpholine
N-oxide （NMO） 254
Michael addition 42
MNBA 83
molozonide 263
MOM 214
Ms 281

N

NaBH$_4$ 16, 205
NaBH$_3$CN 206
Negishi coupling 227
nitroaldol reaction 40
Ns 216
nucleobase 129
nucleophile 117, 159
nucleophilicity 169
nucleophilic substitution
reaction 158

O

optical purity 98
optical rotation 96
optically active compound 95
ortho 18
ortho-para director 225
oxy-Cope rearrangement 162
ozonide 263
ozonolysis 261

P

para 18
PCC 17
pericyclic reaction 156
pinacol-pinacolone rear-
rangement 164
Piv 214
pK_a 206
plane-polarized light 96
PMB 213
polar aprotic solvent 171
protection 91
protic solvent 171
Pv 214
pyridinium chlorochromate
（PCC） 286, 204

pyridinium dichromate
（PDC） 204

R

racemate 97
racemization 164
radical 200
rate-determining step 163
rearrangement reaction 248
reductive amination 111
resonance effect 212, 225
retro-aldol reaction 34
ring flip 80
RNA 129
Robinson annulation 43

S

sec- 54
Simmons-Smith cyclopropa-
nation 179
solvation 171
solvent effect 171
solvolysis 165
specific rotation 96
staggered conformation 74
stereoisomer 90
steric effect 167
Stille coupling 225
Stork enamine reaction 45
sulfonamide 122
Suzuki coupling 226
Swern oxidation 202
syn periplanar 193

T

TBS 212
TEMPO 204
$tert$- 54
2,2,6,6-tetramethylpiperi-
dine 1-oxyl （TEMPO） 173
Tf 281
THF 77
thioacetal 12
TMS 212
TNT 24
torsional strain 74
tosylate 281
$trans$ 30
transition state 160
triflate 281
Ts 281
Tsuji-Trost reaction 228
twist-boat conformation 79

U

unimolecular nucleophilic
   substitution reaction 160
unpaired electron 200

V

vicinal dibromoalkane 191

vicinal dihaloalkane 192
vitamin 130

W

Wacker oxidation 229
Wagner–Meerwein
   rearrangement 165
Walden inversion 162

Wolff 223

Z

Z 215

著者プロフィール（五十音順）

久保　元（くぼ　はじめ）
星薬科大学薬学教育研究部門　准教授

1984 年　千葉大学薬学部薬学科卒業
　　　　千葉大学薬学部博士前期課程入学
1985 年　千葉大学薬学部博士前期課程中退
　　　　星薬科大学薬学部助手
1994 年　学位取得・博士（薬学）千葉大学
2008 年　星薬科大学講師
2011 年　星薬科大学准教授
大学時代の有機化学の成績はそんなに良くありませんでした.
生薬を卒論にして有機化学から離れようとしましたが, 反対に離れなくなりました.

杉田　和幸（すぎた　かずゆき）
星薬科大学薬品製造化学教室　教授

1987 年　東京大学薬学部卒業
1987 年　第一製薬株式会社入社　創薬化学研究に従事
1992〜1994 年　東京大学薬学部国内留学
1996 年　学位取得　博士（薬学）東京大学
2000〜2001 年　米国 Scripps 研究所留学
2009 年　東京大学分子細胞生物学研究所准教授に着任
2012 年 10 月より現職
天然物の全合成研究を基盤とし, 創薬研究への展開を目指す. タンパク質間相互作用をモジュレートする分子に興味あり. 趣味は子供と遊ぶこと.

高橋　万紀（たかはし　かずのり）
星薬科大学生体分子有機化学研究室　講師

2005 年　星薬科大学薬学研究科博士課程修了
2005 年　星薬科大学助手
2007 年　星薬科大学助教
2010 年より現職
専門：有機合成化学, 医薬品化学
有機化学は津吹政可先生, 研究哲学は本多利雄先生から教えてもらいました.
自分もそんな先生になれたらなと思っています.

津吹　政可（つぶき　まさよし）
星薬科大学名誉教授
薬学博士

1976 年　東京理科大学薬学部製薬学科卒業
1981 年　東北大学大学院薬学研究科博士課程修了
1981 年 4 月〜1983 年 3 月　カナダ・ニューブランズウィック大学博士研究員
1983 年　星薬科大学付属医薬品化学研究所助手
1993 年　星薬科大学専任講師
2000 年　星薬科大学助教授
2009 年　星薬科大学生体分子有機化学研究室教授
薬物の薬理作用の発現や生命の仕組みを分子レベルで理解することに興味があります. この延長線上に "創薬" があります. 趣味は, テニスや水泳, そして音楽鑑賞など.

鳥越　一宏（とりごえ　かずひろ）
星薬科大学実務教育研究部門　講師

2012 年　星薬科大学大学院薬学研究科博士課
　　　　程修了　薬品毒性学教室　博士（薬
　　　　学）取得
2012 年　国立がん研究センター中央病院レジ
　　　　デント
2014 年　星薬科大学実務教育研究部門　講師
　　　　（現在に至る）
非がん性慢性疼痛に対するオピオイド鎮痛薬の
適正使用をテーマに地域の薬剤師会との連携に
取り組んでいる．趣味はラグビー観戦，ラグ
ビーワールドカップ 2019 日本大会に向け秘密
裏に調整を行っている．

東山　公男（ひがしやま　きみお）
星薬科大学名誉教授
薬剤師，薬学博士

1976 年　星薬科大学卒業
1976 年　星薬科大学助手
1985 年～1987 年　米国コロラド州立大学博士
　　　　研究員
1990 年　星薬科大学薬品製造化学教室講師
2000 年　星薬科大学有機合成化学研究室助教
　　　　授
2002 年　星薬科大学有機合成化学研究室教授
不斉反応と応用に関する研究をテーマとして，
新規な不斉反応の開発および，副作用のない鎮
痛薬の開発に取り組んでいる．趣味は体を動か
すことで，ここ数年は和太鼓の演奏にはまって
いる．

細江　智夫（ほそえ　ともお）
星薬科大学薬化学教室　教授

1988 年　星薬科大学薬学部薬学科卒業
1990 年　星薬科大学大学院薬学研究科修士課
　　　　程修了
1990 年　株式会社ツムラ入社　中央研究所勤
　　　　務
1996 年　星薬科大学薬化学教室助手
2005 年　星薬科大学薬化学教室講師
2008 年　星薬科大学薬化学教室准教授
2012 年より現職
専門：有機化学，天然物化学
研究テーマ：「微生物を利用した医薬品・香粧
品・農薬の創製および生産，天然由来医薬品や
食品等の効能や副作用の機序解明」
趣味：都内の散策や近場のドライブでゆったり
とした時間を過ごすこと．

山内　貴靖（やまうち　たかやす）
星薬科大学有機合成化学研究室　准教授
薬剤師，博士（薬学）

東京都千代田区生まれ埼玉県熊谷市育ち
星薬科大学薬学部薬学科卒業
2005～2007 年　フロリダ州立大学博士研究員
2009 年より現職
専門：有機合成化学，医薬品化学

.

スパイラル・ラーニング　薬学有機化学〔上〕

定価（本体 8,800 円＋税）

2018 年 3 月 20 日　初版発行 ©
2021 年 2 月 16 日　2 刷発行

編 著 者　東　山　公　男

発 行 者　廣　川　重　男

印 刷・製 本　日本ハイコム
表紙デザイン　㈲羽鳥事務所

発行所　京 都 廣 川 書 店

　　　東京事務所　東京都千代田区神田小川町 2-6-12 東観小川町ビル
　　　　　　　　　TEL 03-5283-2045　FAX 03-5283-2046
　　　京都事務所　京都市山科区御陵中内町　京都薬科大学内
　　　　　　　　　TEL 075-595-0045　FAX 075-595-0046

　　　URL：https://www.kyoto-hirokawa.co.jp/

ISO14001 取得工場で印刷しました